U0221357

实用急危重症处理流程

（第二版）

主编　张美齐　　郭　丰　　段　军

浙江大学出版社

·杭州·

图书在版编目（CIP）数据

实用急危重症处理流程 / 张美齐，郭丰，段军主编
. —2 版. —杭州：浙江大学出版社，2023.6(2024.9 重印)
ISBN 978-7-308-23690-4

Ⅰ. ①实… Ⅱ. ①张… ②郭… ③段… Ⅲ. ①急性病
—诊疗②险症—诊疗 Ⅳ. ①R459.7

中国国家版本馆 CIP 数据核字(2023)第 069398 号

实用急危重症处理流程（第二版）

主编　张美齐　郭　丰　段　军

责任编辑	张　鸽(zgzup@zju.edu.cn)
责任校对	季　峥
封面设计	续设计-黄晓意
出版发行	浙江大学出版社
	（杭州市天目山路 148 号　邮政编码 310007）
	（网址:http://www.zjupress.com）
排　　版	杭州晨特广告有限公司
印　　刷	浙江省邮电印刷股份有限公司
开　　本	710mm×1000mm　1/16
印　　张	27
字　　数	565 千
版 印 次	2023 年 6 月第 2 版　2024 年 9 月第 2 次印刷
书　　号	ISBN 978-7-308-23690-4
定　　价	168.00 元

《实用急危重症处理流程(第一版)》
编 委 会

1

张美齐　浙江省人民医院

陈　环　浙江省人民医院

呼邦传　浙江省人民医院

赵　晖　浙江大学医学院附属邵逸夫医院

洪玉才　浙江大学医学院附属邵逸夫医院

姚　明　嘉兴市第一人民医院

钱　钢　嘉兴市第一人民医院

郭　丰　浙江大学医学院附属邵逸夫医院

黄东胜　浙江省人民医院

曹立名　浙江省人民医院

崔　勇　浙江省人民医院

麻育源　浙江省人民医院

韩楠楠　浙江省人民医院

嵇朝晖　湖州市第一人民医院

蔡文伟　浙江省人民医院

翟昌林　嘉兴市第一医院

《实用急危重症处理流程(第二版)》
编 委 会

主　编　张美齐　郭　丰　段　军

副主编　蒋正英　张军伟　杨　梅

　　　　　翟昌林　骆建军　康　德

编　委（以姓氏笔画为序）

马军宇　中日友好医院

马步青　浙江大学医学院附属杭州市第一人民医院

王　博　中国人民解放军联勤保障部队第 903 医院

王　慧　中日友好医院

王书鹏　中日友好医院

王亚坤　浙江中医药大学附属杭州市中医院

宁建文　浙江大学医学院附属第一医院

刘　楠　浙江大学医学院附属邵逸夫医院

安　鹏　浙江中医药大学附属杭州市中医院

孙晓丛　中日友好医院

李　刚　浙江省人民医院

李　涛　中日友好医院

李　晨[1]　中日友好医院

李　晨[2]　浙江中医药大学附属杭州市中医院

杨　义　重庆市人民医院

杨　梅　重庆医药高等专科学校附属第一医院

杨　缙　重庆市人民医院

杨玉燕　福建医科大学附属漳州市医院

杨秀娣　浙江大学医学院附属第一医院
吴依娜　中日友好医院
吴爱萍　浙江大学医学院附属浙江医院
吴银山　浙江大学医学院附属邵逸夫医院
吴筱菁　中日友好医院
吴微华　浙江中医药大学附属杭州市中医院
何　浪　浙江绿城心血管病医院
何蔼婷　重庆大学附属肿瘤医院
余利美　浙江中医药大学附属杭州市中医院
沈　晔　浙江省人民医院
张　可　浙江省人民医院
张　伟　浙江中医药大学附属杭州市中医院
张　安　重庆医科大学附属第二医院
张军伟　唐山南湖医院
张美齐　浙江中医药大学附属杭州市中医院
陆兴焕　浙江省天台县人民医院
陈　环　浙江省人民医院
陈立群　福建医科大学附属漳州市医院
陈远略　福建医科大学附属漳州市医院
陈咏怡　中日友好医院
陈德生　中日友好医院
林平龙　福建医科大学附属漳州市医院
尚莉莉　北京中西医结合医院
呼邦传　浙江省人民医院
金春华　绍兴市人民医院
郑清江　福建医科大学附属漳州市医院
赵　晖　浙江大学医学院附属邵逸夫医院
段　军　中日友好医院
洪玉才　浙江大学医学院附属邵逸夫医院
骆建军　中国人民解放军联勤保障部队第903医院
夏　瑜　上海德达医院心外科

第一版　序

急危重症医学是一门新兴的、综合性的临床学科,是一个以多种医学专业知识为基础、具有鲜明自身专业特点的医疗体系。急危重症医学的特点就是在最短的时间内采取各种有效的措施,处理急、危、重症,达到抢救生命、减轻痛苦、稳定病情和减轻各种因素对机体损伤的目的。而该特点又决定了急危重症医学要按照自身的规律来构建和规范抢救流程,使之成为每一位临床急危重症医师的思维模式,这也是有志于发展急危重症医学的工作者的事业追求。

目前,国内在急危重症医学学科建设和规范化方面取得了长足进步,急危重症医学的发展在体现和提高综合医疗水平方面取得了令人瞩目的成就。我们通过一些临床常见且诊断和处理相对棘手的急危重症病例,通过详细的诊治流程图来描述病例的具体处理过程,举一反三地总结出同类急危重症具体问题的规范化处理程序和分析解决问题的临床思维,结合相关问题,综述其目前最新的研究进展、相关指南、公认的指导原则和循证依据,力求通过急危重症规范化诊断与救治、快速评估,培养临床医师的良好临床思维能力。

在未来急危重症医学发展的过程中还面临着诸多问题和困难,围绕国内外学术界的热点和难点问题,我们需要坚持急危重症医学的基础研究、临床治疗和管理的基本方向,结合新形势下医院的特殊使命,全面提高对急危重症患者的综合救治能力,充分发挥已有的优势,争取为重症医学发展做出更大的贡献。

中国医学科学院　北京协和医院

2017 年 2 月 10 日于北京

第一版　前　言

　　急危重症医学,作为一门多专业、多学科交叉渗透的综合性学科,不同于其他临床专科,具有其自身的独特性:一是时效性,要求在最短时间内正确判断抢救方向,实施最简捷有效的措施,赢得时间以挽救生命;二是组织性,为提高急救时效性,更加迫切需要临床指南与规范、临床路径管理等来指导急诊医学科及重症医学科的医生。因此,急诊重症医学工作是医院内最具有挑战性的专业工作之一,我们需要掌握更规范、具体的临床指南,同时规范临床路径管理。

　　在急危重症诊疗过程中,正确诊断和治疗是救治患者的关键。实施临床路径管理将保证患者所接受的治疗项目的精细化、标准化、程序化,降低治疗过程的随意性;提高医院资源的管理和利用,加强临床治疗风险的控制;缩短住院周期,降低费用。

　　因此,我们编写了《实用急危重症处理流程》一书。本书根据编者们多年的临床实践经验,参照最新临床指南,并参考国内外同道的经验编写而成。其以常见的急危重症为重点,如急性心肌梗死、肺动脉栓塞、颅脑外伤等,诊断治疗流程部分突出要点,治疗部分具体实用。希望能对工作在急诊医学科及重症医学科等临床一线的广大同仁有所帮助,成为广大急危重症医师的重要参考用书。但限于编者水平,书中难免有错误与疏忽之处,恳请广大读者批评和指正。

浙江省人民医院

2017 年 1 月 20 日于杭州

第二版　前　言

"工欲善其事,必先利其器。"对于急危重症的救治来说,此"器"当为深耕在扎实的病理生理基础之上的临床思维。

在某些疾病或症状救治的分水岭阶段,思维明了清晰,才能临危不惧、处变不惊。在急危重症诊治过程中,第一时间明确诊断,并在正确诊断的基础上,按现有循证医学和专家共识进行规范化治疗,是保证患者安全、取得良好结局的关键。而急危重症医学涵盖知识面广,涉及技术多,且需要各种技术的交叉融合,在临床上要形成良好的思维保证诊治正确性对各级医生都有很大难度。临床思维的锻炼始于医学生进入临床实习,但临床思维也非一朝一夕即可建立完善的。基于此,将临床思维提炼成更简洁、实用、可操作性强的流程,则有利于住院医师更快地成长起来,也有利于各级医生在诊治过程中思维全面,避免漏诊、误诊。

《实用急危重症处理流程》自2015年出版第一版以来,编委收到了来自大江南北急危重症医者的热烈反馈。同时,为了紧跟医学发展的大潮流,编委会在疫情暴发前下即定下了再版的决心。再版编委会成员北迄哈尔滨,南至福建漳州,西抵山城重庆,东达沪上,大家认领稿件的热情令人振奋。

疫情3年,参加编写的专家和老师们几乎都在抗疫一线,大家在承担临床工作重担的同时还要参加各种抗疫任务,本书的编写也经历了为期三年的"大考",其间共经历四次大规模修订。本书得以再版,凝聚了来自东南西北的急危重症医者的智慧和心血。本书最终将会在临床实践工作接受检验,欢迎大家在阅读过程中能提出宝贵的意见和建议。

感谢各位披星戴月参加编写的专家和老师们! 感谢孜孜不倦、不畏辛劳的编辑张鸽老师!

2023 年 3 月

目　录

第一篇

症状篇

第一章　发　热

　　发热(fever)是疾病的一种表征,是机体抗争的一种表现。各类原因触发下丘脑温度感受器受体,恒温机制被重新设置,核心温度保持在更高的水平上,增加产热(如寒战)或减少散热(如外周血管收缩)均可使体温升高。体温升高后,T 细胞被激活,干扰素效应增加,一些常见病毒复制、细菌繁殖会被一定程度限制。热型可分为间歇热、弛张热、波状热、稽留热、每日热,各型所关联的疾患不一。正常体温(口腔温度)在 $36\sim37.2$℃,大于 37.8℃ 被定义为发热。口腔温度比核心体温低约 0.4℃;腋下温度比口腔温度低约 0.5℃;直肠、阴道、耳朵鼓膜温度均可反映核心体温,均比口腔温度高约 0.5℃。

　　不明原因发热(fever of unknown origin,FUO)指发热持续 3 周以上,体温超过 38.3℃,经询问病史、体格检查及常规实验室检查 1 周不能明确诊断的。FUO 大多为常见疾病的少见表现,并非少见病或外来病。且发热持续时间越长,感染性疾病的可能性就越小。

　　病史采集及常规体格检查是发热诊疗的第一个环节,也是至关重要的一环,部分含糊之处需反复追问及查验。体液留取、分泌物采集需严格按流程执行,避免标本污染、感染灶扩散等。发热诊治流程见图 1-1。

　　抗生素不是对抗感染的唯一方法;积极清除感染源,加速代谢,亦可缩短住院时间,提高治愈率。

　　近年来,结核、血栓所致发热呈上升趋势。注意生命体征的第一时间采集及其后波动,早发现、早处理。

发热

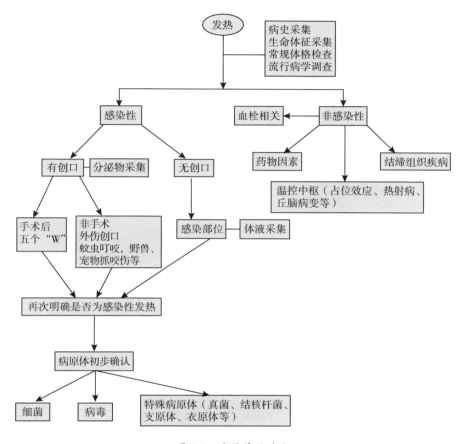

图 1-1 发热诊治流程

注：五个"W"，即 wind(肺炎)、water(泌尿系感染)、wound(手术切口)、walking(血栓)、weird drug(药物)。

参考文献

［1］Sewell J. Fever in childhood. Problems in clinical medicine. Australian Paediatric Review，1990，2：2.

［2］Roth AR，Basello GM. Approach to the adult patient with fever of unknown origin. Am Fam Physician，2003，68：2223-2228.

［3］Mcphee S，Papadakis S. Current Medical Diagnosis and Treatment. 4th ed. New York：The McGraw-Hill Companies，2010.

（第一版：沈　晔　张美齐）

（第二版：王　博）

头
痛

第二章 头 痛

头痛(headache)是指局限于头颅上半部,包括眉弓、耳轮上源和枕外隆突连线以上部位的疼痛。

头痛是一种非常常见的症状,但其所牵涉的疾患极多,对于初次体格检查及影像学检查阴性,经对症处置后症状缓解不明显或未缓解者,需反复查体及动态复查影像学,以避免漏诊。头痛诊治流程见图 2-1。

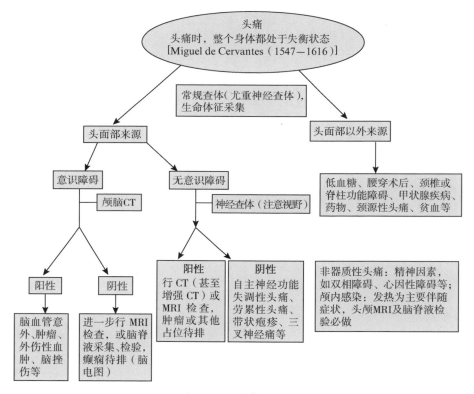

图 2-1 头痛诊治流程

参考文献

[1] 莫塔.全科医学.5 版.张泽灵,刘先霞,译.北京:科学技术文献出版社,2019.

(第一版:张 可 张美齐)

(第二版:王 博)

第三章 眩 晕

眩晕（vertigo）一词来自拉丁语"vertere"和"-igo"，是指人体对自身或环境的旋转、摆动感，属于一种运动幻觉。在诊断眩晕时，首先需要鉴别头昏、头晕及晕厥。对于眩晕患者，需详细询问病史。80％左右的眩晕可通过有效问诊而确诊或明确方向，包括发病诱因、起病形式、持续时间、伴随症状和缓解方式等。注意药物因素诱发的眩晕，如抗抑郁药、抗癫痫药、抗组胺药、抗高血压药等。眩晕诊治流程见图3-1和图 3-2。

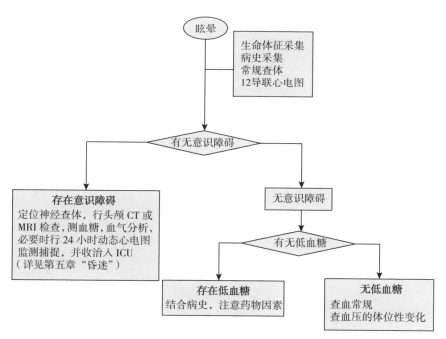

图 3-1　眩晕诊治流程

眩

晕

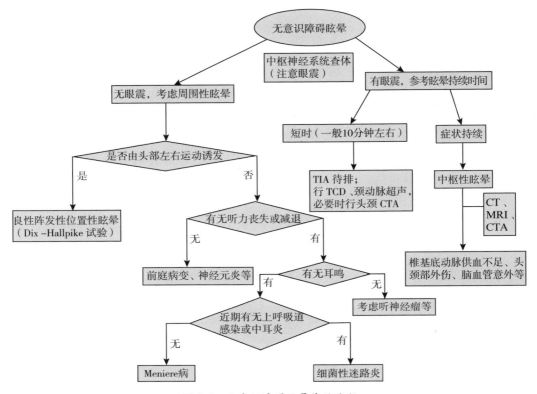

图 3-2　无意识障碍眩晕诊治流程

参考文献

[1] 中华医学会神经病学分会,中华神经科杂志编辑委员会.眩晕诊治专家共识.中华神经科杂志,2010,43(5):369-374.

（第一版:韩楠楠　张美齐）

（第二版:王　博）

晕厥

第四章 晕 厥

晕厥是指一过性全脑血液低灌注导致的短暂意识丧失（transient loss of consciousness，T-LOC）。

对于晕厥，还需鉴别是良性晕厥还是恶性晕厥，可通过晕厥短期危险因素进行分层：对于有一个主要因素者，应紧急（2周内）进行心脏评估；对于有一个或多个次要因素者，也应考虑行紧急心脏评估。晕厥诊治流程见图4-1。晕厥的短期危险因素见表4-1。

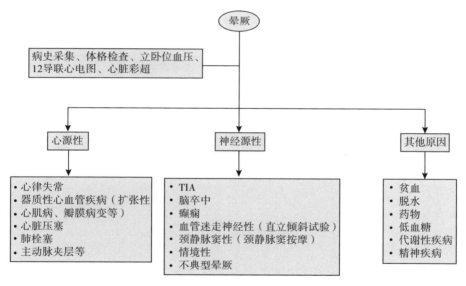

图 4-1 晕厥诊治流程

表 4-1 晕厥的短期危险因素

危险因素		表现
主要因素	心电图异常 心脏病病史 低血压 心力衰竭	心动过缓、过速或传导系统疾病,新发的心肌缺血或陈旧性心肌梗死
		心肌缺血、心律失常、心肌梗死、瓣膜病变等
		收缩压<90mmHg
		既往史或目前发生
次要因素	年龄>60岁	血细胞比容<0.3
	呼吸困难	
	贫血	
	高血压	
	脑血管疾病	
	早发猝死家族史	猝死年龄<50岁
	特殊环境	卧位、运动或没有先兆症状的晕厥

注意事项

1.三联症——心绞痛+呼吸困难+意识丧失或晕厥,提示主动脉瓣狭窄。

2.严重的颈椎病会通过椎间孔的椎动脉引起椎基底动脉缺血,引发晕厥,尤其在转头或抬头时。

参考文献

[1] 刘文玲,胡大一,郭继鸿,等.晕厥诊断与治疗中国专家共识(2014年更新版).中华内科杂志,2014,53(11):916-925.

[2] Sheldon RS, Morillo CA, Krahn AD, et al. Standardized approaches of the investigation of syncope: Canadian Cardiovascular Society position paper. Can J Cardiol, 2011, 27(5): 246-253.

(第一版:韩楠楠 张美齐)

(第二版:王 博)

第五章 昏 迷

觉醒状态是由中枢网状结构的功能决定的,从脑干延伸至丘脑。当部分中枢结构发生代谢异常或存在器质性病变时,就会发生昏迷。此外,昏迷也可由大脑皮质损伤引起。"昏迷"(coma)一词源于希腊语的"koma",即深睡眠,但深度昏迷患者并非处于深睡眠状态。昏迷最准确的定义应是"意识缺乏"。昏迷诊治流程见图 5-1。

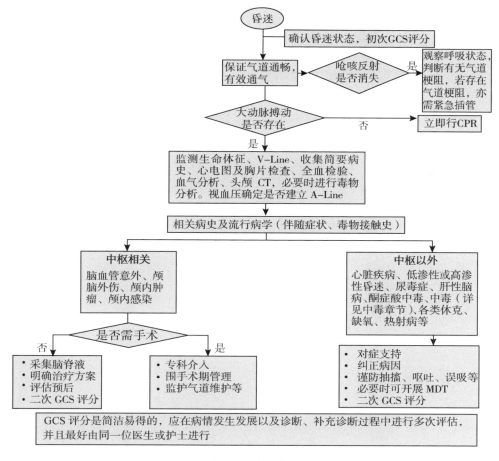

图 5-1 昏迷诊治流程

注:V-Line,静脉通路;A-Line,动脉通路。

注意事项

在收治不明原因昏迷的患者时,需注意以下几点。

1. 在未获得患者发病的所有相关细节前,不要让昏迷患者的陪同人员离开。

2. 记录昏迷程度,将其作为基线水平,以观察病情好转或恶化的程度。

意识丧失常见的主要原因可分为四个,即 COMA:C＝CO_2 麻醉,O＝药物过量(overdose),M＝代谢(metabolic),A＝脑卒中(apoplexy)。

初次接诊昏迷患者都是紧急的,几秒至几分钟内便要做出判断,并立即采取抢救措施。首要措施是维持患者的生命体征,直到确定病因,并施以针对性治疗。

参考文献

[1] Talley N, O'connor S. Clinical Examination. 3rd ed. Sydney:MacLennan&Petty, 1996.

[2] Wassertheil J. Management of Neurological Emergencies. Melbourne:Monash University, Update for GPs:Course notes, 1996.

[3] Kumar PJ, Clark ML. Clinical Medicine. 5th ed. London:Bailiere Tindall, 2003.

(第一版:沈　晔　张美齐)

(第二版:王　博)

第六章 胸 闷

胸闷是一种主观感觉,以闷胀、呼吸不畅为主症,可以是器质性疾病(身病)的表征,也可以是心病,需多重检查、检验交叉验证,方能最终明确诊断。胸闷诊治流程见图 6-1。

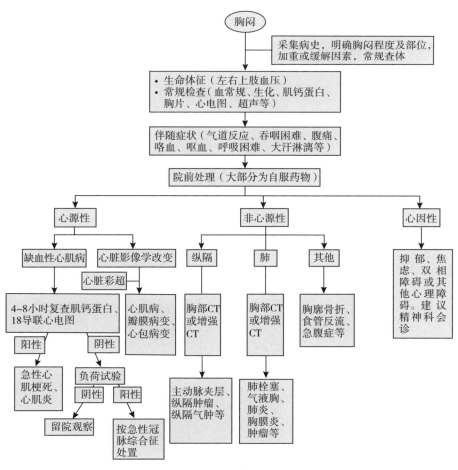

图 6-1 胸闷诊治流程

胸

闷

注意事项

1.对以胸闷为主诉的病患,需谨慎对待,多做检查比少做好。

2.心电图及心肌酶学等要动态监测。

3.对部分特殊诊断要有印象,比如胸闷变异性哮喘。

参考文献

〔1〕Mosby,Inc. Chest tightness or aching:distinguishing between asthma and heart disease. Asthma Magazine,2002,7(4):35.

〔2〕Shen H,Hua W,Wang P,et al. A new phenotype of asthma:chest tightness as the sole presenting manifestation. Ann Allergy Asthma Immunol,2013,111(3):226-227.

(第一版:沈　晔　张美齐)

(第二版:王　博)

第七章 胸 痛

胸痛是一种十分常见的症状,但对患者和医生来说却是一种挑战。因为在很多情况下,导致胸痛的潜在原因可能是致命性的,尤其是突发性胸痛。

自发性胸痛即刻危及生命的病因有多种,如:①心肌梗死(myocardial infarction, MI)和不稳定型心绞痛(急性冠脉综合征,acute coronary syndrome,ACS);②肺栓塞;③主动脉夹层;④张力性气胸。病史依然是诊断缺血性心肌病最重要的临床依据。诊断心绞痛的关键线索是症状反复发作。

在处置以胸痛为主诉的病患时,流程基本包括仔细询问病史、严格查体、动态监测、反复评估等,尤其血流动力学不稳定的患者需要及时救治,以降低病死率。对于所有突发性急性胸痛,在直至被证明是其他原因引起的之前,都应考虑心源性因素(可致命)。胸痛诊治流程见图 7-1。

注意事项

1.二尖瓣脱垂往往是一个易被忽视的胸痛原因,尤其当疼痛为间歇复发性时(超声心动图证实)。

2.钙离子通道阻滞剂可引起外周水肿,不能简单地认为水肿都是由心力衰竭导致的。

3.食管痉挛引发的胸痛可能非常严重,近似心肌梗死。

4.硝酸甘油可缓解食管痉挛引起的胸痛,勿将其认定为心绞痛。

5.感染性心内膜炎可诱发前胸胸膜炎性疼痛。

6.突发性不伴胸痛的呼吸困难可见于心肌梗死与肺栓塞。

7.如果病情有所缓解的急性心肌梗死患者突然出现呼吸困难,那么需要考虑室间隔破裂、二尖瓣乳头肌断裂、肺栓塞和其他严重并发症。通过心脏超声随时复查。

与休克相关的,详见休克分型、超声流程。

胸
痛

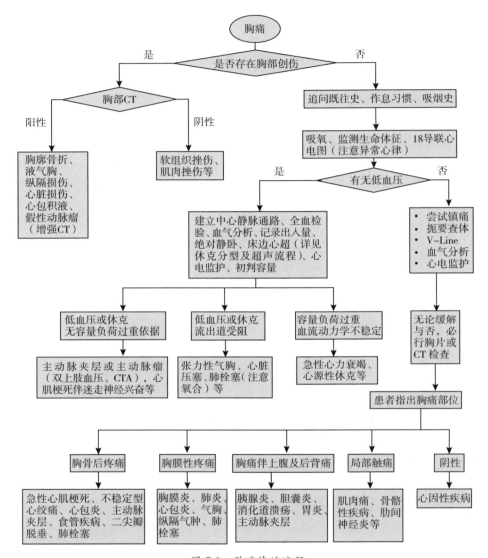

图 7-1 胸痛诊治流程

参考文献

[1] 莫塔.全科医学.5 版.张泽灵,刘先霞,译.北京:科学技术文献出版社,2019.

（第一版:张　可　张美齐）

（第二版:王　博）

第八章 心 悸

心悸是心脏跳动的一种不适感觉,属主观感觉。其不仅仅是心脏跳动异常,还可以是胸部其他多种感觉,例如心脏"冲击""快慢不等""停搏感""急速加快"等。由于"心跳"常被认为与生命息息相关,所以对有心悸症状的患者,我们应细心关注并给予适当安慰。心悸可能仅仅是一种焦虑不安的体征,但也可能是心搏骤停的前兆,所以医生必须重视,及时评判、及时救治、及时请专科会诊。心悸诊治流程见图 8-1。

心悸通常提示心律异常,但可能不是心源性疾病,也可以是心因性疾病。当心悸与情绪、发热或运动无关时,通常提示心律失常。其明确诊断必须依据 12 导联心电图检查结果。若常规心电图检查不能确诊,可行动态心电图。心肌缺血是心律失常的常见病因,而药物、酒精、咖啡因、吸烟等也可以引起心悸。心律失常最常见的发病机制是折返。

注意事项

1.心房颤动和头晕(甚至晕厥)均提示可能存在病态窦房结综合征(sick sinus syndrome,SSS),不可给予地高辛。

2.即使临床表现不明显,也应考虑甲状腺功能亢进为心房颤动和窦性心动过速的常见原因。

3.心电图窦性心律并不能排除房室旁路折返所致的阵发性心动过速。

4.对于阵发性室上性心动过速(paroxysmal supraventricular tachycardia,PSVT)患者,常需考虑传导异常,如预激综合征(Wolff-Parkinson-White syndrome,WPW 综合征)。对预激综合征患者,应避免使用地高辛。

5.期前收缩和阵发性室上性心动过速常见的诱因有吸烟、焦虑和咖啡因等。

6.许多抗心律失常药物有致心律失常的潜在不良反应,所以临床上需特别注意。

7.维拉帕米或地尔硫䓬与 β 受体拮抗药物联合用药时需谨慎。

8.目前尚无理想的治疗室性期前收缩的抗心律失常药物。

心
悸

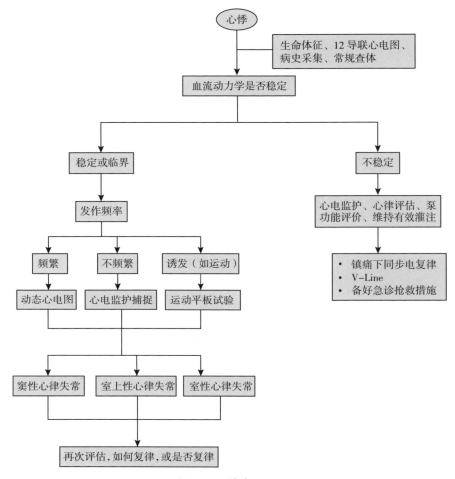

图 8-1　心悸诊治流程

参考文献

[1] 万学红,卢雪峰,刘璀玉,等.诊断学.8 版.北京:人民卫生出版社,2013.

[2] 莫塔.全科医学.5 版.张泽灵,刘先霞,译.北京:科学技术文献出版社,2019.

(第一版:李　刚　张美齐)

(第二版:王　博)

第九章 咯 血

咯血(hemoptysis)指声门以下呼吸道或肺组织出血且经口排出,通常分为少量、中量、大量咯血。大咯血一般指一次咯血量超过 100mL,或 24 小时内咯血量超过 600mL。咯血诊治流程见图 9-1。

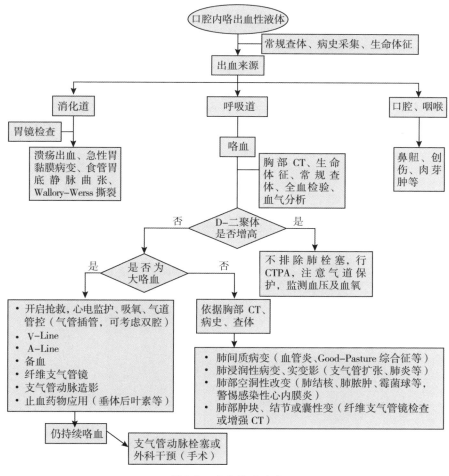

图 9-1 咯血诊治流程

注:V-Line,静脉通路;A-Line,动脉通路。

注意事项

1.部分咯血无法确定原因,被称为隐源性咯血,又称特发性咯血。支气管动脉造影发现出血部位、指导治疗是最佳的方法。近年来,血管造影术成为判断出血部位最有效的检查方法,而且进行检查时可同时行动脉栓塞术止血。

2.肺曲霉感染率仍呈逐年上升趋势。

3.支气管动脉栓塞术是国内外公认的微创治疗咯血的最有效手段。

4.在处置咯血的过程中,需要全程关注气道评估,避免窒息。

参考文献

[1] Delage A,Tillie-Leblond B,Wallaert B,et al. Cryptogenic Hemoptysis in chronic obstructive pulmonary disease:characteristics and outcome. Respiration,2010,80(80):387-392.

[2] Sakr L,Dutau H. Massive hemoptysis:an update on the role of bronchoscopy in diagnosis and management. Respiration,2010,80(1):38-58.

(第一版:沈　晔　张美齐)

(第二版:王　博)

第十章 呕 吐

呕吐是临床常见的一种症状,可见于病理状态和生理情况下,是通过胃的强烈收缩,迫使胃或部分小肠的内容物经食管、口腔排出体外的现象,这是一种复杂的反射动作。呕吐可导致进食困难、水电解质紊乱、酸碱平衡失调、营养障碍等,严重时可使食管贲门黏膜撕裂出血,甚至危及生命。

呕吐诊治流程见图 10-1。

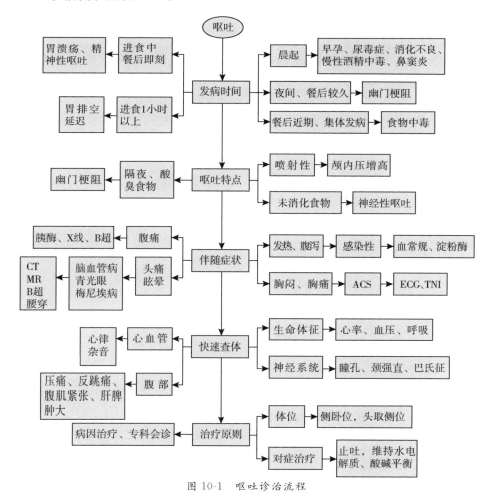

图 10-1　呕吐诊治流程

注意事项

1.呕吐诊疗过程中的伴随症状极为重要,切记不可因为患者主观症状明显而忽略其他症状和相关系统查体。即使无伴随症状,也不能轻易做出急性胃炎的诊断,应告知复诊,必要时进一步检查。

2.呕吐一般分为反射性呕吐、中枢性呕吐、前庭神经性呕吐和精神性呕吐,但不能忽视一些比较严重的疾病,如肠道梗阻、感染(如脓毒症、阑尾炎、胰腺炎、心内膜炎、肝炎)、颅内病变、急性心肌梗死等;另外,早期妊娠、器官功能衰竭(肝、肾、心、呼吸系统)、药物食物中毒、糖尿病酮症、甲亢、肾上腺皮质功能减退等也可引起呕吐,需仔细鉴别。

参考文献

[1] 王一镗,刘中民,张劲松,等. 急诊医学. 3版.北京:学苑出版社,2009.

[2] 中华中医药学会.呕吐诊疗指南.中国中医药现代远程教育,2011,9(14):126-127.

[3] 王勇.常见急症疾病的诊治.中国临床医生杂志,2011,4:61-63.

[4] 徐腾达,于学忠.现代急诊诊断治疗学. 北京:中国协和医科大学出版社,2007.

[5] 莫塔. 全科医学.5版.张泽灵,刘先霞,译. 北京:科学技术文献出版社,2019.

(第一版:李　刚　张美齐)

(第二版:金春华)

第十一章　呕　血

　　呕血是指呕出肉眼可见的血性物质,包括咖啡色物质。呕血一般提示上消化道出血,进入消化道 Treitz 韧带近端任何部位的血液都能被呕出。呕血最常见于食管、胃及十二指肠出血,但牙龈、鼻咽、肺甚至胰胆管出血有时亦可以呕血为表现,可以根据呕血的方式、呕出物的性状等做出鉴别诊断。呕血的急诊鉴别诊治流程见图 11-1。

注意事项

　　1.初步检查中血红蛋白的水平不能反映实际的失血量,需结合心率、血压、尿量、乳酸等指标评估容量及灌注情况,后续根据病情需要进行复查。

　　2.对于大量呕血,在排除上下呼吸道出血可能后,建议留置鼻胃管、胃肠减压,以助持续观察出血量。

　　3.消化道出血患者一般有尿素氮水平升高,在有尿量和补液足够的情况下,若尿素氮水平持续上升,提示可能有活动性出血。

参考文献

　　[1] Goldman L,Schafer AI. Goldman's Cecil Medicine. 24th ed. New York:Elsevier Saunders,2011.

　　[2]《中华内科杂志》编辑委员会,《中华医学杂志》编辑委员会,《中华消化杂志》编辑委员会,等.急性非静脉曲张性上消化道出血诊治指南(2018 年,杭州).中华内科杂志,2019,58(3):173-180.

　　[3]中华医学会消化内镜学分会结直肠学组,中国医师协会消化医师分会结直肠学组,国家消化系统疾病临床医学研究中心.下消化道出血诊治指南(2020).中华消化内镜杂志,2020,37(10):685-695.

呕

血

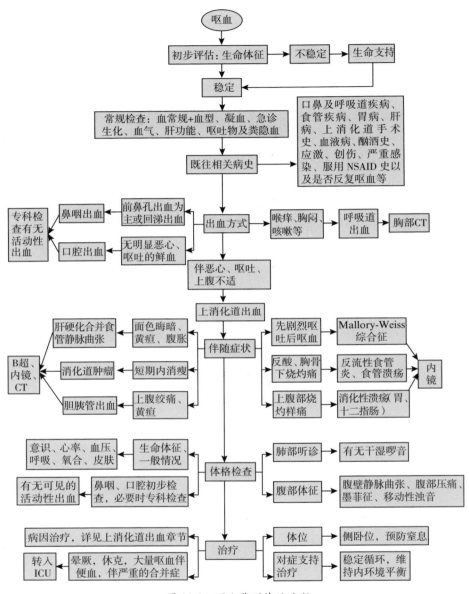

图 11-1 呕血鉴别诊治流程

(第一版:陈 环 张美齐)

(第二版:金春华)

第十二章 便 血

便血是指经由肛门排出血性粪便，包括隐性出血、柏油样便及鲜血便。便血一般提示消化道出血，但由口腔、鼻咽及下呼吸道出血咽入食管亦可能表现为黑便。便血的诊治流程见图 12-1。

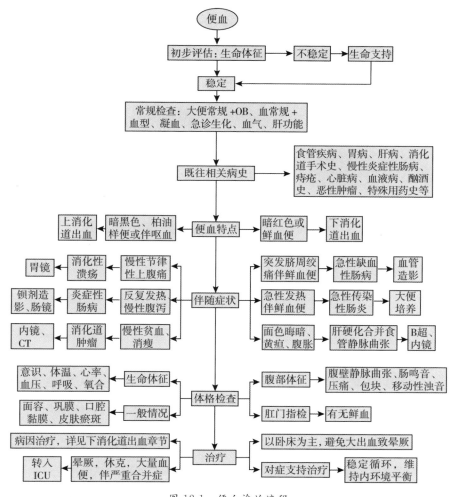

图 12-1 便血诊治流程

便血

注意事项

1.初步检查中血红蛋白的水平不能反映实际的失血量,需结合心率、血压、尿量、乳酸等指标评估容量及灌注,后续根据病情需要进行复查。

2.若便血伴腹痛、皮疹,则需考虑腹型紫癜的可能。

参考文献

[1] Goldman L,Schafer AI. Goldman's Cecil Medicine. 24th ed. New York:Elsevier Saunders,2011.

[2]中华医学会消化内镜学分会结直肠学组,中国医师协会消化医师分会结直肠学组,国家消化系统疾病临床医学研究中心. 下消化道出血诊治指南(2020). 中华消化内镜杂志,2020,37(10):685-695.

(第一版:陈　环　张美齐)

(第二版:金春华)

第十三章　腹　痛

　　腹痛是指由各种原因引起的腹腔内外脏器的病变,表现为腹部的疼痛。它是器质和胃肠道功能性疾病较常见的症状,可表现为不同性质的疼痛和不适感。其由各种疾病所致,病因可有炎症、穿孔、梗阻、出血、缺血(扭转)等,要深入了解腹痛的诱因、发作时间、持续性或阵发性、疼痛的部位、性质和程度、是否放射至其他部位、有无伴随症状,以及加重或缓解因素等。

　　腹痛体表部位见图 13-1。腹痛诊治流程见图 13-2。

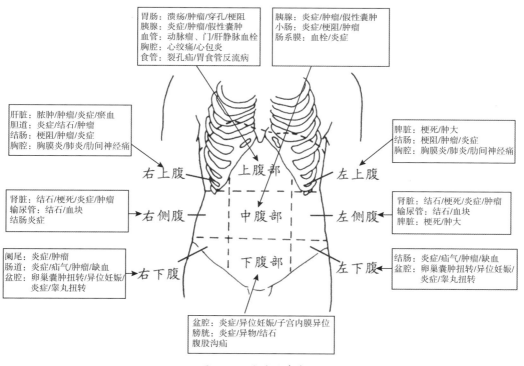

胃肠:溃疡/肿瘤/穿孔/梗阻
胰腺:炎症/肿瘤/假性囊肿
血管:动脉瘤、门/肝静脉血栓
胸腔:心绞痛/心包炎
食管:裂孔疝/胃食管反流病

胰腺:炎症/肿瘤/假性囊肿
小肠:炎症/梗阻/肿瘤
肠系膜:血栓/炎症

肝脏:脓肿/肿瘤/炎症/瘀血
胆道:炎症/结石/肿瘤
结肠:梗阻/肿瘤/炎症
胸腔:胸膜炎/肺炎/肋间神经痛

脾脏:梗死/肿大
结肠:梗阻/肿瘤/炎症
胸腔:胸膜炎/肺炎/肋间神经痛

肾脏:结石/梗死/炎症/肿瘤
输尿管:结石/血块
结肠炎症

肾脏:结石/梗死/炎症/肿瘤
输尿管:结石/血块
脾脏:梗死/肿大

阑尾:炎症/肿瘤
肠道:炎症/疝气/肿瘤/缺血
盆腔:卵巢囊肿扭转/异位妊娠/
　　　炎症/睾丸扭转

结肠:炎症/疝气/肿瘤/缺血
盆腔:卵巢囊肿扭转/异位妊娠/
　　　炎症/睾丸扭转

盆腔:炎症/异位妊娠/子宫内膜异位
膀胱:炎症/异物/结石
腹股沟疝

右上腹　　上腹部　　左上腹
右侧腹　　中腹部　　左侧腹
右下腹　　下腹部　　左下腹

图 13-1　腹痛体表部位

腹痛

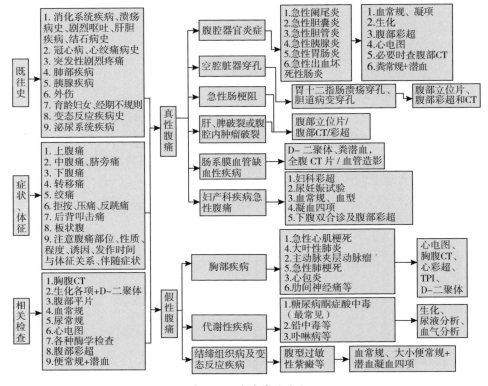

图 13-2　腹痛诊治流程

注意事项

1.当育龄期妇女发生腹痛时,应做妊娠试验;对于女性腹痛患者,可考虑做盆腔检查。

2.腹痛症状与体征不一致见于主动脉瘤、主动脉夹层破裂、缺血性肠病、肾绞痛等。

3.当老年患者及存在心脏病高危因素的患者发生腹痛尤其上腹痛时,应常规行心电图检查,排除心血管疾病;对于 50 岁以上患者,若腹痛原因不明,应做腹部 CT 检查,以了解有无腹主动脉瘤或主动脉夹层的可能。

4.对于房颤患者,若出现急性腹痛,需考虑肠系膜动脉栓塞的可能。当 D-二聚体<500μg/L 时,主动脉夹层的可能性较小,可作为排查手段。

5.对于男性急腹症患者,应查睾丸;对于老年人,需排除绞窄疝;对于儿童,需排除睾丸扭转。

腹

痛

参考文献

［1］陈灏珠，林果为. 实用内科学. 13 版. 北京：人民卫生出版社，2010.

［2］Gans SL，Pols MA，Stoker J，et al. Guideline for the diagnostic pathway in patients with acute abdominal pain. Digestive Surgery，2015，32(1)：23-31.

［3］Lameris W，van Randen A，van Es HW，et al. Imaging strategies for detection of urgent conditions in patients with acute abdominal pain：diagnostic accuracy study. BMJ，2009，338 (7711)：b2431.

［4］徐腾达，于学忠. 现代急诊诊断治疗学. 北京：中国协和医科大学出版社，2007.

［5］莫塔. 全科医学. 5 版. 张泽灵，刘先霞，译. 北京：科学技术文献出版社，2019.

［6］中华医学会，中华医学会杂志社，中华医学会消化病学分会，等. 慢性腹痛基层诊疗指南 (2019 年). 中华全科医师杂志，2019，18(7)：618-627.

（第一版：韩楠楠　张美齐）

（第二版：金春华）

第十四章 腹 泻

　　腹泻是指排便次数明显超过平日习惯的次数,排出异常稀薄的大便,或大便带有黏液、脓血或未消化的食物,如解液状便,每日 3 次以上,或水分增多超过 80％,每日排便量超过 200g。

　　临床上,腹泻可分为急性腹泻和慢性腹泻。其中,急性腹泻发病急,病程在 2～3 周;慢性腹泻是指病程在 2 个月以上或间隔在 2～4 周内的复发性腹泻。腹泻是一种常见症状,通常不需要特殊治疗。若出现以下情况,应进行医学干预:造成大量的肠液丢失,出现电解质紊乱,造成全身不适或影响正常生活。此外,如果腹泻持续不止或伴有脓血便、剧烈呕吐或高热,应就医。腹泻诊治流程见图 14-1。急性感染性腹泻的病原治疗见表 14-1。

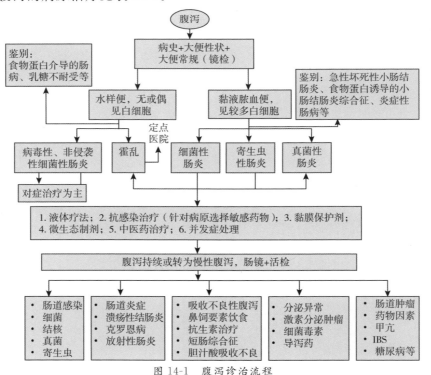

图 14-1　腹泻诊治流程

注:IBS,irritable bowel syndrome,肠易激综合征。

腹
泻

表 14-1　急性感染性腹泻的病原治疗

疾病	病原	宜选药物	可选药物	备注
病毒性腹泻	轮状病毒、诺瓦克样病毒、肠型腺病毒等			对症治疗
细菌性痢疾	志贺菌属	环丙沙星	阿奇霉素、头孢曲松	儿童剂量:阿奇霉素 10mg/(kg·d),qd;严重病例头孢曲松 50～75mg/(kg·d),qd
霍乱(包括副霍乱)	霍乱弧菌、ElTor 霍乱弧菌①	阿奇霉素、多西环素或四环素	红霉素	纠正失水及电解质紊乱为首要治疗措施
沙门菌属胃肠炎	沙门菌属	环丙沙星或左氧氟沙星	阿奇霉素	轻症对症治疗
致病性大肠埃希菌肠炎②	肠毒素性、肠致病性、肠侵袭性	第二、三代头孢菌素	复方磺胺甲噁唑	轻症对症治疗
	肠黏附性	抗菌治疗的作用不确定		免疫缺陷可考虑应用氟喹诺酮类
	肠出血性	不用抗菌药物		不用止泻药
葡萄球菌食物中毒	金黄色葡萄球菌(产肠毒素)	—	—	对症治疗
旅游者腹泻	产肠毒素大肠埃希菌、志贺菌属、沙门菌属、弯曲杆菌等	第二、三代头孢菌素,磷霉素		轻症对症治疗。儿童阿奇霉素 10mg/(kg·d) 顿服,或头孢曲松 50mg/(kg·d) IV
	副溶血性弧菌	重症患者:氟喹诺酮、多西环素、第三代头孢菌素	复方磺胺甲噁唑	轻症对症治疗抗菌药物不能缩短病程
空肠弯曲菌肠炎	空肠弯曲菌	阿奇霉素	红霉素或环丙沙星	轻症对症治疗,重症及发病 4 天内患者用抗菌药物
	胎儿弯曲菌	庆大霉素	氨苄西林或亚胺培南	腹泻不常见

腹
泻

续表

疾病	病原	宜选药物	可选药物	备注
抗生素相关性肠炎或假膜性肠炎	艰难梭菌	甲硝唑	甲硝唑无效或重症时选择万古霉素或去甲万古霉素(口服)	疗程10天停用相关抗生素。初次复发仍可选甲硝唑;再次复发选万古霉素
耶尔森菌小肠结肠炎	耶尔森菌属	多西环素+妥布霉素或庆大霉素	复方磺胺甲噁唑或环丙沙星	一般只需对症治疗,病情严重或合并菌血症时用抗菌药物,停用去铁胺
阿米巴肠病	溶组织阿米巴	甲硝唑	双碘喹啉,巴龙霉素	
隐孢子虫肠炎	隐孢子虫	巴龙霉素	螺旋霉素	
蓝氏贾第鞭毛虫肠炎	贾第鞭毛虫	甲硝唑	阿苯达唑,替硝唑	

注:①ElTor霍乱弧菌:埃尔托霍乱弧菌,曾被称为副霍乱。

②大肠埃希菌对氟喹诺酮类耐药株达50%以上,必须根据药敏试验结果选用。

艰难梭菌感染

艰难梭菌(clostridium difficile,CD)是一种革兰阳性厌氧芽孢杆菌,是院内肠道感染的主要致病菌之一。临床上,约15%～25%的抗菌药物相关性腹泻(antibiotic associated di-arrhea,AAD)、50%～75%的抗菌药物相关性结肠炎和95%～100%的伪膜性肠炎(pseudomembranous colitis,PMC)是由发生艰难梭菌感染(clostridium difficile infection,CDI)引起的。以下患者容易发生艰难梭菌感染:长期暴露于广谱抗菌药物(尤其克林霉素、氟喹诺酮类和第三代头孢菌素)的患者,具有严重基础疾病的患者,老年人,使用免疫抑制剂或免疫低下、糖尿病、肾功能衰竭、胃肠手术、管饲、肠道准备、营养不良、炎症性肠病(尤其溃疡性结肠炎)的患者,以及长期使用质子泵抑制剂和抗组胺剂(如 H_2 受体阻滞剂)等的患者。

艰难梭菌感染的临床症状最早可出现于开始用药后数小时至2天之内,最晚可出现于停药后3周内。症状可由单一腹泻,到中、重度感染,包括发热、腹痛、腹胀。腹泻初期为水样便,腹泻次数每24小时常多于3次,后期可发展为脓血便。重症患者白细胞增多。严重感染表现为水样便伴有脱水、中毒性结肠炎和脓毒血症,粪便中可有黏膜状物。

　　艰难梭菌感染的诊断标准为患者出现中至重度腹泻或肠梗阻，并满足以下任一条件：①粪便检测艰难梭菌毒素或产毒素艰难梭菌结果为阳性；②内镜下或组织病理检查显示伪膜性肠炎。艰难梭菌感染不同诊断方法的优缺点比较见表14-2。艰难梭菌感染推荐实验室诊断流程（三步法）见图14-2。

表 14-2　艰难梭菌感染不同诊断方法优缺点比较

检测方法	检测物质	耗时	费用	优点	缺点
培养	艰难梭菌	1～3 天	＋	可获得菌株	耗时长,不能区分非产毒株
GDH	艰难梭菌	1～2 小时	＋＋＋	简单、快速、敏感度高	不能区分非产毒株
CCTA	毒素 B	1～3 天	＋＋	金标准	耗时长,技术要求高
TC	产毒素艰难梭菌	3～5 天	＋＋	参考方法	耗时长,技术要求高
毒素 EIAs	毒素 A/B	1～2 小时	＋＋＋	简单、快速、特异性高	敏感度低
NAATs	毒素基因	1～2 小时	＋＋＋＋	快速、敏感度高、特异性高	成本高

　　注：GDH，glutamate dehydrogenase，谷氨酸脱氢酶；CCTA，cell cytotoxicity assay，细胞毒性试验；TC，toxigenic culture，产毒素培养；毒素 EIAs，toxin enzyme immunoassay，毒素免疫检测；NAATs，nucleic acid amplification tests，核酸扩增检测。

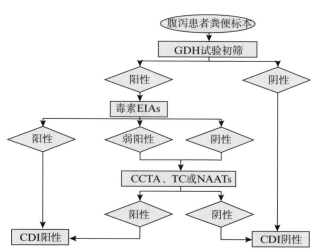

图 14-2　艰难梭菌感染推荐实验室诊断流程（三步法）

　　注：GDH，glutamate dehydrogenase，谷氨酸脱氢酶；CCTA，cell cytotoxicity assay，细胞毒性试验；TC，toxigenic culture，产毒素培养；毒素 EIAs，toxin enzyme immunoassay，毒素免疫检测；NAATs，nucleic acid amplification tests，核酸扩增检测；CDI，clostridium difficile infection，艰难梭菌感染。

注意事项

1.有一些情况可刺激肠道,如泌尿系结石、下壁心肌梗死或右心肌梗死、急性阑尾炎等,造成大便性状改变,又不符合腹泻标准,需注意鉴别诊断。

2.考虑食物中毒尤其一同进食有类似发作者,注意留取标本。

3.慢性腹泻的处理原则是明确病因,对因对症治疗,改善身体状态,控制腹泻症状,防止再发。

参考文献

[1]徐腾达,于学忠.现代急诊诊断治疗学.北京:中国协和医科大学出版社,2007.

[2]莫塔.全科医学.5版.张泽灵,刘先霞,译.北京:科学技术文献出版社,2019.

[3]《抗菌药物临床应用指导原则(2015年版)》印发.国卫办医发〔2015〕43号.(2015-08-27)[2023-01-05]. http://www.gov.cn/xinwen/2015-08/27/content_2920799.htm.

[4]国家卫生健康委员会,国家中医药管理局.儿童急性感染性腹泻病诊疗规范(2020年版).传染病信息,2021,34(1):前插1-前插8.

[5]徐英春,张曼.中国成人艰难梭菌感染诊断和治疗专家共识.协和医学杂志,2017,8(2):131-138.

(第二版:金春华)

第一篇

疾病篇

第十五章　呼吸系统

第一节　重症肺炎

重症肺炎(severe pneumonia,SP)是由肺组织(细支气管、肺泡、间质)炎症发展到一定疾病阶段,恶化加重形成的,可引起器官功能障碍甚至危及生命。肺炎常见病原菌感染及其特点见表15-1。

表 15-1　肺炎常见病原菌感染及其特点

常见病原菌	临床表现及特点
肺炎链球菌	寒战,体温常高于39℃,多汗,胸膜疼痛。典型的肺炎链球菌肺炎的胸部X线表现为肺叶、肺段实变
金黄色葡萄球菌	约50%的病例存在某种基础疾病;呼吸困难和低氧血症较普遍;胸部X线检查常见密度增高的实变影;常出现空腔,常伴发肺脓肿和脓胸
革兰氏阴性菌	病原菌包括肺炎克雷伯杆菌、不动感菌属、变形杆菌和沙雷菌属等。其临床过程较为危重,表现为明显的中毒症状。胸部X线的典型表现为肺上叶浓密浸润阴影、边缘清楚,早期可有脓肿形成
非典型病原体	可表现为咽痛、声嘶、头痛等重要的非肺部症状以及脓胸。 军团菌肺炎多见于原患有心肺疾病、糖尿病和肾功能衰竭者。患者有短暂的不适、发热、寒战和间断的干咳。肌痛常很明显,胃肠道症状表现显著,有急性的精神神志变化、急性肾功能衰竭和黄疸等。50%的病例有低钠血症。军团菌肺炎的胸部X线表现特征为肺泡型、斑片状、肺叶或肺段状分布或弥漫性肺浸润。胸腔积液相对较多。可发生进行性呼吸衰竭
流感嗜血杆菌	老年人和COPD患者常为高危人群,多有上呼吸道感染病史,起病可急可慢,急性发病者有发热、咳嗽、咳痰。COPD患者起病较为缓慢,表现为原有的咳嗽症状加重。胸部X线表现为支气管肺炎,约1/4呈肺叶或肺段实变影,很少有肺脓肿或脓胸形成
卡氏肺孢子菌	卡氏肺孢子菌肺炎(PCP)仅发生于细胞免疫缺陷的患者,特别是HIV感染的患者。表现有干咳、发热和几周内逐渐进展的呼吸困难。患者肺部症状出现的平均时间为4周。卡氏肺孢子菌肺炎的实验室检查异常包括:淋巴细胞减少以及CD4T淋巴细胞减少;低氧血症;胸部X线片显示双侧间质浸润,有高度特征的"毛玻璃"样表现。卡氏肺孢子菌肺炎为唯一有假阴性胸片表现的肺炎
病毒	临床主要表现为发热、头痛、全身酸痛、干咳及肺浸润等。白细胞总数可正常或减少。病程一般为1~2周。X线检查显示弥漫性结节性浸润,多见于两下2/3肺野。CT检查可见肺泡间质和肺泡内水肿,严重者可发生呼吸窘迫综合征

注:COPD,chronic obstructive pulmonary disease,慢性阻塞性肺病;HIV, human immunodeficiency virus,艾滋病病毒;PCP,pneumocystis carinii pneumonia,卡氏肺孢子菌肺炎。

社区获得性肺炎（community-acquired pneumonia，CAP）、医院获得性肺炎（hospital-acquired pneumonia，HAP）、健康护理（医疗）相关性肺炎（health care-associated pneumonia，HeAP）和呼吸机相关性肺炎（ventilator associated pneumonia，VAP）均可引起重症肺炎，导致严重的并发症，加重医疗经济负担，重症肺炎病死率高达 30%～50%。

治　疗

重症肺炎的治疗包括抗感染治疗、呼吸支持、营养支持、免疫调节及防治并发症等。

抗感染治疗原则为早用药、广覆盖、剂量足、降阶梯。重症肺炎治疗抗生素选择见表 15-2。诊治流程见图 15-1 和图 15-2。

表 15-2　重症肺炎治疗抗生素选择

患者情况	抗生素选择
无高危因素	第三代头孢菌素＋大环内酯类或氟喹诺酮类
有铜绿假单胞菌感染危险因素	抗肺炎链球菌、抗假单胞菌 β-内酰胺类抗生素（哌拉西林他唑巴坦、头孢吡肟、亚胺培南或美洛培南）＋环丙沙星或左氧氟沙星（750mg）； 或以上 β-内酰胺类抗生素＋氨基糖苷类抗生素＋阿奇霉素； 或以上 β-内酰胺类抗生素＋氨基糖苷类抗生素＋抗肺炎链球菌氟喹诺酮类药物（对青霉素过敏者可以氨曲南替换以上 β-内酰胺类抗生素）
考虑 MRSA 感染的可能	万古霉素或利奈唑胺

注：MRSA，methicillin-resistant staphylococcus aureus，耐甲氧西林金黄色葡萄球菌。

重
症
肺
炎

重症肺炎

肺炎诊断标准
①新近出现的咳嗽、咳痰或原有呼吸道症状加重，出现脓性痰伴或不伴胸痛；②发热；③肺实变体征和（或）湿啰音；④外周血白细胞计数（WBC）$>10\times10^9$/L或$<4\times10^9$/L，伴或不伴核左移；⑤胸部影像学检查显示新出现片状、斑片状浸润性阴影或间质性改变，伴或不伴胸腔积液

重症肺炎诊断标准
主要标准：①气管插管需要机械通气；②感染性休克积极体液复苏后仍需要血管活性药物。
次要标准：①呼吸频率>30次/分钟；②$PaO_2/FiO_2<250mmHg$；③多肺叶浸润；④意识障碍和（或）定向障碍；⑤血尿素氮$\geq7mmol$/L；⑥低血压需要积极的液体复苏
* 中国2015年成人CAP指南采用新的简化诊断标准：符合1项主要标准或≥3项次要标准者，可诊断为重症肺炎

尽早留取病原学标本，包括血培养、痰培养、痰涂片等

血液检测、抗原抗体快速检测、肺泡灌洗液、病原微生物宏基因组检测、呼吸道病毒筛选、军团菌尿抗原、肺炎支原体（MP）分离、真菌的微生物标本及检测等

有意义，有明确病原体，尽早选择有效抗生素 | 无依据，经验性抗感染治疗（见表15-2）

治疗48～72小时再评估

有效，继续使用 | 无效，思考原因，调整方案

定义： 经治疗后达到以下标准，可以认定为初始治疗有效，即体温≤37.2℃，心率≤100次/分钟，呼吸频率≤24次/分钟，收缩压$\geq90mmHg$，血氧饱和度$\geq90\%$（或$PaO_2\geq60mmHg$）。
处理： 经初始治疗，症状明显改善者可继续原有抗菌药物治疗。对达到临床稳定且能接受口服药物治疗的患者，改用同类或抗菌谱相近、致病菌敏感的口服制剂进行序贯治疗

定义： 患者对初始治疗反应不良，症状持续无改善，需要更换抗菌药物，或一度改善又恶化，病情进展，出现并发症，甚至死亡，则认为治疗失败，包括对治疗无反应、进展、出现局部或全身并发症等情况。
讨论： ①注意与非感染性疾病的鉴别诊断；②并发症或合并症因素；③病原体的因素；④初始治疗未能覆盖致病病原体；⑤出现二重感染；⑥耐药因素；⑦未能按药物最佳PK/PD等药代动力学使用院内感染患者注意定植菌和致病菌的区分；⑧警惕特殊病原体感染；⑨警惕脓胸，可行胸部X线、胸部超声（US）及胸部计算机断层扫描（CT）检查。当胸腔积液厚度在CXR$>1cm$，CT$>2cm$时，可行诊断性胸腔穿刺术，并及时留取标本送检。如胸腔积液中有脓液、革兰氏染色阳性或者细菌培养阳性，可诊断脓胸。适当时可行胸腔置管引流，甚至手术治疗

机械通气：
- 对不需要立即插管的低氧血症或呼吸窘迫患者，可试用NIV（无创通气）。若在最初的1～2小时内，呼吸次数、氧合未改善，$PaCO_2$未下降，则需及时改用有创通气。
- 对于需要插管的患者，延长NIV时间会增加不良结局。
- 对于重症肺炎合并ARDS且常规机械通气不能改善（最佳通气状态时，$PaO_2/FiO_2<100$，Murray评分>3，或$PaCO_2>100mmHg$的时间≥6小时）时，可以使用体外膜肺氧合（ECMO）

营养支持：
- 血流动力学稳定24~48小时后考虑开始营养支持。
- 肠内营养优先于肠外营养。低热卡、渐进性喂养的非全量喂养[以20~25kcal/（kg·d）为目标，蛋白摄入量建议为1.2~1.5g/（kg·d），3~5天不低于50%的目标量，5~7天不低于80%的目标量]。接受肠内营养后3~5天仍不能达到50%目标量时，建议开始补充肠外营养，减少院内感染且可以改善肠内营养不足的ICU患者的临床预后

免疫支持：
- 分析患者情况，当有免疫抑制时，可使用干扰素-γ（INF-γ）、胸腺肽-α₁、粒细胞巨噬细胞集落刺激因子（GM-CSF）等治疗。
- 当有严重感染或合并感染性休克时，可予以琥珀酸氢化可的松200mg/d或甲泼尼龙40~80mg/d，感染性休克纠正后应及时停药，用药一般不超过7天。免疫功能缺陷者禁用

图15-1　重症肺炎诊治流程

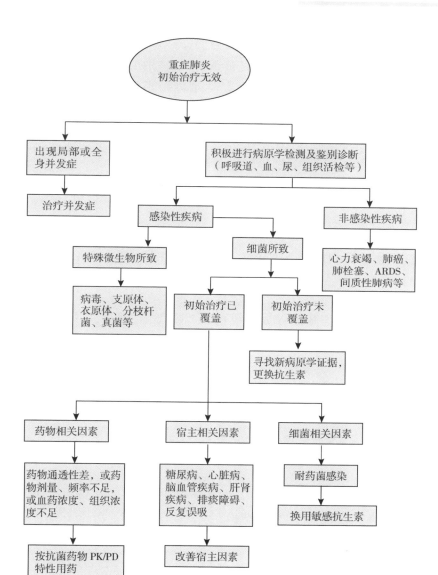

图 15-2　重症肺炎初始治疗无效处理流程

重症肺炎

注意事项

1.抗病原菌治疗,又称"治本",这是最重要的,特别要注意的是抗生素的正确合理使用。重症肺炎患者亟须处理,在病原学培养结果出来前,可考虑联合应用抗生素。

2.全身支持疗法,包括充足的营养、蛋白的摄入,维持体内水电解质平衡。

3.治疗原发疾病及提高免疫力,如糖尿病、肿瘤所致的阻塞性肺炎,应积极控制原发病。

4.如果导致肺炎的病原体是从原发灶经血流循环入侵至肺的,则应及时消除及治疗原发病灶。

5.一般肺炎不需要使用激素治疗。对于重症细菌性肺炎患者,如果病原菌对抗生素敏感,则可在下列情况下加用激素:①中毒症状严重,如出现休克、中毒性脑病、超高热(体温在40℃以上持续不退)等;②支气管痉挛明显;③早期胸腔积液(为防止胸膜粘连也可局部应用)。

6.常用重症肺炎严重程度评分系统包括 CURB-65 评分、CRB-65 评分、PSI 评分、CURXO 评分和 SMART-COP 评分。

参考文献

[1]中国医师协会急诊医师分会.中国急诊重症肺炎临床实践专家共识.中国急救医学,2016,36(2):91-107.

[2]中华医学会呼吸病学分会.中国成人社区获得性肺炎诊断和治疗指南.中华结核和呼吸杂志,2016,39(4):1-27.

[3]Diagnosis and treatment of adults with community-acquired pneumonia ATS,IDSA. Am J Respir Crit Care Med,2019,200(7):e45-e67.

[4]Annotated BTS CAP Guideline summary of recommendations. UK,2015.

[5]Shen KR,Bribriesco A,Crabtree T,et al. The American Association for Thoracic Surgery consensus guidelines for management of empyema. J Thorac Cardiovasc Surg,2017,153(6):129-146.

(第一版:曹立名)

(第二版:曹立名　李　晨[2]　陆兴焕)

第二节　重症哮喘

一、哮喘急性加重处理流程

哮喘急性加重处理流程见图 15-3。

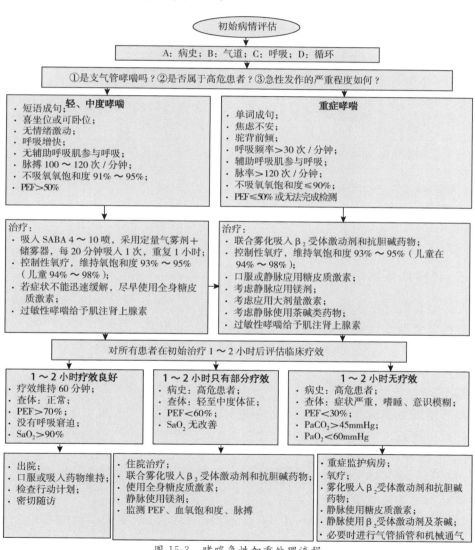

图 15-3　哮喘急性加重处理流程

二、哮喘阶梯疗法

哮喘阶梯疗法见表 15-3。

表 15-3　哮喘阶梯疗法

	第一级	第二级	第三级	第四级	第五级
	哮喘教育、环境因素控制				
优选方案	按需低剂量 ICS＋福莫特罗吸入剂	低剂量 ICS 联合按需使用 SABA	低剂量 ICS 联合 LABA 复合制剂	中等剂量 ICS 联合 LABA	根据表型评估±抗 IgE、抗 IL5/IL5R、抗 IL4R，考虑高剂量 ICS/福莫特罗，支气管热成形术
其他方案	考虑低剂量 ICS	LTRA/低剂量茶碱	中/高剂量 ICS 或低剂量 ICS 联合 LTRA（或茶碱）	高剂量 ICS 联合吸入噻托溴铵（或茶碱）	附加低剂量 OCS
缓解用药	按需使用 SABA		按需使用 SABA 或低剂量 ICS/福莫特罗		

注：ICS，inhaled corticosteroid，吸入糖皮质激素；PEF，peak expiratory flow，呼气峰值流速；SaO₂，血氧饱和度；PaCO₂，二氧化碳分压；PaO₂，氧分压；SABA，short-acting β-agonist，短效 β 受体激动剂；LABA，long-acting β-agonist，长效 β 受体激动剂；LTRA，leukotriene receptor antagonist，白三烯受体拮抗剂；OCS，oral corticosteroid，口服糖皮质激素。

三、哮喘注意事项

1.虽然长效 β 受体激动剂（LABA）能够缓解哮喘成年及儿童患者症状，但其不规律性或经常性地单独使用会增加患者病情恶化的风险。

2.对 6～11 岁儿童，不推荐使用低剂量茶碱，这是由于茶碱的治疗剂量与中毒剂量接近，临床使用需要非常谨慎。对 6～11 岁儿童，中剂量 ICS 亦为首选治疗推荐。

3.当使用中剂量或高剂量布地奈德时，每日 4 次的给药方案可能会改善疗效。

4.对于经过大剂量 ICS 联合 LABA、LAMA 等控制药物治疗后，症状仍未控制，且血清总 IgE 水平增高的重度过敏性哮喘患者，推荐使用抗 IgE 单克隆抗体，一般使用 12～16 周后再评估其疗效。建议临床医师采用当地血嗜酸性粒细胞标准判断患者是否需要接受生物疗法。

5.支气管热成形术（bronchial thermoplasty，BT）可以减低重症哮喘的发作频率、急诊及住院率，治疗后仍需要继续药物治疗。国内 BT 的适合人群和疗效指标仍值得深入探讨。

6.哮喘治疗的长期目标是获得良好的症状控制,降低未来急性发作、气流受限持续存在、治疗出现副反应的风险。患者自己关于哮喘和治疗的目标应当被识别。

7.在考虑升级治疗时,需要先检查一些常见问题,如吸入器是否正确使用、药物是否坚持服用、是否持续接触过敏原和有无其他并发症。

8.如果哮喘控制得好,并且能持续约3个月时间,则可以考虑降级治疗,找到能控制症状和病情加重的适合患者的最低治疗方案。

9.呼吸机治疗的原则为低通气、慢频率、长呼气,推荐选用容控模式,潮气量为5～8mL/kg 理想体重,频率为 8～15 次/分钟,P_{plat}≤30cmH$_2$O,吸气流量 60～80L/min,低水平的外源性 PEEP(≤8cmH$_2$O)在哮喘恢复阶段可能是有用的。

参考文献

[1] 2021 全球哮喘防治创议(GINA 2021). Respiratory Society/American Thoracic Society guideline. Eur Respir,2020,55:1900588.

[2] Holguin F,Cardet JC,Chung KF,et al. Management of severe asthma:a European Respiratory Society/American Thoracic Society guideline. Eur Respir,2020,55:1900588.

[3] 林江涛,农英,李时悦,等.支气管热成形术手术操作及围手术期管理规范.中华结核和呼吸杂志,2017,40(3):170-175.

[4] Kuo CS,Pavlidis S,Loza M,et a1. A transcriptome-driven analysis of epithelial brushings and bronchial biopsies to define asthma phenotypes in U. BIOPRED. Am J Respir Crit Care Med,2017,195(4):443-455.

[5] 邢斌.重症哮喘诊断与处理中国专家共识.中华结核和呼吸杂志,2017,40(11):813-829.

[6] 中华医学会呼吸病学分会哮喘学组.支气管哮喘防治指南(2020 年版).中华结核和呼吸杂志,2020,43(12):1023-1048.

[7] 中华医学会儿科学分会呼吸学组,《中华儿科杂志》编辑委员会.儿童支气管哮喘诊断与防治指南(2016 年版).中华儿科杂志,2016,54(3):167-181.

(第一版:曹立名)

(第二版:曹立名　王亚坤)

第三节　张力性气胸

　　张力性气胸是一种可以快速致死的急危重症,为气管、支气管或肺损伤处形成活瓣,气体随每次吸气进入胸膜腔并积累增多,导致胸膜腔压力高于大气压,压迫同侧肺,引起纵隔移位并压迫胸腔内的器官,进而严重影响呼吸和循环。纵隔移位会影响腔静脉回流,降低心排血量,加上肺通气功能受损,不及时处理,患者往往迅速死亡。张力性气胸处理流程见图 15-4。

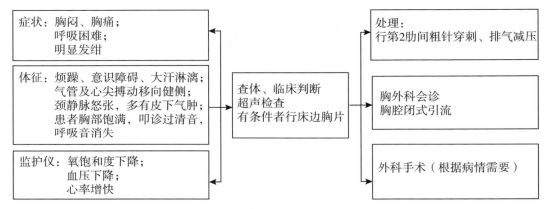

图 15-4　张力性气胸处理流程

注意事项

　　1.张力性气胸的诊断主要依靠临床表现,如果患者呼吸、循环状态不稳定,应避免安排患者外出做检查,以免发生意外。

　　2.有条件的单位可以采用床旁超声协助诊断气胸。

　　3.粗针穿刺排气的使用应谨慎。粗针穿刺排气适用于诊断明确或临床表现典型、出现休克的患者。粗针最好带活瓣,但在危急情况下可以忽略活瓣,先穿刺减压。对胸壁厚的患者,应考虑粗针的长度,以保证进入胸腔。

　　4.粗针穿刺排气后应尽早放置胸腔闭式引流管。如持续漏气而肺难以复张,则应追查原因。如疑有严重的肺裂伤或支气管断裂,需行开胸手术或电视胸腔镜手术。

张力性气胸

参考文献

［1］Porth C. Essentials of Pathophysiology. 3rd ed. Philadelphia：Wolters Kluwer Health，Lippincott Williams & Wilkins，2011.

［2］Light RW. Disorders of the pleura, mediastinum, and diaphragm. In：Kasper DL，Braunwald E，Hauser S，et al. Harrison's Principles of Internal Medicine. 16th ed. New York：McGraw-Hill，2005.

［3］Bowman J. Visible improvement. JEMS，2010，35(9)：36-38，40，42，passim.

［4］Razzaq QM. Use of the 'sliding lung sign' in emergency bedside ultrasound. Eur J Emerg Med，2008，15(4)：238-241.

［5］Hoyer HX，Vogl S，Schiemann U，et al. Prehospital ultrasound in emergency medicine：incidence，feasibility，indications and diagnoses. Eur J Emerg Med，2010，17(5)：254-259.

［6］Tinkoff G，Cipolle MD，Rhodes M. How to recognize & treat the 12 types of thoracic injuries. JEMS，2012，37(9)：60-65.

（第一版：崔　勇）

（第二版：崔　勇　安　鹏）

第四节　急性肺栓塞

肺栓塞(pulmonary embolism,PE)是以各种栓子阻塞肺动脉或其分支为发病原因的一组疾病或临床综合征的总称,包括肺血栓栓塞症(pulmonary thromboembolism,PTE)、脂肪栓塞综合征、羊水栓塞、空气栓塞、肿瘤栓塞等,其中PTE 为肺栓塞的最常见类型。

一、临床表现

急性 PE 临床表现的症状和体征特异性不强,很可能漏诊。在大多数病例中,当患者有呼吸困难、胸痛、晕厥或咯血时,可怀疑为 PE。急性 PE 临床表现见表 15-4。

表 15-4　急性 PE 的临床表现

症状	体征
• 呼吸困难及气促(80%～90%); • 胸痛(40%～70%); • 烦躁、惊恐甚至濒死感(13%～55%); • 咳嗽(20%～56%); • 咯血(11%～30%); • 心悸(10%～32%); • 低血压和(或)休克(1%～5%); • 猝死(<1%)	• 呼吸急促(52%); • 哮鸣音(5%～9%),细湿啰音(18%～51%),发绀(11%～35%); • 发热(24%～43%),多为低热,少数可有中度以上发热(11%); • 颈静脉充盈或搏动(12%～20%); • 心动过速(28%～40%); • 血压下降甚至发生休克、胸腔积液(24%～30%); • P_2 亢进($P_2>A_2$)或分裂(23%～42%); • 三尖瓣区收缩期杂音

二、临床可能性评估

PE 诊断的 Wells 评分见表 15-5。

表 15-5　　PE 诊断的 Wells 评分

Wells 评分	原始版评分(分)	简化版评分(分)
PE 或 DVT 病史	1.5	1
心率≥100 次/分钟	1.5	1
4 周内制动或手术	1.5	1
咯血	1.0	1
活动期肿瘤	1.0	1

急性肺栓塞

Wells 评分		原始版评分（分）	简化版评分（分）
DVT 症状与体征		3.0	1
PTE 较其他诊断可能性更大		3.0	1
临床可能性		原始版评分（分）	简化版评分（分）
三分法	低度可能	<2	不适用
	中度可能	2-6	不适用
	高度可能	≥7	不适用
二分法	低度可能	<4	0-1
	高度可能	≥4	≥2

修订的 Geneva 评分			
因素		临床决策要点	
		原始版本	简化版本
既往 PE 或 DVT		3	1
心率 75～94 次/分钟		3	1
心率 ≥95 次/分钟		5	2
过去半个月内手术或骨折		2	1
咯血		2	1
癌症活跃期		2	1
单侧下肢疼痛		3	1
下肢深静脉触痛和单侧肢体水肿		4	1
年龄＞65 岁		1	1
临床可能性			
三级评分	低	0～3	0～1
	中	4～10	2～4
	高	≥11	≥5
二级评分	PE 不可能	0～5	0～2
	PE 可能	≥6	≥3

三、危险分层

(一)高危组

高危组存在休克或持续性低血压(高危 PE 诊断见表 15-6)。

(二)中危组

(1)中高危:血流动力学稳定,存在右室功能不全(right ventricular dysfunction,RVD)的影像学证据且心脏生物学标志物升高。

(2)中低危:单纯存在 RVD 的影像学证据或心脏生物学标志物升高。

(三)低危组

低危组血流动力学稳定,不存在 RVD 和心脏生物学标志物升高。

欧洲指南推荐将肺栓塞严重程度指数(pulmonary embolism severity index,PESI)及简易肺栓塞严重程度指数(simplify pulmonary embolism severity index,sPESI)作为划分中危和低危的标准,主要用于评估患者的预后(见表 15-7)。

表 15-6 高危 PE

临床表现	诊断高危 PE(符合三项中的任何一项)
心搏骤停	需要心肺复苏
梗阻性休克	1)收缩压＜90mmHg 或血容量足够仍需要血管活性药物才能维持收缩压 ≥90mmHg 2)末梢器官灌注不足(精神状态改变;寒冷,皮肤潮湿;少尿或无尿症;血乳酸升高)
持续性低血压	收缩压＜90mmHg,或收缩压下降≥40mmHg,持续时间超过 15 分钟,不是由新发心律失常、低血容量或菌血症引起的

表 15-7 肺栓塞严重程度指数(PESI)及简易肺栓塞严重程度指数(sPESI)评分

指标	PESI	sPESI
年龄	以年龄为分数	1分(年龄＞80 岁)
男性	10	—
肿瘤	30	1
慢性心力衰竭	10	1
慢性肺部疾病	10	
脉搏≥110 次/分钟	20	1
收缩压＜100mmHg	30	1
呼吸频率＞30 次/分钟	20	
体温＜36℃	20	

续表

指标	PESI	sPESI
精神状态改变	60	—
动脉血氧饱和度＜90%	20	1
总分	• ≤65 分为Ⅰ级； • 66～85 分为Ⅱ级； • 86～105 分为Ⅲ级； • 106～125 分为Ⅳ级； • ＞125 分为Ⅴ级	• ＜1 分为低危,相当于 PESI 分级Ⅰ～Ⅱ级； • ≥1 分为中危,相当于 PESI 分级Ⅲ～Ⅳ级

四、诊断流程图

血流动力学不稳定的 PE 诊断流程见图 15-5。血流动力学稳定的 PE 诊断流程见图 15-6。

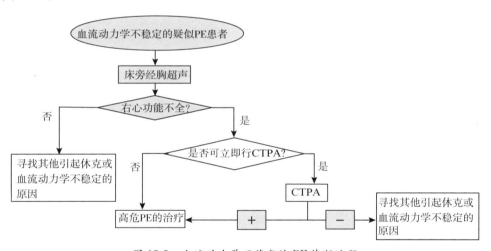

图 15-5 血流动力学不稳定的 PE 诊断流程

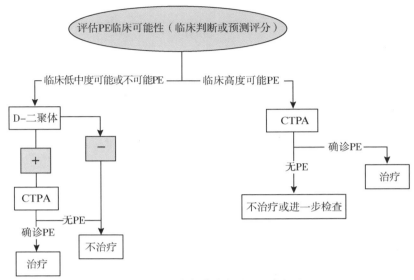

图 15-6 血流动力学稳定的 PE 诊断流程

五、急性 PTE 的治疗

(一)高危 PTE 急性期治疗

高危 PTE 急性期治疗包括启动肺栓塞反应团队、血流动力学支持、呼吸支持及血管再灌注治疗。

全身溶栓[组织型纤溶酶原激活剂(rTPA),100mg,>2 小时]仍是其主要的治疗手段。在出血风险较高但无禁忌的情况下,可以使用 rTPA 50mg。对有溶栓相对禁忌者,可考虑进行导管定向溶栓治疗;在有溶栓绝对禁忌的情况下,可以考虑经导管取栓或手术取栓。对存在溶栓绝对禁忌证的高危 PTE 患者或溶栓治疗失败的患者,可考虑手术取栓。肺栓塞溶栓治疗推荐见表 15-8,溶栓治疗的禁忌证见表 15-9。

表 15-8　肺栓塞溶栓治疗推荐

溶栓药物	剂量方案
rt-PA	50～100mg,>2 小时
	0.6mg/kg,>15 分钟(最大剂量 50mg)
链激酶	负荷剂量 25 万 U,>30 分钟;维持剂量 10 万 U/h,>(12～24)小时
	加速疗法:150 万 U/2 小时
尿激酶	负荷剂量 4400U/kg,>10 分钟;维持剂量 4400U/(kg·h),>(12～24)小时
	加速方案:300 万 U,>2 小时

表 15-9 溶栓治疗禁忌证

溶栓绝对禁忌	溶栓相对禁忌
• 出血性卒中史或原因不明的卒中； • 前 6 个月发生缺血性脑卒中； • 中枢神经系统肿瘤； • 严重外伤、外科手术或头部外伤； • 出血体质； • 活动性出血	• 前 6 个月有短暂缺血发作； • 口服抗凝治疗； • 怀孕或产后第 1 周； • 创伤性复苏； • 难治性高血压(收缩压＞180mmHg)； • 严重肝脏疾病； • 感染性心内膜炎； • 活跃的消化性溃疡

(二)抗 凝

抗凝治疗是 PTE 患者的治疗基石。对血流动力学稳定且没有抗凝禁忌的 PTE 患者,应该尽快进行抗凝治疗。

1.肝素

肝素首选静脉给药,先给予 2000～5000U 或按 80U/kg 静注,继以 18U/(kg·h) 持续静脉泵入。在开始治疗后的最初 24 小时内,每 4～6 小时监测 APTT,根据 APTT 调整肝素剂量(见表 15-10)。

表 15-10 根据 APTT 调整普通肝素剂量的方法

APTT	普通肝素调整剂量
＜35 秒(＜1.2 倍正常参考值)	静脉注射 80U/kg,然后静脉滴注剂量增加 4U/(kg·h)
35～45 秒(1.2～1.5 倍正常参考值)	静脉注射 40U/kg,然后静脉滴注剂量增加 2U/(kg·h)
46～70 秒(1.5～2.3 倍正常参考值)	无须调整剂量
71～90 秒(2.3～3.0 倍正常参考值)	静脉滴注剂量减少 2U/(kg·h)
＞90 秒(＞3.0 倍正常参考值)	停药 1 小时,然后静脉滴注剂量减少 3U/(kg·h)

注:APTT,activated partial thromboplastin time,活化部分凝血活酶时间。

2.低分子量肝素

低分子量肝素(low molecular weight heparin,LMWH)需要根据体重、肾功能调整 剂量。其皮下注射,使用方便,出血的不良反应少,HIT 发生率低于普通肝素,绝大多 数患者无须监测。临床按体重给药,每次 100U/kg,每 12 小时 1 次,皮下注射;受肾功 能影响,肌酐清除率小于 30mL/min 者慎用。

3. 新型口服抗凝药

新型口服抗凝药(non-vitamin K antagonist oral anticoagulants,DOAC)具有给药剂量固定且不需要常规监测实验室指标的优点,在急性 VTE 的Ⅲ期临床试验中,各种 DOAC 预防静脉血栓复发的效果并不弱于华法林联合应用 LMWH 的效果。与华法林相比,DOAC 的出血事件明显减少,是急性 VTE 患者初始口服抗凝的有力备选药物。

(1)初始抗凝(0~7 天):

阿哌沙班 10mg bid(7 天);

利伐沙班 15mg bid(21 天);

低分子量肝素(LMWH)或磺达肝癸最少用 5 天(开始用达比加群或依度沙班治疗前,先用 LMWH 治疗 5~10 天)并且维持 INR≥2 至少 2 天。

(2)长期抗凝(1 周~3 个月):

阿哌沙班 5mg bid;

达比加群 150mg bid;

依度沙班 60mg qd(肌酐清除率 30~50mL/min 或体重<60kg,减量为 30mg qd);

利伐沙班 20mg qd;

华法林,维持 INR 在 2~3。

(3)无限期抗凝(3 个月~无限期):

阿哌沙班 5mg bid 或 2.5mg bid(治疗 6 个月后可以考虑减量);

有抗凝禁忌者,阿司匹林 81~100mg qd;

达比加群 150mg bid;

依度沙班 60mg qd(肌酐清除率 30~50mL/min 或体重<60kg,减量为 30mg qd);

利伐沙班 20mg qd 或 10mg qd(治疗 6 个月后可以考虑减量);

华法林,维持 INR 在 2~3。

4. 维生素 K 拮抗剂

目前,临床最常使用的维生素 K 拮抗剂(如华法林)可用于长期预防下肢 DVT。在治疗首日,华法林常与 LMWH 或普通肝素联合使用,建议剂量为 2.5~6.0mg/d。2~3 天后开始测定 INR,当 INR 稳定在 2~3 并持续 24 小时后,停用 LMWH 或普通肝素,继续用华法林治疗;INR>3.0 会增加出血危险,所以在应用华法林期间需要定期监测 INR,以确保在达到治疗效果时避免出血的发生。

(三)下腔静脉滤器

应用下腔静脉滤器的目的是阻止静脉血栓进入肺循环。目前所使用的器材大

急性肺栓塞

多数是经皮的，可以短期取出或长期放置。潜在的适应证包括：静脉血栓栓塞，存在抗凝治疗的禁忌证；尽管有效抗凝治疗，但 PTE 仍复发；静脉血栓栓塞高危患者的初级预防。

随着治疗可选择性的增多、可用技术和科学知识的进展，跨学科交流和团队合作的需求也会相应地增加。尤其在指南模糊和证据不足的领域，肺栓塞反应团队可提供临床共识，做到流程化管理。急性 PTE 治疗流程见图 15-7。

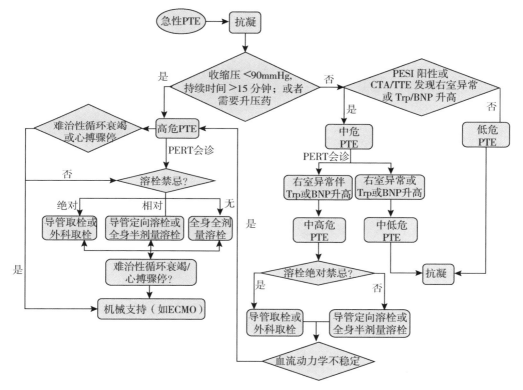

图 15-7　急性 PTE 治疗流程

注：PERT，pulmonary embolism response team，肺栓塞反应团队；PESI，pulmonary embolism severity index，肺栓塞严重程度指数；TTE，transthoracic echocardiography/echocardiogram，经胸超声心动图；Trp，troponin，肌钙蛋白；BNP，B-type natriuretic peptide，B 型尿钠肽。

参考文献

[1] Rivera-Lebron B, McDaniel M, Ahrar K, et al. Diagnosis, treatment and follow up of acute pulmonary embolism：consensus practice from the PERT consortium. Clin Appl Thromb Hemost，2019，25：1076029619853037.

［2］Konstantinides SV，Meyer G，Becattini C，et al. 2019 ESC Guidelines for the diagnosis and management of acute pulmonary embolism developed in collaboration with the European Respiratory Society (ERS). Eur Heart J，2020，41(4)：543-603.

［3］中华医学会呼吸病学分会肺栓塞与肺血管病学组,中国医师协会呼吸医师分会肺栓塞与肺血管病工作委员会,全国肺栓塞与肺血管病防治协作组.肺血栓栓塞症诊治与预防指南.中华医学杂志,2018(14):1060-1087.

［4］Musset D，Parent F，Meyer G，et al. Diagnostic strategy for patients with suspected pulmonary embolism：a prospective multicentre outcome study. Lancet，2002，360((9349)：1914-1920.

［5］米玉红,王立祥,程显声.《中国心肺复苏专家共识》之静脉血栓栓塞性 CA 指南.中华危重病急救医学,2018,30(12):1107-1116.

［6］Le Gal G，Righini M，Roy PM，et al. Prediction of pulmonary embolism in the emergency department：the revised Geneva score. Ann Intern Med，2006，144(3)：165-171.

［7］Konstantinides SV，Meyer G，Becattini C，et al. 2019 ESC Guidelines for the diagnosis and management of acute pulmonary embolism developed in collaboration with the European Respiratory Society (ERS). Eur Heart J,2020,41(4):543-603.

［8］Duffett L，Castellucci LA，Forgie MA. Pulmonary embolism：update on management and controversies. BMJ，2020，370：m2177.

［9］Kearon C，Akl EA，Ornelas J，et al. Antithrombotic therapy for VTE disease：CHEST guideline and expert panel report. Chest，2016,149:315-352.

（第一版：崔　勇）

（第二版：崔　勇　吴微华）

第五节　急性呼吸衰竭

　　呼吸衰竭是指各种原因引起的肺通气和（或）换气功能严重障碍,以致不能进行有效的气体交换,导致缺氧伴（或不伴）二氧化碳潴留,从而引起一系列生理功能和代谢紊乱的临床综合征。在海平大气压下,于静息条件下呼吸室内空气,并排除心内解剖分流和原发于心排血量降低等情况后,动脉血氧分压（PaO_2）低于 8kPa（60mmHg）,或伴有动脉血二氧化碳分压（$PaCO_2$）高于 6.65kPa（50mmHg）,即为呼吸衰竭（简称呼衰）。

　　分类:根据病理生理及血气分析,可以分为Ⅰ型和Ⅱ型呼吸衰竭;根据病变部位,分为中枢性和周围性呼吸衰竭;根据起因急缓、病程长短,分为急性和慢性呼吸衰竭。

　　不同通气方式比较见表 15-11。呼吸衰竭机械通气方法和策略见表 15-12。呼吸衰竭诊治流程见图 15-8。

表 15-11　不同通气方式比较

项目	高流量湿化氧疗	无创通气	有创通气
人-机连接方式	鼻塞	鼻罩、口鼻罩、面罩	气管插管、气管切开
气道密封性	较差	较差	好
气道保护、预防误吸	有利于患者咳嗽及气道保护	无	有
人-机同步促发	要求低,基本不需要人机配合	要求高	要求低
清除气道分泌物	容易	困难	容易
呼吸机相关性肺炎	少	少	容易
主要指征	轻中度Ⅰ型呼吸衰竭患者和非恶化的高碳酸血症患者	意识清楚的轻中度患者	伴意识障碍的重症患者

表 15-12　呼吸衰竭机械通气方法和策略

呼吸衰竭常见原因	方法	策略
神经肌肉或胸廓障碍	VT 6～8mL/kg,气道峰压<40cmH$_2$O;PEEP 3～5cmH$_2$O	避免气压伤,将对心排血量的影响降至最低;避免过度通气;防止肺不张
COPD,哮喘	延长呼气时间;高流速（>1L/s）,低通气 f,VT 6～8mL/kg,允许性高碳酸血症;使用肌松剂;呼吸机 PEEP<内源性 PEEP	避免过度膨胀,改善气体交换;减少心排血量的不良反应;减少呼吸功

急性呼吸衰竭

续表

呼吸衰竭常见原因	方法	策略
ARDS	最佳 PEEP, PCV 或 VCV。$FiO_2 <$ 50%；高吸气流速；高通气 f 小 Vt（4～6mL/kg）。$P_{plat} < 30cmH_2O$	改善动脉血氧饱和度。降低潜在氧毒性；满足通气需要；减少气压伤，减少对心排血量和氧输送不良反应

注:COPD,chronic obstructive pulmonary disease,慢性阻塞性肺病；ARDS,acute respiratory distress syndrome,急性呼吸窘迫综合征；VT,潮气量；PEEP,呼气末正压；PCV,压力控制；VCV,容量控制。

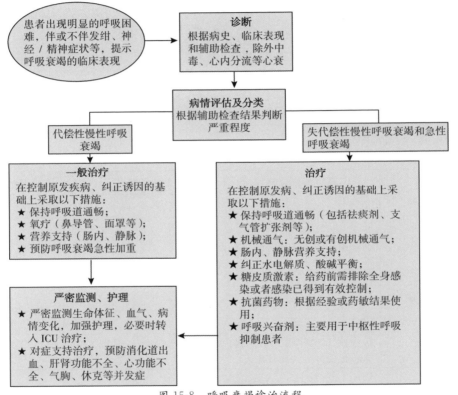

图 15-8　呼吸衰竭诊治流程

注意事项

1.要重视对不明原因胸闷、气急的患者作血气分析。有明显的低氧血症、低碳酸血症和碱中毒,复查血气结果仍如此(排除实验室因素),即使胸部 X 线结果正常,也应做胸部 CT 检查,并告知家属需进一步诊治。

2.在应用糖皮质激素前,需排除全身感染或者感染已得到有效控制。治疗期间严密监测潜在感染。对诊断明确 14 天后或可能需要神经肌肉阻滞剂的患者,不

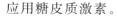

应用糖皮质激素。

3.呼吸兴奋剂使用禁忌包括：已经机械通气；气道阻塞、气胸；神经肌肉病变，以及肺水肿、ARDS、肺栓塞、弥漫性肺间质纤维化等以换气功能障碍为主的呼吸衰竭；严重心脏病、心律失常；惊厥发作等。

4.呼吸衰竭患者兴奋躁动时禁用镇静催眠药物，以免二氧化碳潴留加重，发生或加重肺性脑病。

5.对Ⅱ型呼吸衰竭患者，应该严格掌握氧疗指征。如高浓度吸氧可抑制呼吸，加重二氧化碳潴留，致肺性脑病，因此主张持续低流量吸氧。

6.呼吸衰竭并不一定都有呼吸困难，如镇静催眠药物中毒、一氧化碳中毒、急性脑血管病等可表现为呼吸匀缓或者昏睡。

床旁 PEEP 选择方法（针对 ARDS 患者）：参照 PEEP-FiO$_2$ 表（包括低水平和高水平 PEEP 策略）；监测食管压设置；快速法（express method）；压力指数法（stress index）；肺复张后利用 PEEP 递减法和顺应性的测量来滴定等。

参考文献

［1］何权瀛. 呼吸内科诊疗常规（2012 年版）. 北京：中国医药科技出版社，2012.

［2］ELSO. Adult Respiratory Failure Supplement to the ELSO General Guidelines. https://www.elso.org/，2013-12-01/2022-11-02.

［3］中华医学会. 临床诊疗指南-呼吸病学分册. 北京：人民卫生出版社，2009.

［4］Davidson AC，Banham S，Elliott M，et al. BTS/ICS guideline for the ventilatory management of acute hypercapnic respiratory failure in adults. Thorax，2016，71（Suppl 2）：ii1-ii35.

［5］Rochwerg B，Brochard L，Elliott MW，et al. Official ERS/ATS clinical practice guidelines：noninvasive ventilation for acute respiratory failure. Eur Respiratory J，2017，50（2）：1602426.

［6］刘晓伟，马涛. 2018 严重急性低氧性呼吸衰竭急性治疗专家共识. 中华急诊医学杂志，2018，27（8）：844-849.

［7］中国医师协会急诊医师分会，中华医学会急诊医学分会，中国急诊专科医联体，等. 急诊成人经鼻高流量氧疗临床应用专家共识. 中国急救医学，2021，41（9）：739-749.

［8］WHO. Clinical management of severe acute respiratory infection when novel coronavirus（nCoV）infection is suspected. https://www.who.int/publications/i/item/10665－332299，2020-01-12/2022-11-02.

（第一版：曹立名）

（第二版：曹立名 余利美）

第六节　急性呼吸窘迫综合征

急性呼吸窘迫综合征(acute respiratory distress syndrome,ARDS)是在严重感染、休克、创伤及烧伤等疾病过程中,肺毛细血管内皮细胞和肺泡上皮细胞炎症性损伤造成弥漫性肺泡损伤,导致的急性低氧性呼吸功能不全或衰竭。其以肺容积减少、肺顺应性降低、严重的通气/血流比例失调为病理生理特征,为常见的危及人类健康的呼吸危重症之一。重症 ARDS 患者的病死率达到 $40\%\sim50\%$。ARDS 诊断柏林标准见表 15-13。

表 15-13　ARDS 诊断柏林标准

项目	ARDS		
	轻度	中度	重度
起病时间	1 周之内急性起病的已知损伤或者新发的呼吸系统症状		
低氧血症	P/F:201～300mmHg 且 PEEP≥5cmH$_2$O	P/F≤200mmHg 且 PEEP≥5cmH$_2$O	P/F≤100mmHg 且 PEEP≥10cmH$_2$O
肺水肿来源	不能被心功能不全或者液体过负荷解释的呼吸衰竭		
X 线胸片	双肺浸润影	双肺浸润影	至少累计 3 个肺野的浸润影

注:P/F,PaO$_2$/FiO$_2$。

一、ARDS 诊治流程

ARDS 诊治流程见图 15-9。

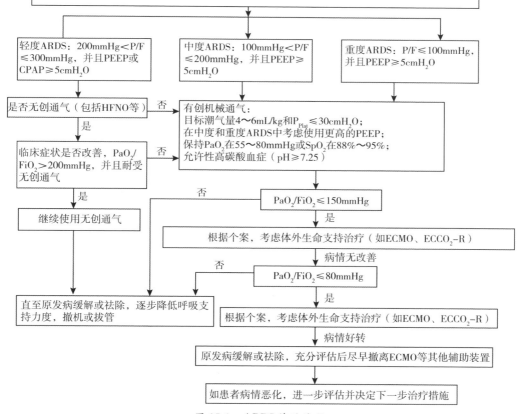

图 15-9　ARDS 诊治流程

注：P/F，PaO₂/FiO₂。

二、机械通气实施策略

1.计算理想体重。

理想体重公式(IBW):男性=50kg+[2.3kg×(身高 cm−152)]/2.54

女性=45.5kg+[2.3kg×(身高 cm−152)]/2.54

2.选择呼吸机模式:推荐临床医务人员可以根据个人经验选择 PCV 或 VCV 模式。

3.选择潮气量(6mL/IBW)。

4.选定合适的 PEEP。

①根据 FiO_2 设置初始 PEEP(见下)。

FiO_2	0.3	0.4	0.5	0.6	0.7	0.8	0.9	1.0
PEEP(cmH_2O)	5	5~8	8~10	10	10~14	14	14~18	18~24

②根据 ARDS 轻、中、重度来设定 PEEP:

轻度 ARDS:5~10cmH_2O

中度 ARDS:10~15cmH_2O

重度 ARDS:>15cmH_2O

5.监测平台压,根据平台压变化及时调整潮气量。

①如果平台压>30cmH_2O,降低 VT 直至 4mL/kg。

②如果平台压<25cmH_2O,V_T<6mL/IBW,可增加 VT,直至平台压>25cmH_2O 或 V_T=6mL/IBW。

③如果平台压<20cmH_2O 并有双吸气,可增加 VT,直至 8mL/IBW。

6.在降低潮气量时,可增加呼吸频率来增加分钟通气量,但一定要注意内源性 PEEP($PEEP_i$)。

三、肺复张手法与呼气末正压(PEEP)滴定流程(图 15-10)

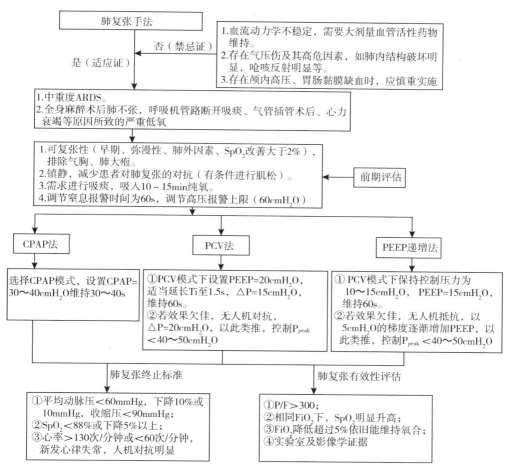

图 15-10　肺复张与 PEEP 滴定流程

参考文献

[1] 中华医学会呼吸病学分会呼吸危重症医学学组.急性呼吸窘迫综合征患者机械通气指南(试行).中华医学杂志,2016,96(6):404-424.

[2] Thompson BT,Caldwell E,Slutsky AS,et al. Acute respiratory distress syndrome:the Berlin definition. JAMA,2012,307(23):2526-2533.

[3] Thompson BT,Chambers RC,Liu KD. Acute respiratory distress syndrome. N Engl J Med,2017,377(6):562-572.

[4] Griffiths MJD,Finney S,Salam A,et al. Guidelines on the management of acute respiratory distress syndrome. BMJ Open Respir Res,2019,6(1):e000420.

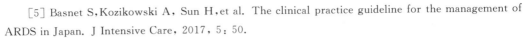

［5］Basnet S，Kozikowski A，Sun H，et al. The clinical practice guideline for the management of ARDS in Japan. J Intensive Care，2017，5：50.

［6］Alhazzani W，Belley-Cote E，Møller MH，et al. Neuromuscular blockade in patients with ARDS：a rapid practice guideline. Intensive Care Medicine，2020，46(11)：1977-1986.

（第一版：曹立名）

（第二版：张　伟　张美齐）

第十六章　心血管系统

第一节　心房颤动

心房颤动(atrial fibrillation,AF),简称房颤,是一种常见的心律失常,是指规律有序的心房电活动消失,代之以快速无序的颤动波,通常表现为心率强弱不等、绝对不规则。房颤的主要危害有脑卒中、血栓栓塞及进行性心力衰竭等,导致患者致死率及致残率增加。因此,一旦发现房颤,应积极治疗。其治疗原则包括预防血栓栓塞(抗凝)、控制心室率、控制节律(恢复窦性心律)、积极控制危险因素以及管理合并疾病。

房颤的急诊处理需要考虑诸多因素,包括准确地诊断、评估生命体征是否平稳、有无可纠正的因素(如甲状腺功能异常)、是否需要抗凝、室率控制还是节律控制,以及后续治疗和管理。急诊房颤处理流程见图 16-1。

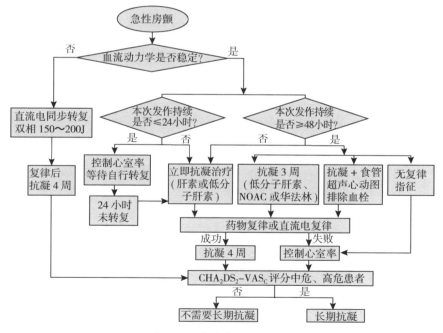

图 16-1　急诊房颤处理流程

61

(1)血流动力学不稳定的定义:①收缩压<90mmHg,伴低灌注表现(神志不安、躁动、迟钝,皮肤湿冷,尿量<20mL/h);②肺水肿;③心肌缺血[持续性胸痛和(或)急性缺血心电图表现]。

(2)NOAC:新型口服抗凝药,包括直接凝血酶原抑制剂达比加群酯,以及Ⅹa因子抑制剂利伐沙班、阿哌沙班与艾多沙班。在开始使用前需要监测肝功能和肾功能。

(3)非瓣膜性房颤卒中危险评分(CHA_2DS_2-VASc 评分):见表 16-1。对于 CHA_2DS_2-VASc 评分≥2 分的男性或≥3 分的女性患者,建议长期抗凝治疗。心室率控制的常用药物及用药方法见表 16-2。急诊药物复律的方法见表 16-3。

表 16-1 CHA_2DS_2-VASc 评分表

危险因素	积分
充血性心力衰竭/左心室收缩功能障碍(C)	1
高血压(H)	1
年龄≥75 岁(A)	2
糖尿病(D)	1
卒中/短暂性脑缺血/血栓栓塞病史(S)	2
血管疾病(V)	1
年龄 65~74 岁(A)	1
性别(女性)(Sc)	1
总分	9

表 16-2 心室率控制的常用药物及用药方法

药物		静脉给药剂量	口服剂量	注意事项
β受体阻滞剂	酒石酸美托洛尔	/	12.5~100mg,每日 2 次	低血压慎用
	琥珀酸美托洛尔	/	23.75~95mg,每日 1 次	低血压、急性心力衰竭或哮喘急性发作时禁用
	比索洛尔	/	2.5~10mg,每日 1 次	低血压慎用,急性心力衰竭或哮喘急性发作时禁用
	卡维地洛	/	10mg,每日 2 次	低血压慎用
	艾司洛尔	0.5mg/kg,1 分钟;0.05~0.25mg/(kg·min)	/	监测血压,注意心功能及哮喘发作

心房颤动

药物		静脉给药剂量	口服剂量	注意事项
非二氢吡啶类钙离子拮抗剂	维拉帕米	0.075～0.15mg/kg，2 分钟；30 分钟无效可追加 10mg，继以 0.005mg/kg 维持	120～480mg，每天 1 次	注意血压及心功能
	地尔硫䓬	0.25mg/kg，2 分钟；继以 5～15mg/h 维持	90～360mg，每日 1 次	注意血压及心功能
洋地黄类	地高辛	0.25mg，可重复，每日不超过 1.5mg	0.0625～0.25mg，每日 1 次	心率下降，注意识别洋地黄中毒
	西地兰	0.2～0.4mg，可重复剂量，24 小时总量 0.8～1.2mg	/	心率下降
其他	胺碘酮	300mg，1 小时；继以 10～50mg/h 维持	100～200mg，每日 1 次	合并预激综合征者禁用，注意监测肝功能、血钾及甲状腺功能

表 16-3　急诊药物复律的方法

药物	预先处理建议	剂量和用法	风险及禁忌
普罗帕酮	美托洛尔 25mg 或地尔硫䓬 30mg 口服	450～600mg 顿服；1.5～2.0mg/kg，静推＞10 分钟	低血压，心动过缓，转为 1:1 房扑；避免应用于器质性心脏病或心功能不全者
胺碘酮	/	150～300mg 静滴（＞30 分钟）或 5～7 mg/kg（0.5～1h），继以 1mg/min 维持 6 小时，或 0.5mg/min 维持 18 小时；后续剂量 50mg/h，24 小时总量＜1g	低血压，心动过缓，静脉炎，肝功能损伤；避免用于低钾血症者
伊布利特	硫酸镁 2～4mg 静推	1mg，静推时间＞10 分钟；必要时 10 分钟后可重复 1mg，静推时间＞10 分钟（体重＜60kg 使用 0.01mg/kg）	QT 间期延长，尖端扭转型室速；避免应用于 QT 间期延长，血钾＜4.0mmol/L，严重左室肥大或射血分数降低者
维纳卡兰	/	3mg/kg，静推时间＞10 分钟；15 分钟后，2mg/kg，静推时间＞10 分钟	低血压，非持续性室性心律失常，QT 间期和 QRS 时限延长；避免应用于收缩压＜100mmHg，30 天内发生急性冠脉综合征，NYHA Ⅲ～Ⅳ级心衰，QT 间期延长和重度主动脉瓣狭窄者

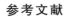

心
房
颤
动

参考文献

［1］Atzema CL，Singh SM. Acute management of atrial fibrillation：from emergency department to cardiac care unit. Cardiol Clin，2018，36(1)：141.

［2］Long B，Robertson J，Koyfman A，et al. Emergency medicine considerations in atrial fibrillation. American Journal of Emergency Medicine，2018，36(6)：1070.

［3］黄从新，张澍，黄德嘉，等. 心房颤动：目前的认识和治疗的建议-2018. 中国心脏起搏与心电生理杂志，2018，32(4)：6-59.

［4］January CT，Wann LS，Calkins H，et al. 2019 AHA/ACC/HRS Focused Update of the 2014 AHA/ACC/HRS Guideline for the Management of Patients With Atrial Fibrillation. Circulation，2019：157-160.

（第一版：翟昌林）

（第二版：何　浪）

第二节　室性心动过速

室性心动过速急诊处理原则：识别和纠正血流动力学障碍；处理基础疾病和诱因，衡量获益与风险，掌握急诊抗心律失常药物应用原则，兼顾治疗与预防。

一、室性心动过速的定义与分类

1.非持续性室性心动过速（nonsustained ventricular tachycardia，NSVT）：指心电图上连续出现 3 个及以上室性期前收缩，频率一般在 100～200 次/分钟，在 30 秒内自行终止。

2.持续性单形性室性心动过速（sustained monomorphic ventricular tachycardia，SMVT）：是指同一心电图导联中 QRS 波形态一致，发作持续时间＞30 秒，或虽然发作持续时间＜30 秒但伴血流动力学不稳定的室性心动过速。分为伴有结构性心脏病的 SMVT 和不伴有结构性心脏病的特发性室性心动过速。

3.多形性室性心动过速：是指 QRS 波形态可清楚识别但连续发生变化，频率＞100 次/分钟的室性心律失常。常见于器质性心脏病，可蜕变为心室扑动或心室颤动。发生在 QT 间期延长患者的多形性室性心动过速，QRS 波常围绕心电图等电位线扭转，被称为尖端扭转型室性心动过速（Tdp）。Tdp 常与药物或电解质异常所致延迟复极密切相关，一旦发生，应积极寻找并纠正相关诱因，如立即停用导致 QT 间期延长的药物。

二、室性心动过速急诊处理流程

室性心动过速急诊处理流程见图 16-2。室性心动过速经电复律后转复窦性心律心电图见图 16-3。

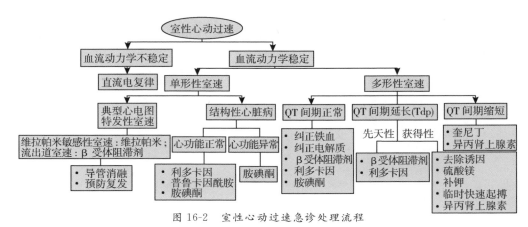

图 16-2　室性心动过速急诊处理流程

注:血流动力学稳定的判断参考本章第一节。

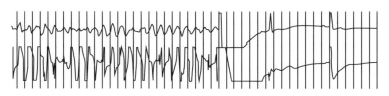

图 16-3　室性心动过速经电复律后转复窦性心律心电图

三、室性心动过速急诊处理静脉用药

室性心动过速急诊处理静脉用药见表 16-4。

表 16-4　室性心动过速急诊处理静脉用药

药物	用法用量	风险及禁忌
利多卡因	负荷量 1～1.5mg/kg,间隔 5～10 分钟可重复,最大量不超过 3mg/kg;负荷量后以 1～4mg/min 静滴维持	低血压,意识改变,肌肉抽搐,舌麻木;心力衰竭、肝或肾功能异常,应减量
胺碘酮	负荷量 150mg,10 分钟静注,间隔 10～15 分钟可重复;1mg/min 静滴,最大量不超过 2.2g	低血压,静脉炎,肝功能损害;不能用于 QT 间期延长的 Tdp
艾司洛尔	负荷量 0.5mg/kg,1 分钟静注,间隔 4 分钟可重复,静脉维持量 50～300μg/(kg·min)	低血压,心动过缓,诱发或加重心衰;避免用于支气管哮喘、慢性阻塞性肺病、失代偿性心衰、预激综合征伴房颤/房扑

续表

药物	用法用量	风险及禁忌
地尔硫䓬	0.25mg/kg,2分钟静注,10～15分钟可追加0.35mg/kg静注;1～5μg/(kg·min)静注	低血压,诱发或加重心衰;避免应用于收缩功能不良心力衰竭
维拉帕米	2.5～5mg静注,15～30分钟可重复;累计剂量可至20～30mg	低血压,诱发或加重心衰;避免应用于收缩功能不良心力衰竭
硫酸镁	1～2g,15～20分钟静注;0.5～1.0g/h静脉输注	中枢神经系统毒性,呼吸抑制;注意血镁水平

室性心动过速

参考文献

［1］Pedersen CT，Kay GN，Kalman J，et al. EHRA/HRS/APHRS expert consensus on ventricular arrhythmias. Heart Rhythm，2014，11(10):e166.

［2］心律失常紧急处理专家共识. 中华心血管病杂志,2013,41(5):363-376.

［3］Priori SG,Blomstrm-Lundqvist C,Mazzanti A,et al. 2015 ESC guidelines for the management of patients with ventricular arrhythmias and the prevention of sudden cardiac death. Revista Espaola de Cardiología (English Edition),2015,69(2):19-22.

［4］2020室性心律失常中国专家共识(2016共识升级版).中国心脏起搏与心电生理杂志,2020,34(3):189-253.

［5］胺碘酮规范应用专家建议专家写作组. 胺碘酮规范应用专家建议.中华内科杂志,2019,58(4):258-264.

（第一版:翟昌林）

（第二版:何　浪）

第三节　急性冠状动脉综合征

急性冠状动脉综合征(acute coronary syndrome,ACS)是以冠状动脉粥样硬化斑块破裂或侵袭,继发完全或不完全闭塞性血栓形成为病理基础的一组临床综合征,包括急性 ST 段抬高性心肌梗死(ST-segment elevation myocardial infarction, STEMI)、急性非 ST 段抬高性心肌梗死(non ST-segment elevation myocardial infarction,USTEMI)和不稳定型心绞痛(unstable angina,UA)。其临床诊治思路见图 16-4。

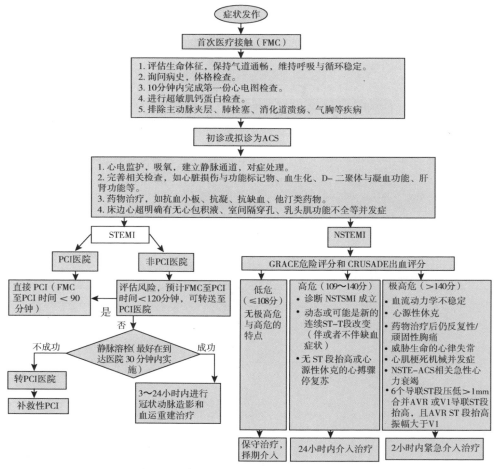

图 16-4　急性冠状动脉综合征临床诊治思路

注:FMC,first medical contact,首次医疗接触。

急性冠状动脉综合征

注意事项

1. 警惕"6＋2"现象，AVR 抬高需鉴别有无左主干病变（见图 16-5）。

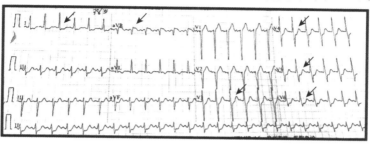

图 16-5　"6＋2"现象

2. 警惕 Dewinter 综合征，提示前降支急性闭塞（见图 16-6）。

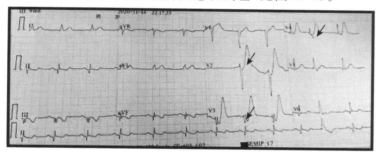

图 16-6　Dewinter 综合征

3. 警惕 Wellens 综合征，提示前降支次全闭（见图 16-7）。

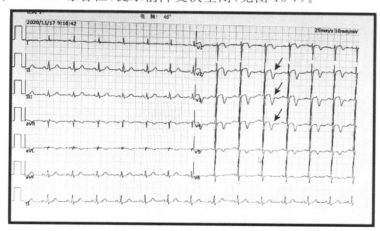

图 16-7　Welens 综合征

急
性
冠
状
动
脉
综
合
征

注意事项

1.对胸痛、腹痛、肩颈痛、腰背痛、莫名其妙的牙痛、左上肢痛、气急等患者,应行常规心电图检查。

2.遇心电图符合 AMI 改变,需立即启动危急值上报程序,马上联系主管医生或首诊医生,同时安抚患者和家属,用轮椅或推床将患者交给主管医生或护送至急诊科或病房,切勿让患者走动。

参考文献

[1] 张新超,于学忠,陈凤英,等.急性冠脉综合征急诊快速诊治指南(2019)[J].临床急症杂志,2019(4):301-308.

[2] Collet JP,Thiele H,Barbato E,et al. 2020 ESC Guidelines for the management of acute coronary syndromes in patients presenting without persistent ST-segment elevation. European Heart Journal,2021,42(14):1289-1367.

(第一版:翟昌林)

(第二版:翟昌林)

第四节 高血压急症

高血压急症是以急性血压升高，伴有靶器官损害，或原有功能受损进行性加重为特征的一组临床综合征。若收缩压（SBP）≥220mmHg 和（或）舒张压（DBP）≥140mmHg，则无论有无症状都应被视为高血压急症；有些患者就诊时血压未升高，但检查明确提示并发急性肺水肿、主动脉夹层、心肌梗死或急性脑卒中，也应被视为高血压急症。其急诊处理流程见图 16-8。高血压急症的常用注射药物见表16-5。

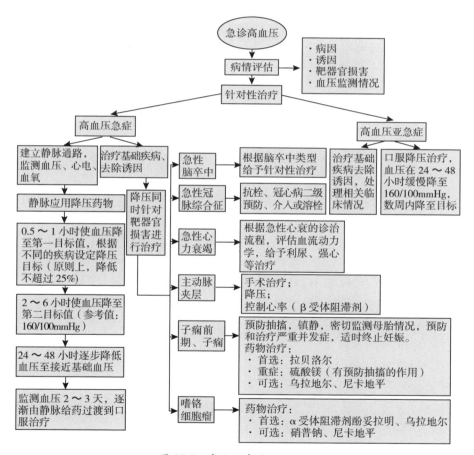

图 16-8 高血压急症处理流程

表 16-5 高血压急症的常用注射药物

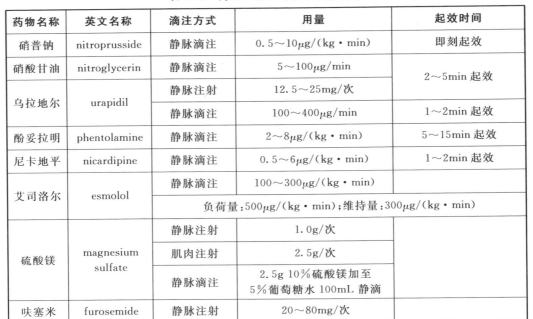

药物名称	英文名称	滴注方式	用量	起效时间
硝普钠	nitroprusside	静脉滴注	0.5～10μg/(kg·min)	即刻起效
硝酸甘油	nitroglycerin	静脉滴注	5～100μg/min	2～5min 起效
乌拉地尔	urapidil	静脉注射	12.5～25mg/次	
		静脉滴注	100～400μg/min	1～2min 起效
酚妥拉明	phentolamine	静脉滴注	2～8μg/(kg·min)	5～15min 起效
尼卡地平	nicardipine	静脉滴注	0.5～6μg/(kg·min)	1～2min 起效
艾司洛尔	esmolol	静脉滴注	100～300μg/(kg·min)	
		负荷量:500μg/(kg·min);维持量:300μg/(kg·min)		
硫酸镁	magnesium sulfate	静脉注射	1.0g/次	
		肌肉注射	2.5g/次	
		静脉滴注	2.5g 10%硫酸镁加至 5%葡萄糖水 100mL 静滴	
呋塞米	furosemide	静脉注射	20～80mg/次	

注意事项

1. 主动脉夹层：在保证组织灌注条件下，目标血压收缩压小于 120mmHg，心率 50～60 次/分钟。推荐首选 β 受体阻滞剂，并联合尼卡地平、硝普钠、乌拉地尔等药物。

2. 嗜铬细胞瘤：嗜铬细胞瘤术前将血压控制在 160/90mmHg 以下，首选 α 受体阻滞剂（如酚妥拉明、乌拉地尔），也可选择硝普钠、尼卡地平。

3. 重度先兆子痫或子痫：静脉应用硫酸镁，并确定终止妊娠的时机。推荐静脉应用降压药物，控制血压＜160/110mmHg。推荐药物：尼卡地平、拉贝洛尔、肼屈嗪、硫酸镁、乌拉地尔。

参考文献

[1] 吴海英. 新版美国高血压指南对我国高血压管理的启示. 中华高血压杂志,2018(12):1108-1110.

[2] 中华急症医学教育学院,北京市心肺脑复苏重点实验室,首都医科大学附属北京朝阳医院急诊医学临床研究中心,等. 中国高血压急症诊治规范. 中华急诊医学杂志,2020(9):1154-1161.

（第一版：翟昌林　张美齐）

（第二版：翟昌林）

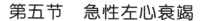

第五节　急性左心衰竭

　　急性左心衰竭是指急性发作或加重的心肌收缩力明显降低、心脏负荷加重,造成急性心排血量骤降、肺循环压力突然升高、周围循环阻力增加,出现急性肺瘀血、肺水肿并可伴组织器官灌注不足和心源性休克的临床综合征。常见疾病有慢性心衰急性发作、急性冠脉综合征、高血压急症、急性心瓣膜功能障碍、急性重症心肌炎、围产期心肌病和心律失常等。其急诊处理流程见图16-9。

注意事项

　　1. 对于急性左心衰竭,不推荐常规使用正性肌力药物,其适用于低血压和(或)组织器官低灌注的患者。老年急性心肌梗死患者常表现为急性左心衰竭,胸痛不明显;慎用毛花苷C(西地兰),若要使用,需等心电图检查排除急性心肌梗死后使用。

　　2. 对老年患者要慎用吗啡,即使使用,也常需减量或予以肌肉注射。

　　3. ICU气管插管患者往往没有心衰症状,需结合体征、血流动力学、床旁心超、肺部超声等辅助治疗。

参考文献

　　[1] 中华医学会心血管病学分会心力衰竭学组,中国医师协会心力衰竭专业委员会,中华心血管病杂志编辑委员会,等. 中国心力衰竭诊断和治疗指南2018. 中华心血管病杂志,2018(10):760-789.

　　[2] 王喆,范西真,吴晓飞,等. 急性心力衰竭的诊治进展2021. 中华全科医学,2021(5):713-714.

急
性
左
心
衰
竭

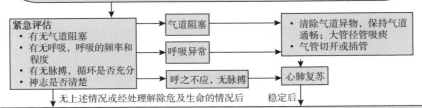

急性左心衰竭

患者出现周围灌注不足和（或）肺水肿征象，考虑为急性左心功能衰竭：
①呼吸困难；②粉红色泡沫样痰；③强迫体位；④发绀、苍白；⑤大汗烦躁；⑥少尿；
⑦双肺干湿啰音；⑧脉搏细速；⑨皮肤湿冷；⑩血压变化；⑪意识障碍

紧急评估
- 有无气道阻塞
- 有无呼吸，呼吸的频率和程度
- 有无脉搏，循环是否充分
- 神志是否清楚

→ 气道阻塞
→ 呼吸异常
→ 呼之不应，无脉搏

→ • 清除气道异物，保持气道通畅；大管径管吸痰
  • 气管切开或插管

→ 心肺复苏

无上述情况或经处理解除危及生命的情况后　　　稳定后

- 取坐位，双腿下垂
- 鼻导管或面罩吸氧，保持血氧饱和度在95%以上；如无法保持该血氧饱和度，则尝试高流量吸氧或无创呼吸辅助治疗
- 建立静脉通道，控制液体入量
- 进一步监护心电、血压、脉搏和呼吸
- 心理安慰和辅导
- 床边超声，明确有无心包积液、室壁运动异常，以及左室收缩功能、下腔静脉变异率、肺部超声等
- 休克患者建议采用超声RUSH方案评估

镇静
- 吗啡3～10mg，静脉注射或肌肉注射；必要时，15分钟后重复

药物治疗

利尿剂
- 呋塞米：液体潴留量少者，静脉推注20～40mg；重度液体潴留者，静脉推注40～100mg或静脉滴注5～40mg/h，持续滴注呋塞米达到靶剂量比单独剂量应用更有效
- 可用双氢克尿噻（25～50mg BID）或螺内酯（25～50mg QD）；也可加用扩张肾血管药（多巴胺或多巴酚丁胺）。小剂量联合比单独大剂量应用一种药物更有效、副作用少

扩血管药物（平均压>70mmHg）
- 硝普钠：0.3～5μg/(kg·min)
- 硝酸甘油：以20μg/min开始，可逐渐加量至200μg/min
- 酚妥拉明：0.1mg/min静脉滴注，每隔10分钟调整，最大可增至1.5～2mg/min

正性肌力药物
- 多巴酚丁胺：2～20μg/(kg·min)静脉滴注
- 多巴胺：3～5μg/(kg·min)静脉滴注具有正性肌力作用，过大或过小均无效，反而有害
- 去甲肾上腺素：0.2～1.0μg/(kg·min)静脉滴注
- 肾上腺素：1mg静脉注射，3～5分钟后可重复一次，0.05～0.5μg/(kg·min)静脉滴注

洋地黄（适用于伴有快速心室率的心房纤颤患者发生的左室收缩性心衰）
- 西地兰：0.2～0.4mg静脉缓推或静脉滴注，2小时后可重复一次

其他可以选择的治疗
- 氨茶碱；β₂受体激动剂（如沙丁胺醇或特布他林气雾剂）
- 纠正代谢性酸中毒（如5% NaHCO₃ 125～250mg静脉滴注）

机械治疗
- 侵入型人工机械通气只在上述治疗和（或）应用无创正压机械通气无反应时应用
- 有条件时，对难治性心衰或终末期心衰患者给予主动脉内球囊反搏
- 可能会使用除颤或透析
- 最后必要时用体外膜肺氧合（ECMO）辅助呼吸循环

病因治疗
- 寻找病因并进行病因治疗（需警惕高危ACS所致心衰，需急诊PCI治疗）

图16-9　急性左心衰竭急诊处理流程

注：RUSH方案，rapid ultrasound in shock，超声导向的休克快速诊断方案。

（第一版：翟昌林　张美齐）

（第二版：翟昌林）

第六节　暴发性心肌炎

暴发性心肌炎(fulminant myocarditis)是心肌炎中最为严重和特殊的类型,其主要特点是起病急骤,病情进展极为迅速,患者很快出现血流动力学异常(泵衰竭和循环衰竭)以及严重心律失常,并可伴有呼吸衰竭和肝肾功能衰竭,患者早期病死率极高。暴发性心肌炎通常由病毒感染引起,病毒主要包括柯萨奇病毒、腺病毒和流感病毒,近些年较常见的有流感病毒尤其高致病性流感病毒(如甲流 H1N1、EV-71 病毒)。暴发性心肌炎患者不仅心肌受损,其因病毒侵蚀、细胞因子释放、免疫反应,还可导致全身多器官损伤。因此,严格意义上来说,暴发性心肌炎是一个以心肌受累为主要表现的一种全身性疾病。暴发性心肌炎的另一个重要特点是急性期病情异常严重,但在度过危险期后,患者预后良好,这也是本病与急性心肌炎和其他心血管病的重要区别之一。

诊断标准

暴发性心肌炎的临床诊断标准如下。

1. 起病急骤,有明显病毒感染前驱症状,尤其全身乏力、不思饮食。

2. 严重的血流动力学障碍:心功能不全、心源性休克或心脑综合征。

3. 胸部 X 线和 CT:大部分患者心影不大或稍增大。因左心功能不全而有肺瘀血或肺水肿征象。

4. 超声心动图:弥漫性室壁运动减弱。

5. 心电图改变:窦性心动过速最为常见;频发房性期前收缩或室性期前收缩是心肌炎患者住院的原因之一,监测时可发现短阵室性心动过速;出现束支阻滞或房室传导阻滞,提示预后不良;肢体导联特别是胸前导联低电压,提示心肌受损广泛且严重;ST-T 改变常见,代表心肌复极异常,部分患者心电图甚至可表现类似急性心肌梗死图形,呈导联选择性的 ST 段弓背向上抬高,单纯从心电图上两者难以鉴别。心室颤动较为少见,为猝死和晕厥的原因。值得注意的是,心电图变化可非常迅速,应持续心电监护,有变化时记录 12 导联或 18 导联心电图。对所有患者应行 24 小时动态心电图检查。

6. 肌钙蛋白、肌酸激酶及其同工酶、乳酸脱氢酶、天门冬氨酸氨基转移酶以及肌红蛋白等升高,其中以肌钙蛋白最为敏感和特异。B 型利钠肽(BNP)或 N 末端 B 型利钠肽原(NT-proBNP)水平通常显著升高,提示心功能受损严重,是诊断心功能不全及其严重性、判断病情发展及转归的重要指标。

暴
发
性
心
肌
炎

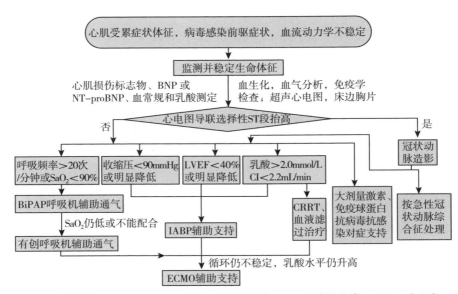

BNP：B型利钠肽；NT-proBNP：N末端B型利钠肽原；SaO₂：血氧饱和度；LVEF：左心室射血分数；CI：心脏指数；BiPAP：双水平气道内正压；IABP：主动脉内气囊反搏；CRRT：连续肾脏替代治疗；ECMO：体外膜肺氧合；1mmHg=0.133kPa。

图 16-10　成人暴发性心肌炎诊断与治疗流程图

注意事项

1.暴发性心肌炎的首发症状常为心外症状，其中以腹痛、腹胀、呕吐、咳嗽、发热为主。

2.若中青年患者以消化道、呼吸道或神经系统症状为主诉，同时伴不能解释的精神极差、明显乏力、面色苍白、末梢循环不良，则需要考虑暴发性心肌炎的可能。

参考文献

[1] 中华医学会心血管病学分会精准医学学组，中华心血管病杂志编辑委员会，成人暴发性心肌炎工作组．成人暴发性心肌炎诊断与治疗中国专家共识（2017）．中华心血管病杂志，2017，45（9）：742-752.

[2] Caforio ALP，Pankuweit S，Arbustini E，et al.；European Society of Cardiology Working Group on Myocardial and Pericardial Diseases. Current state of knowledge on aetiology，diagnosis，management，and therapy of myocarditis：a position statement of the European Society of Cardiology Working Group on Myocardial and Pericardial Diseases. Eur Heart J，2013，34（33）：N2636-2648，2648a-2648d.

（第一版：翟昌林）

（第二版：马步青）

第七节 急性心脏压塞

心脏压塞是一种由渗出性液体、脓肿、血液、凝块及气体等物质在心包内急性积累所致的心脏压塞症状,心包内压升高会引起舒张期充盈功能受损及心排血量降低。其临床主要观察点有血压下降、脉压缩小、脉搏细速、颈静脉怒张、奇脉、心动过速、气促或严重呼吸困难、尿量减少、血气分析可提示乳酸进行性升高。

治疗方案

对于心脏压塞,最重要的治疗手段是紧急心包穿刺引流术和外科手术(包括开胸手术及心包开窗引流),这两种方法适用于多数心脏压塞或血流动力学异常引起休克的患者。具体区别见表 16-6。

表 16-6 外科心包切开引流术和经皮穿刺心包引流术的特点

术式	外科心包切开引流	心包穿刺引流
适应证	化脓性、心包内出血、积液有凝块、粘连等无法经导管引流	积血或积液弥漫、形状较稀薄
优势	获取心包标本送检,消除积液腔,缓解血肿及放置较大规格的引流管	可在床边进行,简便易用
劣势	需全麻,易致突发性低血压,需气管插管,可能需移除剑突	易堵塞,对浓稠的、分隔的或位于心脏后方的液体不适用

在处理心脏压塞时,需明确这些方法的适应证和禁忌证。心脏压塞的分段评分系统见图 16-11。心包穿刺的禁忌证包括:主动脉夹层引起的心包积血;凝血功能紊乱无法纠正;正接受抗凝治疗且 INR$>$1.5;血小板计数$<$50$\times$10^9/L;微小、后部或包裹性心包积液。

另外,如果患者在初级医疗机构被确诊为心脏压塞,而相关医务人员缺乏心包积液引流经验或患者存在禁忌证,并且患者状况稳定可稍晚行心包穿刺,那么可以在专业人员陪同下及时转诊至具有专业资质的上级医疗机构。

注意事项

1.尽可能使用心脏超声引导,辅助透视检查,可以有效预防并发症。

2.穿刺后要及时分辨引流液性状。

3.对有大量心包积液的患者,应控制引流速度及量,防止迅速回流造成急性心衰。

4.心包积血直接回输会导致机体纤溶系统激活,引起凝血功能障碍。在必须回输时,可采用自体血回收系统洗涤后回输。

5.严格消毒,避免医源性感染;及时纠正凝血功能紊乱。

6.建议使用猪尾巴导管(pig-tail catheter)进行引流;若无此规格导管,可使用7F 中心静脉导管替代。

7.主动脉夹层破裂引起的急性心脏压塞,必须由有经验的心外科医生来决定是否引流。

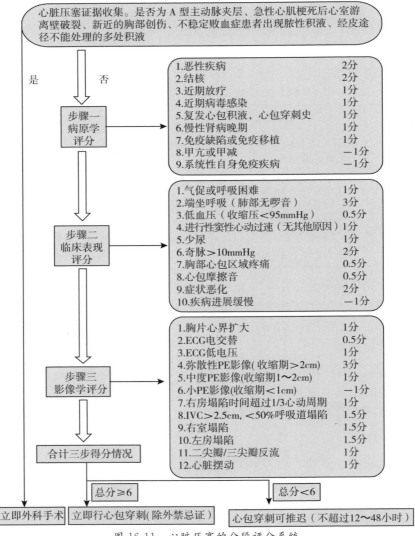

图 16-11 心脏压塞的分段评分系统

参考文献

[1] Azarbal A，LeWinter MM. Pericardial effusion. Cardiol Clin，2017，35(4):515-524.

[2] Adler Y，Charron P，Imazio M，et al. 2015 ESC guidelines for the diagnosis and management of pericardial diseases: the task force for the diagnosis and management of pericardial diseases of the European Society of Cardiology(ESC) endorsed by: the European Association for Cardio-Thoracic Surgery(EACTS). eur Heart J，2015，36(42):2921-2964.

[3] Tsang TS，Barnes ME，Gersh BJ，et al. Outcomes of clinically significant idiopathic pericardial effusion requiring intervention. Am J Cardiol，2002，91(6):704-707.

[4] Veress G，Feng D，Oh JK. Echocardiography in peri-cardial diseases: new developments. Heart Fail Rev，2013，18(3):267-275.

（第一版：崔　勇）

（第二版：夏　瑜　马步青）

急性心脏压塞

第八节　急性主动脉综合征

急性主动脉综合征(acute aortic syndrome,AAS)是一类严重的、疼痛的并且有致命风险的主动脉急性疾患。其中,包括主动脉夹层(aortic dissection,AD)、主动脉壁间血肿(intramural hematoma,IMH)、主动脉穿透性溃疡(penetrating aortic ulcer,PAU)。其病理基础主要有两种,一是血液经由内膜的裂口或者溃疡进入主动脉壁中层;二是中层内的滋养血管破裂出血。血液在主动脉壁中层中聚集,引发炎性反应后会造成主动脉扩张、夹层和破裂。

一、急性主动脉夹层

主动脉夹层(AD)是指由于内膜和中层撕裂,在强有力的血液冲击下,内膜逐步剥离、扩展,在动脉内形成真、假两腔,即所谓的"双腔主动脉"。急性主动脉夹层是一种极为危险的心脏大血管急症,年发病率约为(2.8~6.0)/10万。并且近年在我国的患病率有上升趋势,及时的诊断、正确的处理和分诊是提高救治率的重要措施。按照主动脉夹层累及的部位和范围,常用的分型方法有Debakey分型和Stanford分型(见表16-7和图16-12)。

表16-7　主动脉夹层的常用分型方法

主动脉夹层累及范围	Debakey Ⅰ型	Debakey Ⅱ型	Debakey Ⅲ型
	(相当于Stanford A型)		(相当于Stanford B型)
升主动脉	累及	累及	—
降主动脉	累及	—	累及[累及降主动脉(左锁骨下动脉远端)]
腹主动脉	累及	—	累及

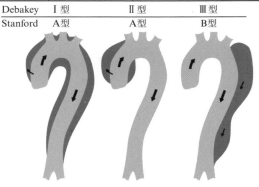

图16-12　主动脉夹层的常用分型方法(引自《2014年欧洲心脏病学会主动脉疾病诊治指南》)

（一）主动脉夹层的急诊处理

主动脉夹层的急诊处理见图 16-13。

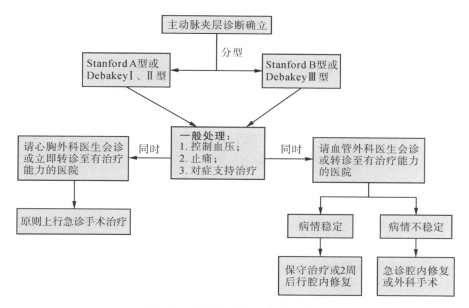

图 16-13 急性主动脉夹层的处置流程

（1）控制血压：严格控制血压是保守治疗中延缓主动脉夹层进展、减少破裂的最重要的措施。①将收缩压控制于 $100\sim120$ mmHg，心率 $60\sim80$ 次/分钟，或是保证重要脏器（心、脑、肾）灌注的最低水平；②减低心肌收缩力，减轻血流对血管壁的剪切力。

推荐方案：静脉应用硝普钠＋艾司洛尔。

其中，硝普钠可以被尼卡地平、乌拉地尔等替代（其中，乌拉地尔代谢时间较长，会影响后期急诊手术中血压控制，谨慎使用）；而艾司洛尔是不可缺少的药物，因它可以抵消单纯降压药引起的反射性心率、心肌收缩力增加，从而降低发生主动脉夹层破裂的风险。但需注意在应用艾司洛尔前，排除主动脉瓣关闭不全。

（2）止痛：急性主动脉夹层的疼痛症状较为剧烈，会增加控制血压的难度，所以加强止痛治疗非常重要。推荐使用阿片类的强效镇痛药物（吗啡、哌替啶）。

（二）主动脉夹层的后续治疗

（1）急性 Stanford A 型主动脉夹层的首选治疗方案是急诊手术，所以诊断一经确立，首诊医师应在第一时间联系有经验的心血管外科医生进行评估。有治疗条件的，尽快安排手术治疗；无治疗条件的，在给予规范降压止痛治疗的前提下尽早转送上级医院。

(2)急性 Stanford B 型主动脉夹层的治疗原则是首选保守治疗,但其前提是排除降主动脉破裂和内脏器官灌注不良等危急情况。因此,后续治疗方案仍需要经验丰富的血管外科医生来判断和确定。

(三)注意事项

(1)血流动力学不稳定的 Stanford A 型主动脉夹层患者往往伴随急性心脏压塞或急性主动脉瓣关闭不全。细致的查体有助于判断病情,床旁心脏彩超可以确定诊断。对此类患者,应该争分夺秒地争取外科手术。对于因大量心包积血引起循环衰竭而无法存活到外科手术的病例,必要时急诊行心包穿刺是可以争取时间的一个措施,建议由有经验的心外科医生操作。

(2)持续昏迷的 Stanford A 型主动脉夹层患者或头颅 CT 提示大面积脑梗死患者不适合进行外科手术;但头臂血管受累所致的短暂性脑缺血发作、一过性肢体或者语言功能障碍,不作为外科手术禁忌;对于由心脏压塞引起意识障碍的患者,在发病早期可积极手术。

(3)如果患者出现肠系膜上动脉缺血、急性肾功能不全、下肢急性缺血、截瘫等并发症,则手术的风险较高、预后相对较差。其中,肠道严重缺血(如血便、黑便等)不适合单纯实施外科手术治疗。有研究报道,采用腹主动脉介入支架开窗术/分支血管支架置入(改善肠道缺血)加二期行外科手术治疗策略可改善此类患者的预后。其他几类,如在发病早期应积极急诊手术,争取挽救生命。

二、主动脉壁间血肿

主动脉壁间血肿(intramural hematoma,IMH)占急性主动脉综合征的 10%~25%,其中 30%~40%为 Stanford A 型,60%~70%为 Stanford B 型。其病因多认为是主动脉壁内滋养血管自发破裂,是主动脉夹层的一种特殊类型或先兆病变,即"没有假腔和内膜破口的主动脉夹层"。80%的 A 型主动脉壁间血肿会进展为主动脉夹层,其患者死亡率与 A 型主动脉夹层近似。而 B 型主动脉壁间血肿的临床行为也近似于 B 型主动脉夹层。

主动脉壁间血肿进展的表现如下。

- 持续性、复发性疼痛,保守治疗无效。
- 高血压难以控制。
- 主动脉直径超过 50mm。
- 进展性主动脉壁增厚>10mm。
- 主动脉持续增粗。

- 胸腔积液反复发作。
- 在局限性夹层后继发出现穿透性溃疡或类似溃疡的突出。
- 脑、心肌、肠、肾等脏器缺血表现。

关于其治疗方案的推荐见表 16-8。

表 16-8 主动脉壁间血肿的治疗推荐

治疗推荐	级别	证据水平
止痛、降压用于所有患者	I	C
A 型主动脉壁间血肿需紧急开胸手术	I	C
B 型主动脉壁间血肿建议先药物治疗再严密观察	I	C
不复杂的 B 型主动脉壁间血肿病例,影像学复查	I	C
复杂 B 型主动脉壁间血肿病变,需考虑腔内修复治疗	II a	C
复杂 B 型主动脉壁间血肿病变,可能需开胸手术	II b	C

注:引自 2014 欧洲心脏病学会(ESC)指南。

注意事项

(1)A 型主动脉壁间血肿患者如出现明显的心包积液甚至心脏压塞、主动脉周围血肿、大的主动脉瘤等情况,需要急诊手术。

(2)对于高龄或合并严重合并症的 A 型主动脉壁间血肿患者,如主动脉直径＜50mm或血肿厚度＜10mm,可谨慎地采取保守＋观察的治疗策略。

(3)保守治疗中,如无胸痛等急性表现,建议在发病初期 14～30 天内复查影像学表现,首选 CT 血管成像。

三、主动脉穿透性溃疡

主动脉穿透性溃疡(penetrating aortic ulcer,PAU)指主动脉壁的粥样斑块发生溃疡,穿透内弹力层,血流进入中层。这种现象占所有急性主动脉综合征的 2%～7%。溃疡病损扩大可以导致壁间血肿、假性动脉瘤、主动脉破裂或者急性主动脉夹层。主动脉穿透性溃疡的症状近似于主动脉夹层,更好发于老年人。其典型的 CT 表现是造影剂穿过钙化的斑块,向外膨出。主动脉穿透性溃疡的治疗推荐与主动脉壁间血肿类似(见表 16-9)。

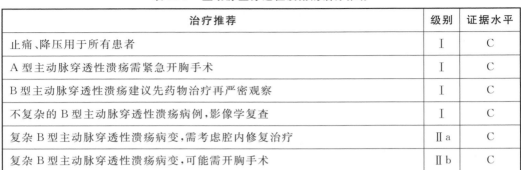

表 16-9　主动脉壁穿透性溃疡的治疗推荐

治疗推荐	级别	证据水平
止痛、降压用于所有患者	I	C
A 型主动脉穿透性溃疡需紧急开胸手术	I	C
B 型主动脉穿透性溃疡建议先药物治疗再严密观察	I	C
不复杂的 B 型主动脉穿透性溃疡病例,影像学复查	I	C
复杂 B 型主动脉穿透性溃疡病变,需考虑腔内修复治疗	Ⅱa	C
复杂 B 型主动脉穿透性溃疡病变,可能需开胸手术	Ⅱb	C

注:引自 2014 欧洲心脏病学会(ESC)指南。

注意事项

(1)主动脉穿透性溃疡在急性主动脉综合征中的自然转归最为多变,可能进行性增大而形成胸主动脉瘤,亦可转变成主动脉夹层。常合并局限性的主动脉壁间血肿。

(2)当临床上出现急性发作的胸痛和血压升高时,要警惕溃疡穿破主动脉外膜形成主动脉假性动脉瘤甚至主动脉破裂的可能。

四、急性主动脉综合征的其他类型

1. 胸主动脉假性动脉瘤

胸主动脉假性动脉瘤的病理改变为主动脉壁的 3 层结构都被破坏,主动脉发生扩张,周围的结缔组织限制了动脉瘤的破裂。但当瘤体内的压力超过周围组织的承受限度时,可对周围结构造成压迫、形成窦道,甚至发生致命性的破裂。

2. 主动脉瘤破裂

非限制性的主动脉瘤破裂往往立即导致患者死亡。而一些病变会被周围的组织和结构(胸膜、心包、后腹膜等)所限制,发病时具有稳定的血流动力学。一般来讲,破裂的位置越接近主动脉瓣,病情越危重。只有不到一半的患者能够在存活状态下被送到医院,患者发病后 6 小时内的死亡率为 54%,24 小时内死亡率为 76%。其治疗推荐见表 16-10。

表 16-10 主动脉瘤破裂的治疗推荐

治疗推荐	级别	证据水平
对于怀疑胸主动脉瘤破裂的患者,推荐进行急诊 CT 血管造影检查	I	C
对于确诊的病例,推荐急诊手术	I	C
如果解剖位置允许,应首选介入下腔内修复	I	C

注:引自 2014 欧洲心脏病学会(ESC)指南。

3. 创伤性主动脉损伤

创伤性主动脉损伤(traumatic aortic injury,TAI)多见于交通事故或者高处坠落引起的减速伤。最常见的部位在主动脉峡部(90%)。根据病变的类型,创伤性主动脉损伤可分为 4 型(见表 16-11)。其临床表现主要为纵隔内或肩胛骨间疼痛,但轻重程度差异较大,特异性不强。在存在以下临床特点时,应高度怀疑创伤性主动脉损伤:纵隔增宽,收缩压<90mmHg,长骨骨折,肺挫伤,左肩胛骨骨折,血胸和盆腔骨折。确定诊断主要依赖 CT 血管造影和经食管超声检查。在考虑手术的情况下,一般认为介入腔内修复要优于传统外科开胸手术。其治疗推荐见表 16-12。

表 16-11 创伤性主动脉损伤的分型

分型	特征
I 型	内膜破裂
II 型	壁间血肿
III 型	假性动脉瘤
IV 型	主动脉破裂

表 16-12 创伤性主动脉损伤的治疗推荐

治疗推荐	级别	证据水平
对于怀疑创伤性胸主动脉损伤的患者,推荐进行急诊 CT 血管造影检查	I	C
如果无条件行 CT 检查,应该考虑经食管超声检查	I	C
如果解剖位置允许,应首选介入下腔内修复	I	C

注:引自 2014 欧洲心脏病学会(ESC)指南。

急
性
主
动
脉
综
合
征

参考文献

[1] Sampson UKA，Norman PE，Fowkes GR，et al. Global and regional burden of aortic dissection and aneurysms. Global Heart，2014，8：171-180.

[2] 张宏家,孙立忠,朱俊明. 急性主动脉综合征诊断与治疗规范中国专家共识(2021 版). 中华胸心血管外科杂志,2021,37:257-269.

[3] Howard DP，Banerjee A，Fairhead JF，et al. Population-based study of incidence and outcome of acute dissection and premorbid risk factor control：10-year results from the Oxford Vascular Study. Circulation, 2013，127(20)：2031-2037.

[4] 孙立忠,李建荣. 我国 Stanford A 型主动脉夹层诊疗进展与挑战. 中华外科杂志,2017,55(4):241-244.

[5] Kodama K，Nishigami K，Sakamoto T，et al. Tight heart rate control reduces secondary adverse events in patients with type B acute aortic dissection. Circulation，2008，118(14 suppl)：S167-S170.

[6] Anagnostopoulos CE，Prabhakar MJ，Kittle CF. Aortic dissections and dissecting aneurysms. Am J Cardiol, 1972，30(3)：263-273.

[7] Tsai TT，Nienaber CA，Eagle KA. Acute aortic syndromes. Circulation，2005，112：3802-3813.

[8] Tsukube T，Hayashi T，Kawahira T，et al. Neurological outcomes after immediate aortic repair for acute type A aortic dissection complicated by coma. Circulation，2011，124：S163-S167.

[9] Yang B，Norton EL，Rosati CM，et al. Managing patients with acute type A aortic dissection and mesenteric malperfusion syndrome：a 20-year experience. J Thorac Cardiovasc Surg，2019，158(3)：675-687.

[10] Beregi JP，Prat A，Gaxotteb V，et al. Endovascular treatment for dissection of the descending aorta. Lancet，2000，356：482-483.

[11] Evangelista A，Mukherjee D，Mehta RH，et al. Acute intramural hematoma of the aorta：a mystery in evolution. Circulation，2005，111：1063-1070.

[12] Nathan DP，Boonn W，Lai E，et al. Presentation，complications，and natural history of penetrating atherosclerotic ulcer disease. J Vasc Surg，2012，55：10-15.

[13] Johansson G，Markstrom U，Swedenborg J. Ruptured thoracic aortic aneurysms：a study of incidence and mortality rates. J Vasc Surg，1995，21：985-988.

[14] Riesenman PJ，Brooks JD，Farber MA. Acute blunt traumatic injury to the descending thoracic aorta. J Vasc Surg，2012，56：1274-1280.

(第一版：崔　勇)

(第二版：崔　勇　夏　瑜)

第九节 休 克

休克为伴有细胞氧利用不充分的危及生命的急性循环衰竭。休克时，存在细胞氧代谢障碍，血乳酸水平增高。

休克的临床诊断及治疗思路见图 16-14。

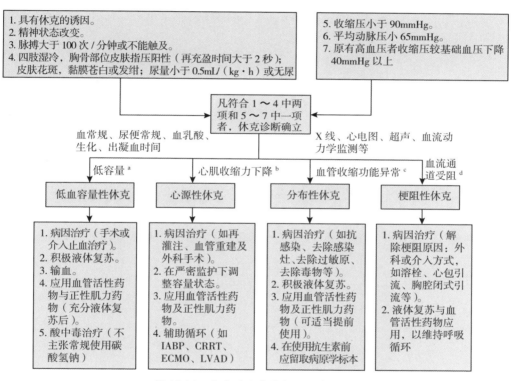

图 16-14 休克的临床诊断及治疗思路

注：a.引起循环血容量大量丢失的因素，如创伤、外科大手术出血、消化道溃疡出血、呕吐、腹泻、利尿等，超声表现有心脏收缩力增强、心腔变小、下腔静脉和颈静脉塌陷等。

b.引起心肌收缩力下降的因素，如急性心肌梗死、心律失常、心脏外科术后等，超声表现有心脏收缩减弱、心室腔扩大、下腔静脉和颈静脉扩张等。

c.引起血管收缩功能异常的因素，如感染、全身炎症反应、中毒、过敏、内分泌、神经性因素等，超声表现有心脏收缩亢进或减弱，下腔静脉和其他静脉正常或变窄等。

d.心脏和大血管血流主要通道受阻的因素有肺栓塞、心包狭窄、张力性气胸、心脏瓣膜异常、乳头肌功能不全或断裂、肥厚型心肌病等，超声表现有心脏收缩力增强、心脏压塞、下腔静脉和颈静脉扩张、肺滑行征消失（气胸）等。

休
克

参考文献

[1] 吴健锋,管向东.欧洲重症协会"休克与血流动力学共识"解读.中华重症医学电子杂志,2016,5:110-114.

[2] 张国强,张茂,于学忠,等.床旁超声在危重症临床应用专家共识.中华急诊学杂志,2016,25:10-20.

[3] 中国医师协会急诊分会.急性循环衰竭中国急诊临床实践专家共识.中华急诊医学杂志,2016,25:143-149.

[4] 中华医学会重症医学分会.中国严重脓毒症/脓毒性休克治疗指南(2014).中华内科杂志,2015,54:557-581.

[5] 刘大为,王小亭,张宏民,等.重症血流动力学治疗——北京共识.中华内科杂志,2015,54:248-271.

[6] Cecconi M,Backer DD,Antonelli M,et al. Consensus on circulatory shock and hemodynamic monitoring. Task force of the European Society of Intensive Care Medicine. Intensive Care Med,2014,40:1795-1815.

[7] Ddlinger RP,Levy MM,Rhodes A,et al. Surviving sepsis campaign:international guidelines for management of severe sepsis and septic shock,2012. Intensive Care Med,2013,39:165-228.

[8] 刘大伟,邱海波,许媛,等.实用重症医学.北京:人民卫生出版社,2010.

[9] 中华医学会重症医学分会.低血容量休克复苏指南(2007).中国实用外科杂志,2007,27:581-587.

[10] 邱海波,管向东,陈德昌,等.重症医学高级教程 2016 版.北京:中华医学电子音像出版社,2018.

(第一版:刘海峰)

(第二版:马步青)

第十节 心搏骤停

心搏骤停是指心脏泵血功能突然停止，大动脉搏动与心音消失，重要器官（如脑）严重缺血、缺氧，导致生命终止。

心搏骤停的常见原因除心脏本身的病变外，还有创伤、休克、缺氧、严重水电解质平衡和代谢紊乱、中毒以及呼吸系统疾病等，基本上可归纳为"6H5T"（见表16-13）。

表 16-13　导致心搏骤停的常见原因

6H5T	常见原因（英）	常见原因（中）
6 个"H"	hypovolemia	低血容量
	hypoxia	低氧血症
	hydrogenion（acidosis）	酸中毒
	hyper-/hypokalemia	高钾/低钾血症
	hypoglycemia	低血糖
	hypothermia	低体温
5 个"T"	toxins	中毒
	tamponade（cardiac）	心脏压塞
	tension pneumothorax	张力性气胸
	thrombosis of the coronary/pulmonary vasculature	冠状动脉或肺动脉栓塞
	trauma	创伤

这种心脏原因或非心脏原因所致的心搏呼吸突然停止，医学上又称之为猝死。其早期正确处理至关重要。其急诊处理流程见图16-15。心肺复苏注意事项见表16-14。

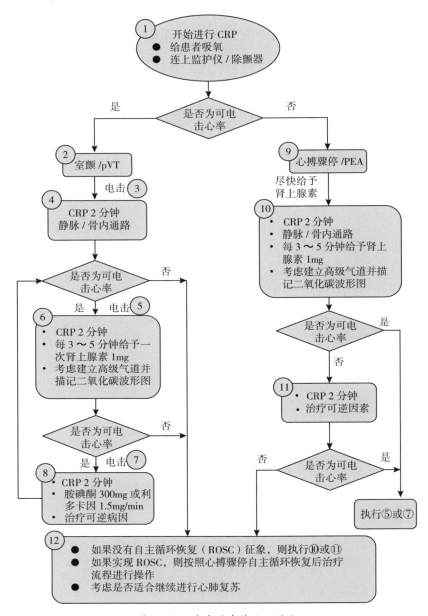

图 16-15　休克的急诊处理流程

心搏骤停

表 16-14　心肺复苏注意事项

CPR 质量	除颤的电击能量
• 用力[按压深度至少为 2 英寸(5 厘米)]并快速(100～120 次/分钟)按压,并使胸廓完全回弹。 • 尽量减少胸外按压过程中断。 • 避免过度通气。 • 每 2 分钟轮换一次按压员,如感觉疲劳可提前轮换。 • 如果没有高级气道,应采用 30∶2 的按压-通气比率。 • 二氧化碳波形图定量分析:如果 PETCO$_2$ 偏低或下降,应重新评估	• 双相波:制造商建议能量(例如,初始能量剂量为 120～200J);如果未知,请使用允许的最大剂量。第二次和随后的能量应相当,并且可考虑使用更高能量。 • 单相波:360J
药物治疗	**高级气道**
• 肾上腺素静脉/骨内注射剂量:每 3～5 分钟 1mg。 • 胺碘酮静脉/骨内注射剂量:首次剂量 300mg 推注,第二剂 150mg。或者利多卡因静脉/骨内注射剂量:首次剂量 1～1.5mg/kg;第二剂 0.5～0.75mg/kg	• 气管插管或声门上高级气道。 • 通过描记二氧化碳波形图或二氧化碳测定,确认并检测气管插管的放置位置。 • 在置入高级气道后,每 6 秒进行 1 次通气(10 次/分钟),并持续进行胸外按压
心搏骤停后自主循环的恢复	**可逆病因**
• 脉搏和血压。 • PETCO$_2$ 突然持续升高(通常≥40mmHg) • 动脉内监测到自发性动脉压力波	• 低血容量(hypovolemia)。 • 缺氧(hypoxia)。 • 氢离子(hydrogenion)(酸中毒)。 • 低钾血症/高钾血症(hypo-/hyperkalemia)。 • 低体温(hypothermia)。 • 张力性气胸(tension pneumothorax)。 • 心脏压塞(tamponade)。 • 中毒(toxins)。 • 冠状动脉血栓形成、肺部血栓形成

参考文献

[1] 2020 年美国心脏协会(AHA)心肺复苏和心血管急救指南.

[2] 邱海波,管向东,陈德昌,等.重症医学高级教程 2016 版.北京:中华医学电子音像出版社,2018.

[3] Nolan JP,Hazinski MF,Aicken R,et al. Part 1:executive summary:2015 international consensus on cardiopulmonary resuscitation and emergency cardiovascular care science with treatment recommendations. Resuscitation,2015,95:1-32.

[4] Neumar RW,Shuster M,Callaway CW,et al. Part 1:executive summary:2015 American Heart Association guidelines update for cardiopulmonary resuscitation and emergency cardiovascular

心搏骤停

care. Circulation，2015，132(18)：315-367.

[5] Hazinski MF，Nolan JP，Aicken R，et al. Part 1：executive summary：2015 international consensus on cardiopulmonary resuscitation and emergency cardiovascular care science with treatment recommendations. Circulation，2015，132(16)：2-39.

(第一版：翟昌林　张美齐)

(第二版：马步青)

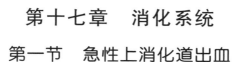

第十七章　消化系统

第一节　急性上消化道出血

急性上消化道出血系指屈氏韧带（又称十二指肠悬韧带）以上的消化道，包括食管、胃、十二指肠、胆管和胰管等病变引起的出血。

一、病　因

根据出血的病因，急性上消化道出血分为非静脉曲张性出血和静脉曲张性出血两类。临床工作中，大多数（80%～90%）急性上消化道出血为非静脉曲张性出血，其中最常见的病因包括胃十二指肠消化性溃疡（20%～50%）、胃十二指肠糜烂（8%～15%）、糜烂性食管炎（5%～15%）、贲门黏膜撕裂（Mallory-Weiss 综合征）（8%～15%）、动静脉畸形/移植动静脉内瘘（GAVE）（5%），其他原因有 Dieulafoy 病变、上消化道恶性肿瘤等。出血性消化性溃疡的 Forrest 分级及再出血风险见表17-1。Blatchford 评分系统见表 17-2。

表 17-1　出血性消化性溃疡的 Forrest 分级及再出血风险

Forrest 分级	溃疡病变	再出血概率
Ⅰa	喷射样出血	55%
Ⅰb	活动性渗血	55%
Ⅱa	血管显露	43%
Ⅱb	附着血凝块	22%
Ⅱe	黑色基底	10%
Ⅲ	基底洁净	5%

表 17-2　Blatchford 评分系统

项目	检测结果	评分
收缩压（mmHg）	100～109	1
	90～99	2
	<90	3

急
性
上
消
化
道
出
血

续表

项目	检测结果		评分
血尿素氮(mmol/L)	6.5~7.9		2
	8.0~9.9		3
	10.0~24.9		4
	≥25.0		6
血红蛋白(g/L)	男性	120~129	1
		100~199	3
		<100	6
	女性	100~109	1
		<100	6
其他表现	脉搏≥100 次/分钟		1
	黑便		1
	晕厥		2
	肝脏疾病		2
	心力衰竭		2

注:评分≥6分为中高危;<6分为低危。

二、诊治流程

急性上消化道出血诊治流程见图 17-1。

三、注意事项

1.患者出现呕血、黑便,及头晕、面色苍白、心率增快和血压降低等周围循环衰竭征象,则急性上消化道出血诊断基本可成立。

2.符合以下任何一条情况者,建议收入 ICU 或抢救室进行治疗:意识障碍;脉搏增快,超过 100 次/分钟,脉搏细弱或不能触及;收缩压<90mmHg(或在未使用药物降压的情况下,收缩压较平时水平下降>30mmHg);四肢湿冷,皮肤花纹,黏膜苍白或发绀;尿量小于 30mL/h 或无尿;持续的呕血或便血。

3.下列情况易被误诊为急性上消化道出血:某些口、鼻、咽部或呼吸道病变出血被吞入食管;口服某些药物(如铁剂、铋剂等)和食物(如动物血等)引起粪便发黑。对可疑患者可做胃液、呕吐物或粪隐血试验。

4.部分患者出血量较大、肠蠕动过快,也可出现便血。

5.少数患者仅有周围循环衰竭征象而无显性出血,应注意。

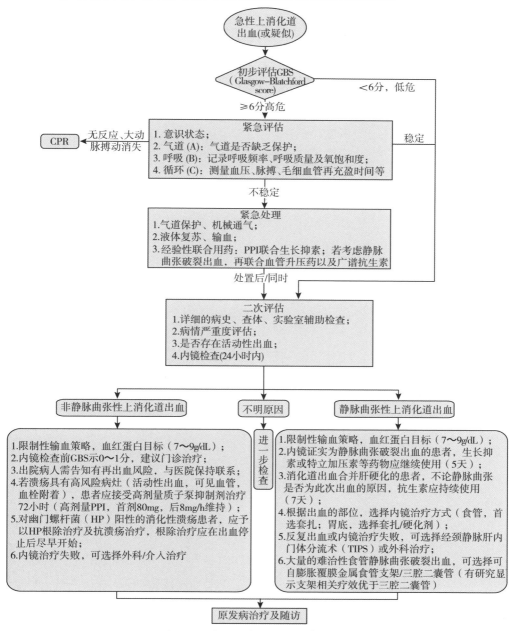

图 17-1 急性上消化道出血诊治流程

参考文献

［1］Stanley AJ，Laine L. Management of acute upper gastrointestinal bleeding. BMJ，2019，364：1536.

［2］中华内科杂志》编辑委员会,《中华医学杂志》编辑委员会,《中华消化杂志》编辑委员会,等. 急性非静脉曲张性上消化道出血诊治指南(2018 年,杭州).中华消化内镜杂志，2019(02)：77-85.

［3］Nelms DW，Pelaez CA. The acute upper gastrointestinal bleed. Surg Clin North Am，2018，98(5)：1047-1057.

［4］Lanas A，Dumonceau JM，Hunt RH，et al. Nonvariceal upper gastrointestinal bleeding. Nat Rev Dis Primers，2018，4：18020.

(第一版：郭 丰)

(第二版：吴银山 郭 丰)

第二节 急性下消化道出血

下消化道出血的传统定义是指近期发作的源自 Treitz 韧带远端的失血。

一、病 因

1. 解剖性：憩室。
2. 血管性：血管发育不良、痔疮、缺血性、活检或息肉摘除术后、放射性。
3. 炎症性：感染性或抗生素相关性肠病、炎症性肠病、溃疡性。
4. 肿瘤性：息肉、癌。

二、诊治流程

急性下消化道出血诊治流程见图 17-2。风险评估（Oakland 评分）见表 17-3。

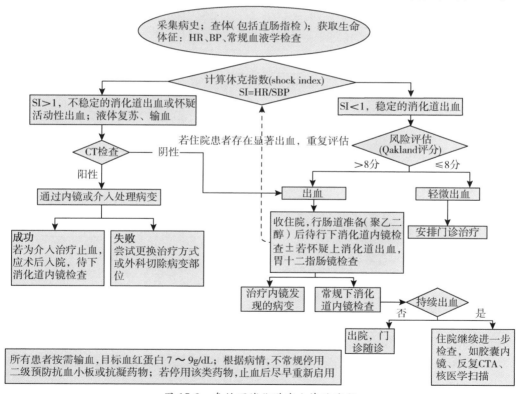

图 17-2 急性下消化道出血诊治流程

表 17-3 风险评估(Oakland 评分)

项目		得分
年龄(岁)	<40	0
	40～69	1
	≥70	2
性别	女	0
	男	1
既往下消化道出血史	否	0
	是	1
直肠指检	无染血	0
	染血	1
心率(次/分)	<70	0
	70～89	1
	90～109	2
	≥110	3
收缩压(mmHg)	<90	5
	90～119	4
	120～129	3
	130～159	2
	≥160	0
血红蛋白(g/L)	<70	22
	70～89	17
	90～109	13
	110～129	8
	130～159	4
	≥160	0

三、注意事项

1.结肠灌洗期间,由于结肠中的血液被快速清除,所以出血速率似乎会增加。然而,没有证据表明快速肠道准备会重新激活出血或增加出血速率。

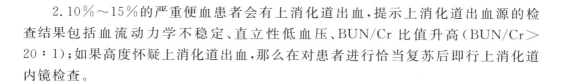

急性下消化道出血

2.10%～15%的严重便血患者会有上消化道出血,提示上消化道出血源的检查结果包括血流动力学不稳定、直立性低血压、BUN/Cr 比值升高(BUN/Cr＞20∶1);如果高度怀疑上消化道出血,那么在对患者进行恰当复苏后即行上消化道内镜检查。

参考文献

［1］Strate LL，Gralnek IM. ACG clinical guideline∶management of patients with acute lower gastrointestinal bleeding . Am J Gastroenterol，2016，111(4)∶459-474.

［2］吴东.急性下消化道出血的诊治.中华全科医师杂志,2017,16(05);337-341.

［3］Oakland K，Chadwick G，East JE，et al. Diagnosis and management of acute lower gastrointestinal bleeding∶guidelines from the British Society of Gastroenterology. Gut，2019,68(5)∶776-789.

［4］Whitehurst BD. Lower gastrointestinal bleeding. Surg Clin North Am，2018，98(5)∶1059-1072.

(第一版:郭 丰)

(第二版:吴银山 郭 丰)

第三节 急性胰腺炎

急性胰腺炎(acute pancreatitis，AP)的发病率逐年增高，而重症急性胰腺炎的死亡率居高不下。2012年，美国亚特兰大诊断标准对急性胰腺炎的诊断和分级做了修订。2018年，美国胃肠病学会更新了急性胰腺炎诊治指南。随后，世界急诊外科协会和我国消化病学分会、外科学分会也分别发布了最新指南。结合这些指南和临床实践，我们对急性胰腺炎的诊断、严重度分级和治疗进行总结。

一、诊断：主要参考亚特兰大诊断标准

1. 诊断标准

急性胰腺炎诊断一般需符合以下3条中的2条。

(1)具有急性胰腺炎特征性腹痛。

(2)血清淀粉酶和(或)脂肪酶≥正常值上限的3倍。

(3)急性胰腺炎特征性的CT或超声影像学表现。

2. 严重程度分级

(1)轻症急性胰腺炎：特点为无器官功能衰竭以及局部或全身并发症。

(2)中重症急性胰腺炎：特点为有一过性器官功能衰竭(<48小时)和(或)有局部/全身并发症。

(3)重症急性胰腺炎(SAP)：特点为累及一个或多个脏器的持续性器官功能衰竭(>48小时)。

二、治 疗

急性胰腺炎的治疗为支持治疗，包括控制疼痛、静脉补液(尤其在最初24小时内)以及纠正电解质和代谢紊乱。大部分轻症胰腺炎患者不需要进一步治疗，可在3～7日内恢复。由于伴有一过性(<48小时)或持续性(>48小时)器官功能衰竭和局部或全身并发症，所以中重症和重症胰腺炎患者需要接受更为密切的监测。对抗生素治疗无效或临床不稳定的感染性坏死患者，我们推荐进行胰腺坏死物清创治疗而不是继续保守治疗。我们会尽可能将手术推迟到首发症状后4周进行，以待感染的坏死物形成包裹。我们使用微创方法行坏死组织清除术，仅将开放性外科清创术用于临床病情不稳定或微创清创治疗不可行或失败的患者。重症急性胰腺炎的治疗强调多学科合作。

三、急性胰腺炎临床诊治流程

急性胰腺炎临床诊治流程见图 17-3。

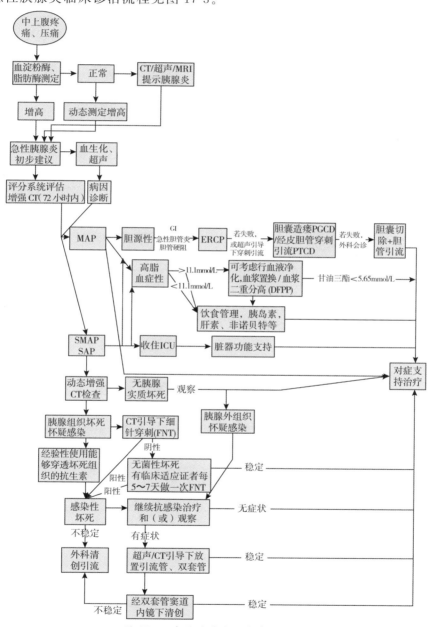

图 17-3 急性胰腺炎临床诊治流程

四、重症急性胰腺炎脏器功能支持流程

重症急性胰腺炎脏器功能支持流程见图 17-4。

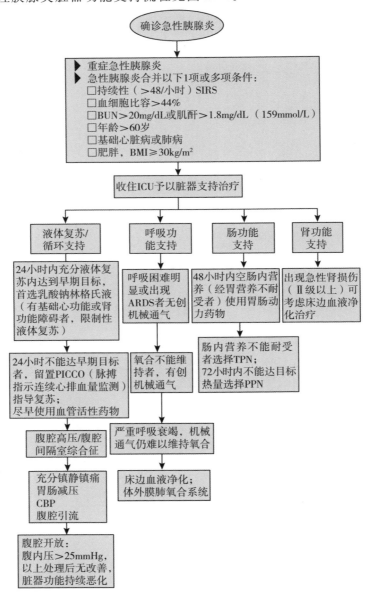

图 17-4 重症急性胰腺炎脏器功能支持流程

五、ERCP 术后重症急性胰腺炎诊治流程

ERCP 手术后的重症急性胰腺炎是临床上棘手的问题,有时与十二指肠穿孔难以鉴别,临床诊断处理难度大,所以我们结合指南和临床实践单独做了流程图(见图 17-5)。

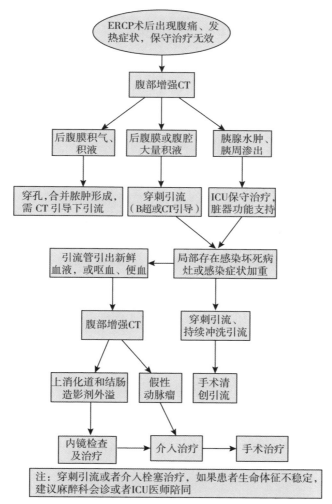

图 17-5 ERCP 术后重症急性胰腺炎诊治流程

六、注意事项

1.临床上有看似符合胰腺炎诊断的其他疾病,如肠梗阻(尤其是毕Ⅱ式术后的

输入袢梗阻)、中毒、病毒感染等。当治疗效果不符合预期时,需警惕是否存在误诊或漏诊。

2.适当的早期液体复苏对缓解疼痛、降低死亡率、缩短器官功能不全持续时间及住院时间等产生有益影响,但目前的指南对最佳复苏液体类型、速度和量暂无明确推荐。

参考文献

[1] Banks PA，Bollen TL，Dervenis C，et al. Classification of acute pancreatitis－2012：revision of the Atlanta classification and definitions by international consensus. Gut，2013，62(1)：102-111.

[2] Crockett SD，Wani S，Gardner TB，et al. American Gastroenterological Association Institute Clinical Guidelines Committee. American Gastroenterological Association Institute Guideline on initial management of acute pancreatitis. Gastroenterology，2018，154(4)：1096-1101.

[3] Leppäniemi A，Tolonen M，Tarasconi A，et al. 2019 WSES guidelines for the management of severe acute pancreatitis. World J Emerg Surg，2019，14：27.

[4] 杜奕奇,陈其奎,李宏宇,等.中国急性胰腺炎诊治指南(2019 年,沈阳).临床肝胆病杂志,2019,35(12):2706-2711.

[5] 中华医学会外科学分会胰腺外科学组.中国急性胰腺炎诊治指南(2021). 中华外科杂志,2021,59(7):578-587.

[6] 浙江省医学会重症医学分会.浙江省重症急性胰腺炎诊治专家共识.浙江医学,2017,39(14):1131-1150,1161.

(第一版:郭 丰)

(第二版:吴银山 郭 丰)

第四节　肝性脑病

肝性脑病(hepatic encephalopathy,HE)是一种由急、慢性肝功能严重障碍或门静脉-体循环分流(简称门-体分流)引起的,以代谢紊乱为基础的中枢神经系统功能失调的综合征。肝性脑病的分级、症状体征及分类见表 17-4 和表 17-5。

表 17-4　肝性脑病(HE)的分级及症状体征

修订的肝性脑病分级标准	神经精神学症状(即认知功能表现)	神经系统症状
无 HE	正常	神经系统体征正常,神经心理测试正常
MHE	潜在 HE,没有能觉察的人格或行为变化	神经系统体征正常,但神经心理测试异常
HE 1 级	存在轻微临床征象,如:轻微认知障碍,注意力减弱,睡眠障碍(失眠、睡眠倒错),欣快或抑郁	扑翼样震颤可引出,神经心理测试异常
HE 2 级(收入院)	明显的行为和性格变化,嗜睡或冷漠,轻微的定向力异常(时间、定向),计算能力下降,运动障碍,言语不清	扑翼样震颤易引出,不需要做神经心理测试
HE 3 级(收入 ICU)	明显定向力障碍(时间、空间定向),行为异常,半昏迷到昏迷,有应答	扑翼样震颤通常无法引出,踝阵挛,肌张力增高,腱反射亢进,不需要做神经心理测试
HE 4 级(收入 ICU)	昏迷(对言语和外界刺激无反应)	肌张力增高或中枢神经系统阳性体征,不需要做神经心理测试

注:HE, hepatic encephalopathy, 肝性脑病;MHE, minimal hepatic encephalopathy, 轻微肝性脑病。

表 17-5　第 11 届世界胃肠病大会推荐的肝性脑病分类(1998 年,维也纳)

肝性脑病类型	定义
A 型	急性肝功能衰竭相关肝性脑病
B 型	门-体分流相关肝性脑病,无肝细胞损害相关肝病
C 型	肝硬化相关肝性脑病,伴门静脉高压或门-体分流

一、诊断流程

肝性脑病诊断流程见图 17-6。

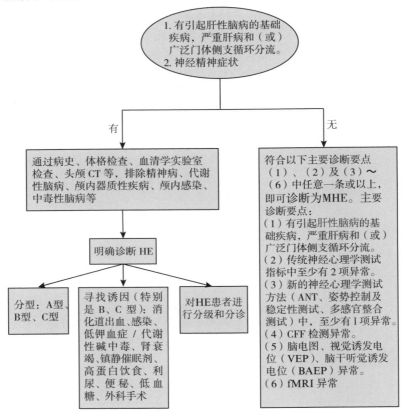

图 17-6　肝性脑病诊断流程

注：HE，hepatic encephalopathy，肝性脑病；MHE，minimal hepatic encephalopathy，轻微肝性脑病；ANT，animal naming test，动物命名测试；CFF，critical flicker frequency，临界闪烁频率；VEP，visual evoked potential，视觉诱发电位；BAEP，brainstem auditory evoked potential，脑干听觉诱发电位；fMRI，functional magnetic resonance imaging，功能性磁共振成像。

二、肝性脑病的治疗

肝性脑病治疗流程见图 17-7。

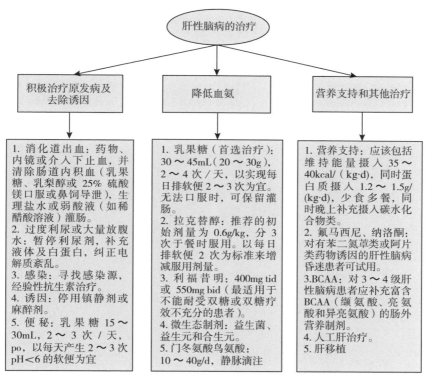

图 17-7　肝性脑病治疗流程

注：BCAA，branched chain amino acid，支链氨基酸。

三、注意事项

1.寻找及去除诱因对肝性脑病的治疗非常重要。

2.对有糖尿病或乳糖不耐受者亦可应用乳果糖，但在有肠梗阻时禁用。

3.并不推荐将预防性治疗(乳果糖或利福昔明)用于经颈静脉肝内门体分流术(TIPS)后肝性脑病的常规预防。

4.反复发作的难治性显性肝性脑病伴有肝衰竭，是进行肝移植的指征。

5.在肝性脑病患者中，动脉和静脉氨浓度经常升高，但氨浓度升高不是诊断肝性脑病的必要条件。

参考文献

[1] 中华医学会消化病学分会,中华医学会肝病学分会.中国肝性脑病诊治共识意见(2013年,重庆).中国医学前沿杂志(电子版),2014(2):81-93.

[2] 中华医学会肝病学分会.肝硬化肝性脑病诊疗指南.中国肝脏病杂志(电子版),2018,10(4):17-32.

[3] Montagnese S,Russo FP,Amodio P,et al. Hepatic encephalopathy 2018:a clinical practice guideline by the Italian Association for the Study of the Liver (AISF). Dig Liver Dis, 2019,51(2):190-205.

[4] Korean Association for the Study of the Liver (KASL). KASL clinical practice guidelines for liver cirrhosis:varices,hepatic encephalopathy,and related complications. Clin Mol Hepatol,2020,26(2):83-127.

(第一版:郭 丰)

(第二版:刘 楠 郭 丰)

第五节　急性胃肠功能障碍

急性胃肠功能障碍(acute gastrointestinal injury，AGI)的定义和临床诊断/临床表现见表 17-6。

表 17-6　急性胃肠功能障碍(AGI)的定义和临床诊断/临床表现

分级	定义	临床诊断/临床表现
无 AGI	无胃肠系统的功能不全	无胃肠症状
AGI Ⅰ级(存在发展到胃肠功能障碍或衰竭的风险)	胃肠道部分功能损伤，表现为已知原因的、一过性的胃肠道症状	诊断:损害之后发生的临床可见的胃肠道症状,短暂、具有自限性。 例如:腹部手术后第 1 天出现的恶心、呕吐,术后肠鸣音消失,休克早期肠蠕动减弱
AGI Ⅱ级(胃肠功能障碍)	消化道不能充分完成消化、吸收以满足机体对营养素和水的需求	诊断:急性发作的胃肠症状,需要临床干预以保证营养和水分需求。既往未行胃肠干预或腹腔手术但情况比预期严重。 例如:胃轻瘫伴胃潴留或反流,低位消化道麻痹,腹泻,Ⅰ级 IAH(IAP 12～15mmHg),胃内容物或大便有可见血。喂养不耐受表现为不能达到至少每天 20kcal/kg 体重肠内营养,尝试时间超过 72 小时
AGI Ⅲ级(胃肠衰竭)	胃肠功能丧失,尽管采用干预措施,但胃肠道功能无恢复,一般情况无改善	诊断:临床可见治疗后持续的肠内喂养不耐受(如红霉素、幽门后置管),导致 MODS 持续甚至恶化。 例如:即使经过治疗,患者仍持续喂养不耐受——高度胃潴留,持续胃肠麻痹,发生或进展性肠扩张,IAH 进展到Ⅱ级(IAP 15～20mmHg),低 APP(低于 60mmHg)。出现喂养不耐受,并可能与 MODS 持续或恶化有关
AGI Ⅳ级(胃肠衰竭严重影响远离器官功能)	AGI 进展并转变为直接和立即的生命威胁,伴 MODS 和休克进展	诊断:AGI 导致急性严重的全身情况恶化,伴远离器官功能障碍。 例如:肠道缺血、坏死,胃肠道出血导致失血性休克,假性结肠梗阻,需要减压的腹腔间隔室综合征等

注:AGI,acute gastrointestinal injury,急性胃肠功能障碍;IAH,intra-abdominal hypertension,腹腔内高压;IAP,intra-abdominal pressure,腹腔内压;MODS,multiple organ dysfunction syndrome,多器官功能障碍综合征;APP,abdominal perfusion pressure,腹腔灌注压。

AGI 常见于危重症患者(患病率为 40%;95% 置信区间,即 95%CI 为 27%～54%),AGI 危重症患者病死率高(病死率为 33%;95%CI 为 26%～41%),AGI 严重程度与病死率相关。与没有 AGI 的患者相比,AGI 患者的风险比(RR)=2.01,95%CI 1.20～3.37,P=0.008;亚组分析:AGI Ⅲ 及 Ⅳ 级与 Ⅱ 级相比,RR=1.86(95%CI 1.48～2.34),P<0.00001。

一、管理流程

急性胃肠功能障碍(AGI)管理流程见图 17-8。

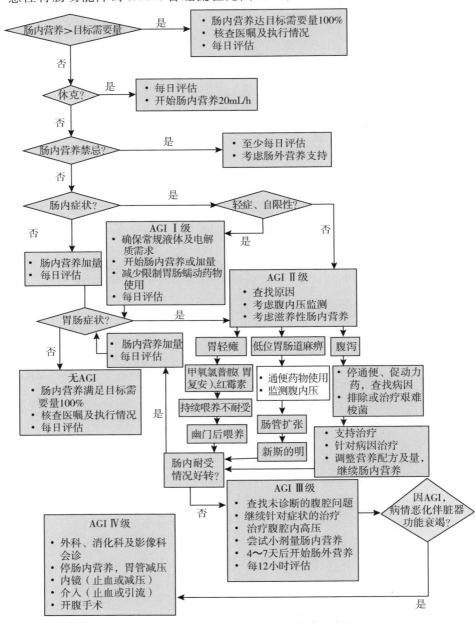

图 17-8　急性胃肠功能障碍(AGI)管理流程

急性胃肠功能障碍

二、注意事项

1.肠内喂养不耐受的诊断基于复杂的临床评估,没有单一清晰的症状或有价值的指标可定义。

2.单次胃潴留的容量如果超过 200mL,可认为是高度潴留,但目前对胃潴留的测量既不标准又缺乏有效性。建议如果胃潴留量超过 200mL,那么应该仔细进行床旁评估。如果单次测量胃潴留量大于 500mL,建议停用胃内喂养,应考虑幽门后喂养,但不提倡常规使用幽门后喂养。幽门后喂养可能引起严重小肠扩张,有些患者出现穿孔。

3.对于休克但血流动力学平稳(复苏完成,血管活性药物剂量在逐渐减低剂量)的患者,可以考虑开始肠内营养(滋养性,10~20kcal/h,或不超过 500kcal/d),需至少每日评估一次。

参考文献

［1］Reintam Blaser A，Malbrain ML，Starkopf J，et al. Gastrointestinal function in intensive care patients：terminology，definitions and management. Recommendations of the ESICM Working Group on abdominal problems. Intensive Care Med，2012，38：384-394.

［2］Zhang D，Li Y，Ding L，et al. Prevalence and outcome of acute gastrointestinal injury in critically ill patients：a systematic review and meta-analysis. Medicine（Baltimore），2018，97（43）：e12970.

［3］Reintam Blaser A，Jakob SM，Starkopf J. Gastrointestinal failure in the ICU. Curr Opin Crit Care，2016，22(2)：128-141.

(第一版:吴银山　郭　丰)

(第二版:吴银山　郭　丰)

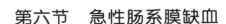

第六节　急性肠系膜缺血

急性肠系膜缺血(acute mesenteric ischaemia，AMI)，即突然发生的肠系膜动脉或静脉闭塞、血液循环压力降低导致肠系膜循环流量不足以满足代谢的需要。按病因分类，AMI 分成四种：①肠系膜动脉栓塞(mesenteric artery embolism，EAMI)；②肠系膜动脉血栓形成(mesenteric artery thrombosis，TAMI)；③肠系膜静脉血栓形成(mesenteric vein thrombosis，VAMI)；④非阻塞性肠系膜缺血(nonobstructive mesenteric ischemia，NOMI)。EAMI 是 AMI 最常见的原因(50%)。

一、肠道血管解剖

肠道供血动脉主要包括肠系膜上动脉(SMA)和肠系膜下动脉(IMA)。小肠主要靠肠系膜上动脉供血；另外还有部分发自腹腔动脉系统的侧支循环，通过胰十二指肠上、下动脉及肠系膜下动脉供血。SMA 和 IMA 都为结肠供血。静脉回流与动脉循环伴行并回流至门静脉系统。

二、与 AMI 相关的临床体征和风险因素(表 17-7)

表 17-7　与 AMI 相关的临床体征和风险因素

分类	风险因素	腹痛起病情况	相关的症状
EAMI	心脏病(房颤、风湿病、心肌梗死、瓣膜修复术后、室壁瘤、Chagas 病)	急性	呕吐、腹泻
TAMI	动脉硬化、高血压、糖尿病、高脂血症、脱水、抗磷脂综合征、应用雌激素类药物	急性、可能复发	厌食、餐后腹痛
WAMI	高凝状态、镰状细胞贫血、右心衰竭、DVT、恶性肿瘤、肝炎、胰腺炎、败血症、脾大、肝硬化	缓慢渐进	不定位的腹痛
NOMI	休克、低血容量、低血压、洋地黄、利尿剂(呋塞米)、肾上腺能药物、β受体阻滞剂、肠内营养、重症支持	急性或缓慢渐进	

1. 房颤患者突发腹痛，应考虑 EAMI。

2. 动脉粥样硬化患者，尤其伴有餐后综合征者出现腹痛，应怀疑 TAMI。

3. 高凝状态患者出现腹痛，应考虑 VAMI。

4. 危重患者如果出现意想不到的病情恶化，则要考虑 NOMI。

三、诊治流程

急性肠系膜缺血诊治流程见图 17-9。

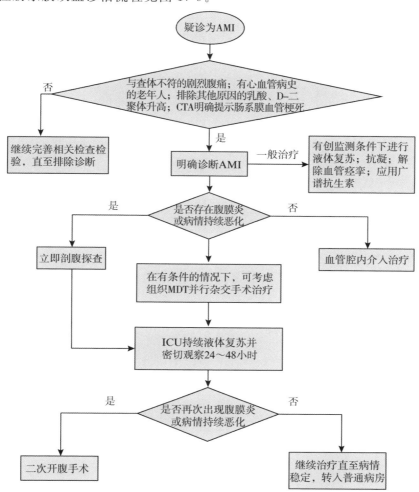

图 17-9　急性肠系膜缺血诊治流程

四、注意事项

1.液体复苏优先选择晶体液,避免应用羟乙基淀粉。

2.对 AMI 患者,应避免应用血管活性药物,如果特别需要,应在充分补足液体后,优先考虑对内脏循环影响小的血管活性药物(如多巴酚丁胺、小剂量多巴胺)。

3.对 EAMI 患者的治疗,如果不需要紧急外科手术,那么下一步是采用血管腔内介入手术还是开放性血管外科手术,取决于外科医生个人的经验、技术能力以及当时医疗机构所具备的设备资源。

4.在术前不明确是否存在肠道坏死的情况下,建议快速组织 MDT 并于杂交手术室进行手术。

5.抗凝通常使用低分子量肝素或普通肝素。普通肝素首剂 80U/kg 静脉注射(总量≤5000U),而后维持在 18U/(kg·h)左右。将 APTT 维持在正常值的 2 倍以上。

参考文献

[1]中国医师协会急诊医师分会,解放军急救医学专业委员会,中华医学会急诊医学分会,等.2020 中国急性肠系膜缺血诊断与治疗专家共识.中国急救医学,2020,40(9):804-812.

[2]Tilsed JV,Casamassima A,Kurihara H,et al. ESTES guidelines:acute mesenteric ischaemia. Eur J Trauma Emerg Surg,2016,42(2):253-270.

[3]Bala M,Kashuk J,Moore EE,et al. Acute mesenteric ischemia:guidelines of the World Society of Emergency Surgery. World J Emerg Surg,2017,12:38.

[4]UpToDate 临床顾问:急性肠系膜动脉闭塞.

(第一版:郭　丰)

(第二版:刘　楠　郭　丰)

第七节　消化道穿孔

上消化道穿孔一般指各种病因导致的胃或十二指肠穿孔或破裂,胃肠内容物或消化液外溢至腹腔,可导致化学性和感染性腹膜炎。穿孔早期以化学性腹膜炎为主,后期以细菌性膜炎为主,严重者可合并脓毒性休克甚至死亡。

下消化道穿孔是由各种病因导致空肠、回肠、结直肠穿孔或破裂,肠内容物或消化液外溢至腹腔,可导致感染性腹膜炎。病情进展可致细菌性腹膜炎,亦可并发脓毒性休克。

一、危险因素

消化道穿孔的危险因素包括:器械/手术操作,穿入伤或钝挫伤,药物、异物,消化性溃疡,疝、肠扭转/梗阻,炎症性肠病,憩室病,阻塞性或非阻塞性肠系膜缺血,感染性疾病(伤寒、结核、血吸虫病等),肿瘤,结缔组织疾病,自发性肠穿孔,阑尾炎等。

二、诊治流程

消化道穿孔的诊治流程见图 17-10。

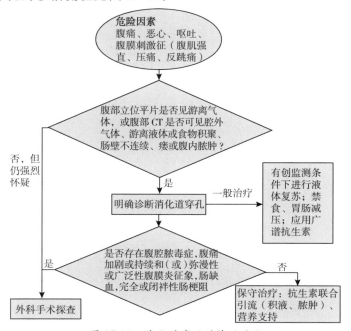

图 17-10　消化道穿孔的诊治流程

三、注意事项

1.老年人、儿童、免疫功能低下、意识水平降低的患者,临床表现和体征可能不明显,需要临床医生仔细鉴别,避免漏诊及延误治疗。

2.肠穿孔患者因为从肠腔吸收淀粉酶,所以血清淀粉酶水平可能升高,但该发现不具有特异性。

3.普通 X 线检查能证实穿孔,但通常不能定位穿孔来源。疑似胃肠道穿孔患者应接受腹部 CT 扫描。腹部 CT 扫描显示的气体位置有助于提示穿孔的部位和病因。胃十二指肠穿孔,游离气体较多,主要集中于膈下肝周、胃周或右肾旁间隙(十二指肠球后穿孔)。小肠穿孔,游离气体则较少,主要分布在肝周、肠系膜及腹膜褶皱之间。阑尾穿孔时,游离气体很少,1~2mL,主要分布于阑尾周围。结直肠穿孔时,游离气体则与穿孔部位相关,位于盆腔、肠系膜间隙和腹膜后间隙等。

参考文献

[1]中华医学会外科学分会,中国研究型医院学会感染性疾病循证与转化专业委员会,中华外科杂志编辑部.外科常见腹腔感染多学科诊治专家共识.中华外科杂志,2021,59(3):161-178.

[2]陈孝平,汪建平,赵继宗.外科学.9 版.北京:人民卫生出版社,2018.

[3]Tarasconi A,Coccolini F,Biffl WL,et al. Perforated and bleeding peptic ulcer:WSES guidelines. World J Emerg Surg,2020,15:3.

[4]UpToDate 临床顾问:胃肠道穿孔.

[5]潘传鹏,余应喜,徐昉.消化道穿孔所致复杂腹腔感染的 ICU 诊治研究进展.中国急救医学,2021,41(2):176-181.

(第二版:刘 楠 郭 丰)

第八节 急性胆管炎

急性胆管炎是指由各种良性原因(通常是胆管结石)或肿瘤引起的胆管狭窄,导致胆汁淤积和胆管感染。这种胆管狭窄或阻塞使胆管系统内的压力升高,胆汁中的微生物或内毒素进入体循环,引发全身炎症反应。

一、诊断标准(表 17-8)

表 17-8　急性胆管炎诊断标准

A.全身炎症反应		
A-1. 发热和(或)寒战		
A-2. 实验室检查发现炎症反应证据(WBC 异常,CRP 水平升高,或其他提示炎症的变化)		
B.胆汁淤积		
B-1. 黄疸		
B-2. 实验室检查:肝功能异常(血清 ALP、γ-GTP、AST 和 ALT 水平升高)		
C.影像检查		
C-1. 胆管扩张		
C-2. 影像学检查发现病因证据(如狭窄、结石或支架)		
疑似诊断:A 中的一项＋B 或 C 中的一项 明确诊断:A 中的一项＋B 中的一项＋C 中的一项		
A-1　发热		体温＞38℃
A-1　炎症反应的证据	WBC（×1000/μL）	＜4 或＞10
	CRP(mg/dL)	≥1
B-1　黄疸		T-Bil≥2mg/dL
B-2　肝功能异常	ALP(IU)	＞1.5×正常值下限
	γ-GTP（IU）	＞1.5×正常值下限
	AST(IU)	＞1.5×正常值下限
	ALT（IU）	＞1.5×正常值下限

二、严重程度评估标准(表 17-9)

表 17-9　急性胆管炎严重程度评估标准

严重程度	评估标准
Ⅰ级(轻度)	初诊时不符合 Ⅱ 或 Ⅲ 级的诊断标准

续表

严重程度	评估标准
Ⅱ级(中度)	下列情况中符合任意两项: 1. WBC 异常(>12000/mm³ 或<4000/mm³)。 2. 高热(≥39℃)。 3. 年龄(≥75 岁)。 4. 高胆红素血症(T-Bil≥5mg/dL)。 5. 低蛋白血症(<正常值下限×0.7)
Ⅲ级(重度)	出现以下任意一种器官功能障碍 1. 心血管功能障碍:低血压需要多巴胺≥5μg/(kg・min),或任何剂量的去甲肾上腺素。 2. 神经功能障碍:意识障碍。 3. 呼吸功能障碍:P/F 比值<300。 4. 肾功能障碍:少尿,血肌酐>2mg/dL。 5. 肝功能障碍:PT-INR>1.5。 6. 血液系统功能障碍:血小板计数<100000/mm³

三、治疗流程(图 17-11)

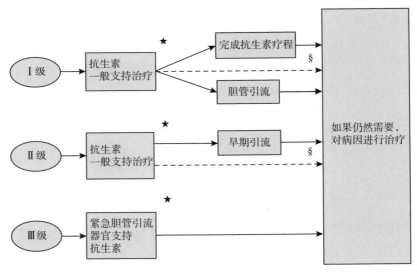

图 17-11　急性胆管炎治疗流程。★在开始使用抗生素之前,应该抽取血培养。胆汁标本应在胆汁引流过程中采集并培养。§急性胆管炎的治疗原则包括抗生素的使用、胆管引流和病因治疗。对于轻中度胆总管结石患者,如有可能,应在胆管引流的同时治疗病因。

四、注意事项

1.急性胆管炎患者可能发生脓毒性休克,因此需要频繁监测以评估休克迹象。

2.对轻度和中度急性胆管炎患者,应在明确诊断后6小时内使用抗生素。重度急性胆管炎患者通常合并感染性休克的表现,需在明确诊断后1小时内使用抗生素,以及时控制局部及全身炎症反应。

3.在有效引流胆汁的基础上,急性胆管炎的抗菌治疗应持续至达到停药指征:①体温正常达72小时以上;②腹痛及腹部压痛、反跳痛等临床表现缓解或消失;③血常规白细胞计数正常;④降钙素原$<0.05\mu g/L$;⑤重度以上急性胆管炎患者,血流动力学指标及重要器官功能恢复正常。

4.为急性胆管炎患者建立胆管引流的首选治疗措施是通过内镜括约肌切开取石和(或)置入支架(取决于梗阻的原因)。然而,内镜下逆行胰胆管造影(ERCP)有时因技术问题不能实施,或未能成功建立胆管引流。在这种情况下,胆管引流常可通过经皮肝穿刺胆管造影(PTCD)或开放手术减压实现。

参考文献

[1] Kiriyama S,Kozaka K,Takada T,et al. Tokyo Guidelines 2018:diagnostic criteria and severity grading of acute cholangitis(with videos). J Hepatobiliary Pancreat Sci,2018,25(1):17-30.

[2] Miura F,Okamoto K,Takada T,et al. Tokyo Guidelines 2018:initial management of acute biliary infection and flowchart for acute cholangitis. J Hepatobiliary Pancreat Sci,2018,25(1):31-40.

[3] UpToDate 临床顾问:急性胆管炎.

[4] 中华医学会外科学分会胆道外科学组.急性胆道系统感染的诊断和治疗指南(2021版).中华外科杂志,2021,59(6):422-429.

(第二版:刘　楠　郭　丰)

第九节　腹腔感染

腹腔感染(intra-abdominal infection，IAI)是重症监护室(intensive care unit，ICU)严重脓毒症的第二大常见原因。即使经过理想的治疗，腹腔感染的发病率和病死率也较高(腹腔感染患者的病死率可达 20％)。腹腔感染最常见的病因有胃肠道炎症和穿孔，包括阑尾炎、憩室炎和消化性溃疡。治疗比较棘手的其他病因包括术后并发症、医源性并发症和创伤。

一、分类及分级

腹腔感染是一类疾病的统称。

按照感染来源，腹腔感染可分为社区获得性腹腔感染及卫生保健相关腹腔感染；非复杂腹腔感染为局限于空腔器官内的感染。而当空腔器官的感染扩散到腹部正常无菌区域时，包括腹膜腔、肠系膜、腹膜后以及另一个腹腔器官或腹壁，形成局限性脓肿或者腹膜炎，这类腹腔感染被称为复杂腹腔感染。

据病因的不同，腹腔感染分为原发性腹膜炎和继发性腹膜炎。原发性腹膜炎亦称自发性细菌性腹膜炎，是在没有内脏破损的情况下，细菌由胃肠道移位所致的。继发性腹膜炎是指由各种原因所致的消化道穿孔、损伤或坏死等对腹腔造成的直接污染，如溃疡穿孔、术后并发症如(吻合口瘘)等。第三型腹膜炎定义为原发性或继发性腹膜炎经适当治疗后仍持续存在或复发的腹膜炎，通常由菌群改变、免疫失调或进行性加重的器官功能障碍所致，一般病情危重。

目前指南推荐根据腹腔感染严重度对腹腔感染进行分级，根据 APCHE Ⅱ 评分(＞10 分)，或是否合并脓毒症、Ⅲ 或 Ⅳ 级的急性胃肠功能损伤等。有专家提出了泛复杂腹腔感染的概念，其是腹腔导致其他器官(系统)功能障碍或(和)解剖结构异常的一类疾病的统称(图 17-12)。

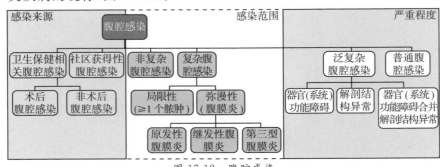

图 17-12　腹腔感染

二、诊治流程

近年来,国际和国内的协会发布了腹腔感染诊治的新指南,对腹腔感染的诊治提出了一系列的指导意见。我们参考指南,并结合腹腔感染相关文献,制定了以下流程图(图 17-13)。

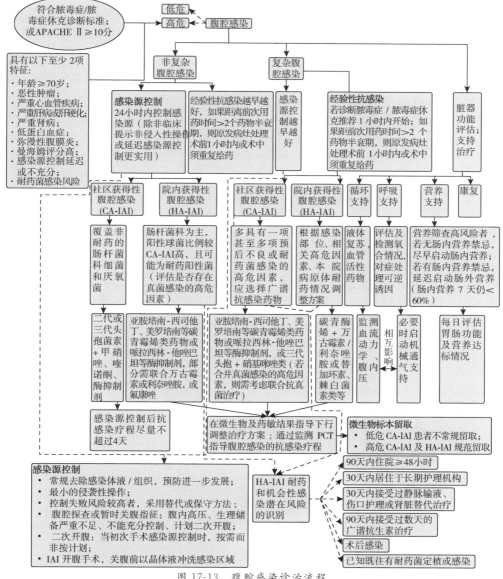

图 17-13 腹腔感染诊治流程

腹腔感染

三、注意事项

1. 注意覆盖厌氧菌。

2. 感染源控制手段有:确定性手术,为避免继续污染而采取的手术,以清创和引流为目的手术治疗,穿刺引流和腹腔开放疗法。具体应在保证控制感染源的基础上,选择创伤最小的措施。

3. 留取腹腔积液标本,要规范化采样,避免污染。

参考文献

[1] Mazuski JE, Tessier JM, May AK, et al. The Surgical Infection Society Revised Guidelines on the Management of Intra-Abdominal Infection. Surg Infect (Larchmt), 2017, 18(1): 1-76.

[2] 刘昌,张靖垚.泛复杂腹腔感染概念的意义及诊治策略.中国实用外科杂志,2019,39(6): 580-583.

[3] Sartelli M, Chichom-Mefire A, Labricciosa FM, et al. The management of intra-abdominal infections from a global perspective: 2017 WSES guidelines for management of intra-abdominal infections. World J Emerg Surg, 2017,12: 29.

[4] 中华医学会外科学分会外科感染与重症医学学组,中国医师协会外科医师分会肠瘘外科医师专业委员会.中国腹腔感染诊治指南(2019版).中国实用外科杂志,2020,40(1):1-16.

[5] 中华医学会外科学分会,中国研究型医院学会感染性疾病循证与转化专业委员会,中华外科杂志编辑部.外科常见腹腔感染多学科诊治专家共识.中华外科杂志,2021,59(3):161-178.

[6] 吴国豪,谈善军.严重腹腔感染病人营养支持策略.中国实用外科杂志,2019,39(6): 571-575.

(第二版:吴银山　郭　丰)

第十八章　血液系统
第一节　弥散性血管内凝血

弥散性血管内凝血(disseminated or diffuse intravascular coagulation, DIC)是指在某些致病因子作用下,凝血因子和血小板被激活,大量可溶性促凝物质入血,从而引起的以凝血功能失常为主要特征的病理过程。在微循环中形成大量微血栓,同时消耗大量凝血因子和血小板,继发性纤维蛋白溶解(纤溶)过程加强,导致出现出血、休克、器官功能障碍和贫血等临床表现。

一、临床诊治思路

(一)弥散性血管内凝血的病因(表18-1)

表 18-1　弥散性血管内凝血的病因分类

病因分类	主要疾病
感染性疾病	革兰氏阴性或阳性菌感染、病毒性肝炎、流行性出血热、病毒性心肌炎等
肿瘤性疾病	转移性癌、肉瘤、恶性淋巴瘤等
血液性疾病	急慢性白血病、溶血性疾病、异常蛋白血症等
妇产科疾病	感染流产、死胎滞留、妊娠毒血症、羊水栓塞、胎盘早剥等
创伤及手术	严重软组织损伤、挤压伤综合征、大面积烧伤、大手术等

(二)弥散性血管内凝血的分型(表18-2)

表 18-2　弥散性血管内凝血的分型及各类型特点

分型	基本特点	常见病因
急性弥散性血管内凝血	在几小时或1~2天内发生,病情凶险,进展迅速;症状明显,以休克和出血为主	脓毒症休克、异型输血、移植后急性排斥反应等
亚急性弥散性血管内凝血	在数日到几周内逐渐发生	恶性肿瘤转移、宫内死胎等
慢性弥散性血管内凝血	病程可达数月至数年,症状轻微,轻度出血,少见休克,以器官功能障碍为主	恶性肿瘤、胶原病、溶血性贫血

(三)弥散性血管内凝血的分期(表 18-3)

表 18-3　弥散性血管内凝血的分期及各期特点

分期	基本特点	表现
高凝期	凝血系统被激活,血中凝血酶量增多,导致微血栓形成	血液处于高凝
消耗性低凝期	凝血因子和血小板因消耗而减少,继发纤维蛋白原减少,纤溶过程逐渐加强	出血
继发性纤溶亢进期	纤溶系统异常活跃,纤维蛋白降解产物形成且具有很强的抗凝作用	出血十分明显

(四)弥散性血管内凝血的诊断要点(图 18-1)

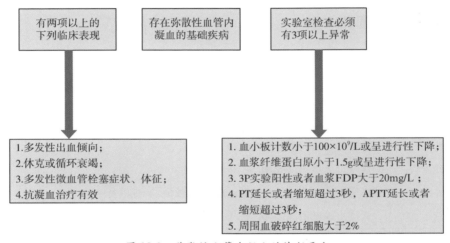

图 18-1　弥散性血管内凝血的诊断要点

二、弥散性血管内凝血处理

(一)治疗原发病

预防和去除引起弥散性血管内凝血的病因是防治弥散性血管内凝血的根本措施,例如控制感染、去除死胎或滞留胎盘等。某些轻度弥散性血管内凝血只要及时去除病因,病情即可迅速恢复。

(二)改善微循环障碍

采取扩充血容量、解除血管痉挛等措施,及早疏通阻塞的微循环。

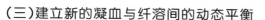

（三）建立新的凝血与纤溶间的动态平衡

在高凝期可应用抗凝药物（如肝素、低分子右旋糖酐、阿司匹林等）阻止凝血过程的发动与进行，预防新血栓形成。对出血倾向十分严重的患者，可输血或补充血小板等凝血物质以及使用纤溶抑制剂。

三、注意事项

弥散性血管内凝血一般有原发疾病，主要表现有出血、休克、器官功能障碍和溶血性贫血等。

参考文献

［1］Yu M，Nardella A，Pechet L. Screening tests of disseminated intravascular coagulation：guidelines for rapid and specific laboratory diagnosis. Critical Care Medicine，2000，28（6）：1777-1780.

［2］王兆钺.弥散性血管内凝血发病机制和治疗研究的进展.临床血液学杂志，2001，14（6）：273-274.

［3］李君君，陈方平，颜家运，等.弥散性血管内凝血早期诊断的实验研究.临床血液学杂志，2003，16（2）：82-84.

［4］吴方，王学锋，璩斌，等.急性白血病并发前 DIC 的分子标志物诊断.上海医学，2002，25（3）：164-166.

［5］徐英.危重病患者并发弥散性血管内凝血的诊治.中华急诊医学杂志，2006，15（10）：921-923.

（第一版：宁建文）

（第二版：杨秀娣）

弥散性血管内凝血

第二节　输血反应

输血不良反应是指在输血过程中或输血后,受血者发生了用原来疾病不能解释的、新的临床症状和体征。

即发型输血反应见表18-4。迟发型输血反应见表18-5。输血反应处理流程见图18-2。

表 18-4　即发型输血反应

输血反应类型		常见原因
免疫性反应	溶血反应(有明显症状)	红细胞血型不合(主要为 ABO 血型)
	发热性非溶血反应	白细胞抗体
	过敏性休克反应	IgA 抗体
	荨麻疹	血浆蛋白抗体
	输血相关急性肺损伤	白细胞抗体或血小板抗体
非免疫性反应	高热(有休克)	细菌污染
	充血性心力衰竭	循环超载
	溶血反应(有症状)	血液物理破坏(过冷过热)等渗溶液与红细胞混合
	空气栓塞	加压输血、输血操作不严
	枸橼酸钠中毒	输大量 ACD 保养液保存血

注:ACD 保养液:枸橼酸、枸橼酸钠、葡萄糖保养液。

表 18-5　迟发型输血反应

输血反应类型		常见原因
免疫性反应	溶血	对红细胞抗原的回忆性抗体(Ig 类)
	移植物抗宿主疾病	植入有功能的淋巴细胞
	输血后紫癜	产生血小板抗体
	对红细胞、白细胞、血小板或血浆蛋白质的同种异体免疫	抗原-抗体反应(对异体血型抗原的识别并应答)
非免疫性反应	含铁血黄素沉着症	多次输血(100 次以上)
	AIDS/HIV、肝炎、梅毒、CMV 感染、疟疾等	相应的微生物传播

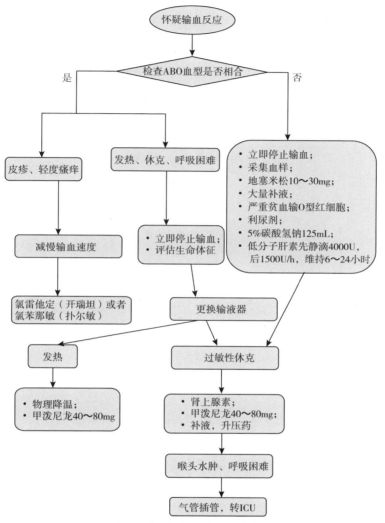

图 18-2　输血反应处理流程

注意事项

1.尽管所需输注的血液经过严格的筛查检测,但输血作为一种细胞移植仍然有发生输血不良反应(非感染性风险)及输血传播疾病(感染性风险)的风险。

2.若出现输血反应,首先要暂停输血,同时留取血样化验,处理要及时。

参考文献

[1] 中华人民共和国卫生部.临床输血技术现范.卫医发〔2000〕184 号.2000-06-01.

[2] Bates I，Mundy C，Pendame R，et al. Use of clinical judgement to guide administration of blood transfusions in Malawi. Transaction of the Royal Society of Tropical Medicine and Hygiene，2001,95(5):510-512.

[3] 周小玉,汪承亚,许进明.抗 D 引起的溶血性输血反应致急性肾功能衰竭 1 例.临床血液学杂志,2010,23(5):636-637.

[4] 马现君,曹秀玲,楚中华,等.受血者不规则抗体筛查在临床安全输血中的意义.临床血液学杂志,2009,22(6):292.

（第一版:宁建文）

（第二版:杨秀娣）

第三节 严重贫血

贫血是指人体外周血红细胞容量减少,低于正常范围下限的一种常见的临床症状。在海平面地区,成年男性 Hb 浓度<120g/L,成年女性(非妊娠)Hb 浓度<110g/L,孕妇 Hb 浓度<100g/L,就可以诊断有贫血。

一、贫血分类(图 18-3)

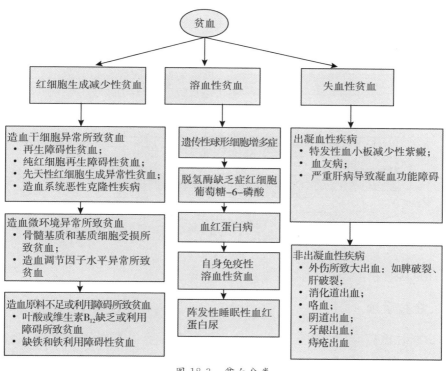

图 18-3　贫血分类

二、贫血分类诊疗流程(图 18-4)

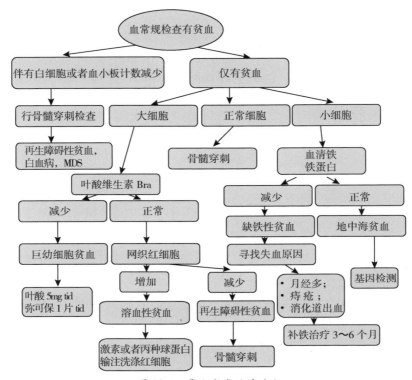

图 18-4　贫血分类治疗流程

注:MDS,myelodysplastic syndrome,骨髓增生异常综合征。

三、注意事项

1.诊断贫血后,主要需要寻找原因。最常见的贫血有缺铁性贫血、溶血性贫血、营养性贫血和骨髓造血功能低下引起的贫血(如再生障碍性贫血)。对因处理最重要,任何不明原因的贫血都需要行骨髓穿刺检查。

2.贫血伴球蛋白升高首先考虑多发性骨髓瘤,需要进行骨髓穿刺检查明确。

3.关于输血:内科疾病患者血红蛋白<60g/L 或血细胞比容<0.2 时,可考虑输血;外科疾病患者血红蛋白<70g/L,应考虑输血;患者血红蛋白在 70~100g/L,根据患者的贫血程度、心肺代偿功能、有无代谢率增高以及年龄等因素决定。

4.手术及创伤后引起急性失血,导致低血容量休克,需要早期扩容。

(1)紧急复苏:晶体液 20~30mL/kg 或胶体液 10~20mL/kg 快速滴注。

（2）先晶后胶：晶体液为失血量的 3～4 倍，失血量＞30％血容量时，输注胶体液晶体液比通常为 3：1。

（3）红细胞输注：经过扩容后仍有贫血症状，可输注红细胞。

参考文献

［1］Lipman HM. Preventing severe infection after splenectomy：risk of malaria and meningitis increases with asplenia. BMJ，2005，10，331(7516)：576.

［2］朱建云，龚长如.自身免疫性溶血性贫血的免疫分型及临床分析.临床和实验医学杂志，2007，6(9)：107.

［3］张玉生.自身免疫性溶血性贫血的临床诊断与治疗.中华实用诊断与治疗杂志，2009，23(7)：719-721.

［4］刘鸿，邵宗鸿，崔振珠，等.自身免疫性溶血性贫血和 Evans 综合征复发及其相关因素分析.中华血液学杂志，2003，24(10)：534-537.

（第一版：宁建文）

（第二版：宁建文 杨秀娣）

第十九章　内分泌系统

第一节　高血糖危象

高血糖危象（hyperglycemic crises），包括糖尿病酮症酸中毒（diabetic ketoacidosis，DKA）及高血糖高渗状态（hyperglycemic hyperosmolar state，HHS），是以高血糖、酮症酸中毒（仅 DKA 有）、脱水、电解质紊乱、Kussmaul 呼吸（DKA 有）、心动过速、低血压、精神改变，最终导致昏迷（更常见于 HHS）为特征的一组临床症候群。其病理生理机制是糖尿病患者血液循环中胰岛素有效作用减弱，同时多种反向调节激素水平升高，如胰高血糖素、儿茶酚胺、皮质醇激素、生长激素等。高血糖危象诊治流程见图 19-1。

注意事项

早期正确诊断是决定治疗成败的关键。对于原因不明的恶心呕吐、酸中毒、失水、休克、昏迷的患者，尤其呼吸有酮味（烂苹果味）、血压低而尿量多者，不论有无糖尿病病史，临床上均应考虑高血糖危象的可能性。立即查末梢血糖、血酮、尿酮、血渗透压，同时抽查血气分析、电解质、尿素氮、肌酐等，以肯定或排除本病，若确定为高血糖危象，则需进一步分型（DKA 或 HHS）。

DKA 患者可出现类似急腹症的临床表现，尤其常见于小儿或严重的代谢性酸中毒患者；其腹痛与酸中毒的严重程度相关，在 $50\%\sim75\%$ 的病例中可与急腹症混淆。因此，在存在酸中毒时，应考虑将 DKA 作为腹痛的一种病因。

典型 HHS 更易出现于发生急性感染和疾病后又延迟就医的 60 岁以上的老年患者。治疗上，应避免使用影响血糖代谢的药物，如噻嗪类利尿剂、糖皮质激素、甲状腺素、苯妥英钠等。

在高血糖危象治疗中，不主张积极地输注碳酸氢盐，因为碳酸氢盐有可能增加发生低钾血症和脑水肿的风险。

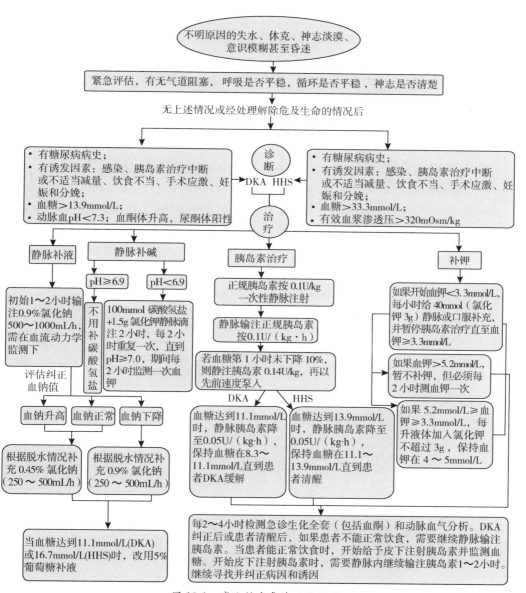

图 19-1　高血糖危象诊治流程图

参考文献

[1] Fayfman M，Pasquel FJ，Umpierrez GE，et al. Management of hyperglycemic crises：diabetic ketoacidosis and hyperglycemic hyperosmolar state. Med Clin North Am，2017，101（3）：587-606.

高血糖危象

［2］中国高血糖危象诊断与治疗指南(CDS 2012 年版). 中华糖尿病杂志,2013,8:449-461.

［3］LI XP. Diabetic ketoacidosis and hyperosmolar nonketotic diabetic coma and its clinical features and treatment. Diabetes New World，2015，18(9)：99-102.

［4］Dhatariya KK，Glaser NS，Codner E，et al. Diabetic ketoacidosis. Nat Rev Dis Primers，2020，6(1)：40.

［5］Gosmanov AR，Gosmanova EO，Kitabchi AE，et al. Hyperglycemic crises：diabetic ketoacidosis and hyperglycemic hyperosmolar state. In：Feingold KR，Anawalt B，Blackman MR，et al. ，eds. Endotext. South Dartmouth（MA）：MDText.com，Inc，2021.

［6］Umpierrez G，Korytkowski M. Diabetic emergencies-ketoacidosis，hyperglycaemic hyperosmolar state and hypoglycaemia. Nat Rev Endocrinol，2016，12(4)：222-232.

［7］Wolfsdorf JI，Glaser N，Agus M，et al. ISPAD clinical practice consensus guidelines 2018：diabetic ketoacidosis and the hyperglycemic hyperosmolar stat. Pediatr Diabetes，2018,19(Suppl 27)：155-177.

（第二版:杨　乂　杨　缙）

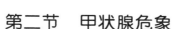

第二节 甲状腺危象

甲状腺危象(thyroid storm,TS)又称甲亢危象,是甲状腺毒症加重的一种综合征,甲状腺毒症发展相对较快,可危及生命。它最常发生于格雷夫斯综合征治疗不充分或未经治疗的患者,可以发生于所有年龄段。

甲状腺危象诊断和治疗流程分别见图 19-2 和图 19-3。

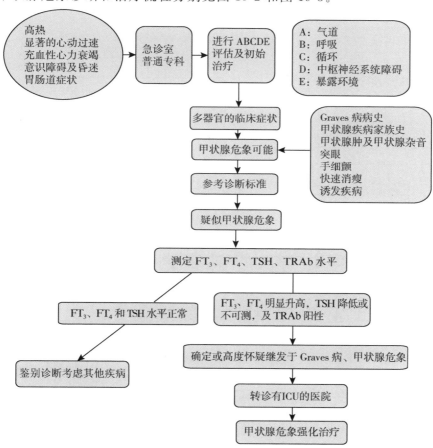

图 19-2 甲状腺危象诊断流程

甲
状
腺
危
象

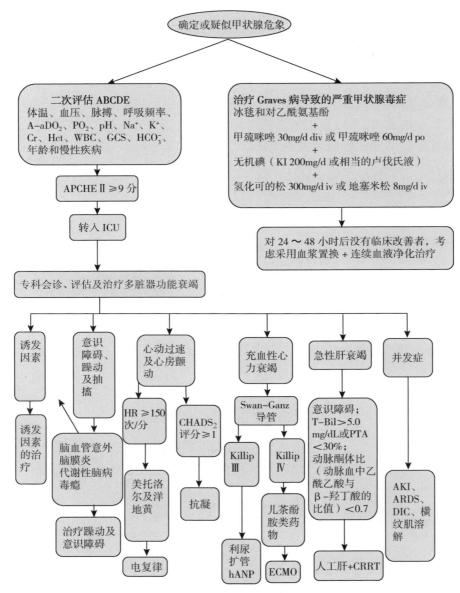

图 19-3 甲状腺危象治疗流程

注意事项

1.甲状腺危象的表现伴随一些特定的诱发事件,如手术、烧伤、情绪压力,甚至剧烈触诊甲状腺。这些患者中,大多会有部分或全部的甲状腺毒症的典型体征和症状,如甲状腺肿和 Graves 眼病。

2.对于与任何系统性失代偿证据相关的甲状腺毒症患者,应保持对甲状腺危象的高度怀疑;当临床上怀疑有甲亢危象时,可先治疗,同时取血备查甲状腺激素。

3.老年人可能没有出现甲状腺毒症的典型症状,他们可能表现为"无交感神经"甲状腺毒症,症状包括体重减轻、心悸、虚弱、头晕、晕厥或记忆丧失,及窦性心动过速或心房颤动。

4.甲状腺危象是临床诊断,没有客观或具体的实验室检测能明确提示诊断,是在评估患者出现无可争议的甲状腺毒症并确定病情已发展到危险状态后做出的诊断。国外有学者开发了一个甲亢危象评分系统,对诊断有一定帮助。

5.碘疗法通过阻断储存激素的释放来补充硫代酰胺类药物治疗效果。在给予碘剂后,应至少延迟1小时给予碘,以防止碘被用作新激素合成的底物。

参考文献

[1] Nyström E, Berg GEB, Jansson SKG, et al. Thyrotoxic Crisis/Thyroid Storm. Berlin Heidelberg: Springer, 2011.

[2] Reyescastano JJ, Burman K. Thyrotoxic crisis: thyroid storm. Contemporary Endocrinology, 2014, 74:77-97.

[3] Satoh T, Isozaki O, Suzuki A, et al. 2016 Guidelines for the management of thyroid storm from the Japan Thyroid Association and Japan Endocrine Society (First edition). Endocr J, 2016, 63 (12):1025-1064.

[4] Ylli D, Klubo-Gwiezdzinska J, Wartofsky L, et al. Thyroid emergencies. Pol Arch Intern Med, 2019, 129(7-8): 526-534.

[5] Pangtey GS, Baruah U, Baruah MP, et al. Thyroid emergencies: new insight into old problems. J Assoc Physicians India, 2017, 65(8):68-76.

（第二版:杨　义　杨　缙）

第三节　肾上腺危象

肾上腺危象(adrenal crisis)是严重威胁患者生命的一种内分泌急症,又称急性肾上腺皮质功能减退或 Addison 危象,是指机体在严重感染、创伤、外科手术、严重精神创伤、分娩、大量出汗、呕吐、停用糖皮质激素等生理性或病理性应激情况下,肾上腺皮质激素分泌绝对或相对不足而引起的急性肾上腺皮质功能衰竭的临床综合征,其临床表现主要有严重低血压或低血容量性休克、急腹症、呕吐、高热或低体温、低血糖发作等。肾上腺危象诊治流程见图 19-4。

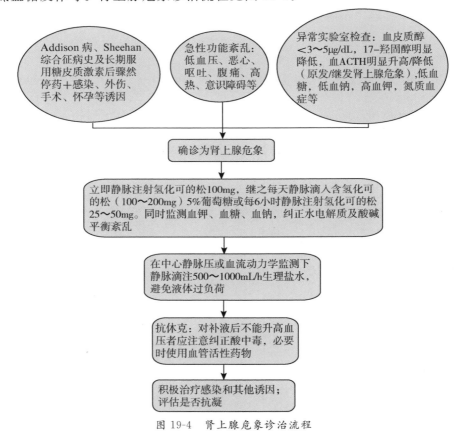

图 19-4　肾上腺危象诊治流程

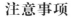

注意事项

肾上腺危象的诊断不难,关键在于能否考虑到本症及对本症是否有足够的认识。当有以下情况时,应高度怀疑肾上腺危象:所患疾病并不严重而出现明显的循环衰竭以及不明原因的低血糖,难以解释的恶心、呕吐,体检发现皮肤和黏膜有色素沉着、体毛稀少、生殖器官发育差,继往体质较差以及休克者经补充血容量和纠正酸碱平衡紊乱等常规抗休克治疗无效。对于可疑的肾上腺危象,需要立即采取治疗措施;对于未确诊的肾上腺功能不全,治疗通常先于诊断。

肾上腺危象的典型表现为与低血压相关的健康状况急性恶化,在肠外糖皮质激素给药后1~2小时内缓解;若给予糖皮质激素没有反应或反应较差,则应考虑共存与低血压相关的其他疾病的可能,如脓毒症。伴腹痛时,因有肌紧张和深部压痛体征,易被误诊为急腹症,但这种腹痛缺乏特异性定位体征。

考虑到皮质醇替代可诱导水利尿,抑制抗利尿激素,故应避免快速纠正低钠血症,以避免渗透性脱髓鞘综合征。

参考文献

[1] 张红,朱大龙. 肾上腺危象的识别与处理. 临床内科杂志,2012,29(9):587-589.

[2] CT Ficorelli, Carmel T. Addison disease: the importance of early diagnosis. Nursing Made Incredibly Easy, 2015, 36(6):1-2.

[3] 杨义生,罗邦尧. 肾上腺危象. 国际内分泌代谢杂志,2005,25(3):214-215.

[4] Allolio B. Extensive expertise in endocrinology. Adrenal crisis. Eur J Endocrinol, 2015, 172(3):R115-R124.

[5] Dineen R, Thompson CJ, Sherlock M,et al. Adrenal crisis: prevention and management in adult patients. Ther Adv Endocrinol Metab, 2019, 10: 1-12.

[6] 郭树彬. 肾上腺危象的诊治. 中国临床医生,2011,39(2):6-8.

[7] Yanase T, Tajima T, Katabami T,et al. Diagnosis and treatment of adrenal insufficiency including adrenal crisis: a Japan Endocrine Society clinical practice guideline. Endocrine Journal,2016,63(9):765-784.

[8] Elshimy G, Chippa V, Jeong JM. Adrenal Crisis. Treasure Island (FL): StatPearls Publishing,2023.

(第一版:嵇朝晖)

(第二版:杨 义 杨 缙)

第二十章　泌尿系统

第一节　泌尿系感染

泌尿系感染是常见致命感染的来源之一。泌尿系感染有多种分类方法:根据感染部位,可分为上尿路(肾、输尿管或腹膜后间隙或肾周围的组织)感染和下尿路(膀胱或尿道)感染;根据感染获得场所,可分为社区获得性泌尿系感染和医院获得性泌尿系感染;根据有无基础疾病及易感因素,可分为复杂性泌尿系感染和非复杂性泌尿系感染。复杂性泌尿系感染发生在尿路功能或结构异常的基础上。尿路梗阻或黏膜损伤是泌尿系感染最常见的诱发事件。泌尿系感染引起的脓毒性休克通常在复杂性泌尿系感染的基础上发生,但较少进展至严重脓毒症或休克,且预后一般优于其他常见感染源引起的脓毒症休克。治疗泌尿系感染的最佳方法是使用经由肾排出的抗菌药物,并且该抗菌药物能在肾脏和尿液中达到有效水平。社区获得性与医院获得性泌尿系感染在病原菌构成和耐药率方面存在一定差异,应结合病原菌构成特点和耐药菌的变化规律,选择适宜的治疗药物,防止和减少耐药菌的产生,提高临床治疗效果。泌尿系感染诊治流程见图 20-1。特殊类型的复杂性尿路感染诊治流程见图 20-2。

注意事项

1.尿液标本的收集必须采用最大限度减少污染的方法。

2.无症状菌尿是临床常见的病症,在各年龄阶段的患者均可发病,通常没有尿路感染的临床症状和体征,仅仅在尿培养结果呈阳性,需要根据菌落数量进行临床判断。目前,仅建议对孕妇和有尿路黏膜损伤的泌尿外科手术患者的无症状菌尿进行筛查与治疗。

3.在选择具体的治疗方案时,应考虑病原体的可能感染性和易感性、患者目前或近期接受的抗菌药物治疗、局部抗菌药物耐药率、患者的肾功能和耐受性。有院内获得性感染或行抗生素治疗的患者,感染耐药性细菌的可能性更高。

4.欧洲泌尿学指南建议在症状消失后 3～5 天继续使用抗菌药物。免疫功能低下或肾衰竭患者可能需要更长时间的治疗;对感染性肾囊肿患者,需要延长治疗4～6周;对出现急性细菌性前列腺炎的男性患者,建议治疗 4 周;肾脓肿需要持续的抗菌治疗,直到脓肿消退,这可能需要数月时间。

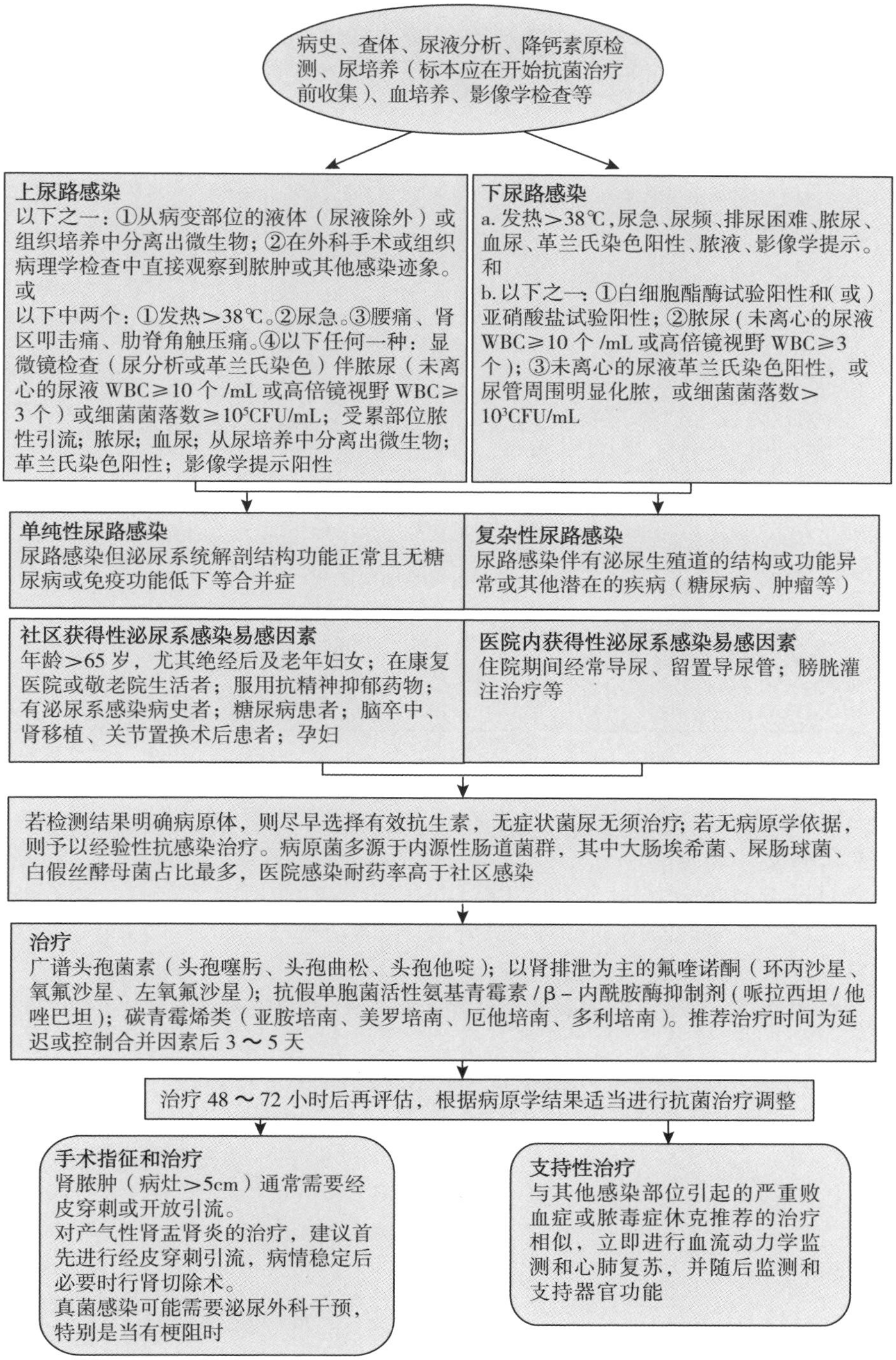

病史、查体、尿液分析、降钙素原检测、尿培养（标本应在开始抗菌治疗前收集）、血培养、影像学检查等

上尿路感染
以下之一：①从病变部位的液体（尿液除外）或组织培养中分离出微生物；②在外科手术或组织病理学检查中直接观察到脓肿或其他感染迹象。
或
以下中两个：①发热>38℃。②尿急。③腰痛、肾区叩击痛、肋脊角触压痛。④以下任何一种：显微镜检查（尿分析或革兰氏染色）伴脓尿（未离心的尿液 WBC≥10 个 /mL 或高倍镜视野 WBC≥3 个）或细菌菌落数≥10^5CFU/mL；受累部位脓性引流；脓尿；血尿；从尿培养中分离出微生物；革兰氏染色阳性；影像学提示阳性

下尿路感染
a. 发热>38℃，尿急、尿频、排尿困难、脓尿、血尿、革兰氏染色阳性、脓液、影像学提示。和
b. 以下之一：①白细胞酯酶试验阳性和(或)亚硝酸盐试验阳性；②脓尿 (未离心的尿液 WBC≥10 个 /mL 或高倍镜视野 WBC≥3 个)；③未离心的尿液革兰氏染色阳性，或尿管周围明显化脓，或细菌菌落数>10^3CFU/mL

单纯性尿路感染
尿路感染但泌尿系统解剖结构功能正常且无糖尿病或免疫功能低下等合并症

复杂性尿路感染
尿路感染伴有泌尿生殖道的结构或功能异常或其他潜在的疾病（糖尿病、肿瘤等）

社区获得性泌尿系感染易感因素
年龄>65 岁，尤其绝经后及老年妇女；在康复医院或敬老院生活者；服用抗精神抑郁药物；有泌尿系感染病史者；糖尿病患者；脑卒中、肾移植、关节置换术后患者；孕妇

医院内获得性泌尿系感染易感因素
住院期间经常导尿、留置导尿管；膀胱灌注治疗等

若检测结果明确病原体，则尽早选择有效抗生素，无症状菌尿无须治疗；若无病原学依据，则予以经验性抗感染治疗。病原菌多源于内源性肠道菌群，其中大肠埃希菌、屎肠球菌、白假丝酵母菌占比最多，医院感染耐药率高于社区感染

治疗
广谱头孢菌素（头孢噻肟、头孢曲松、头孢他啶）；以肾排泄为主的氟喹诺酮（环丙沙星、氧氟沙星、左氧氟沙星）；抗假单胞菌活性氨基青霉素 /β－内酰胺酶抑制剂（哌拉西坦 / 他唑巴坦）；碳青霉烯类（亚胺培南、美罗培南、厄他培南、多利培南）。推荐治疗时间为延迟或控制合并因素后 3～5 天

治疗 48～72 小时后再评估，根据病原学结果适当进行抗菌治疗调整

手术指征和治疗
肾脓肿（病灶>5cm）通常需要经皮穿刺或开放引流。
对产气性肾盂肾炎的治疗，建议首先进行经皮穿刺引流，病情稳定后必要时行肾切除术。
真菌感染可能需要泌尿外科干预，特别是当有梗阻时

支持性治疗
与其他感染部位引起的严重败血症或脓毒症休克推荐的治疗相似，立即进行血流动力学监测和心肺复苏，并随后监测和支持器官功能

图 20-1 泌尿系感染诊治流程

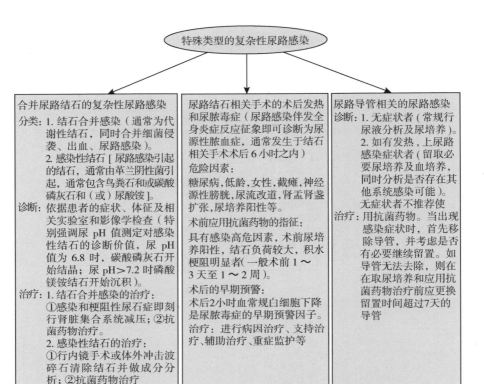

图 20-2　特殊类型的复杂性尿路感染诊治流程

参考文献

［1］Nicolle LE. Urinary tract infection. Crit Care Clin,2013,29(3):699-715.

［2］Shay JW，Homma N. Guidelines on Urological Infection. European Association of Urology,2013,95(6):83-92.

［3］李婧闻,乔甫.无症状菌尿临床诊治的研究进展.中华医院感染学杂志,2020,30(7):1111-1115.

［4］尿路感染诊断与治疗中国专家共识编写组.尿路感染诊断与治疗中国专家共识(2015版)-复杂性尿路感染.中华泌尿外科杂志,2015,36(4):241-244.

［5］刘征,杨为民. 泌尿系感染致病菌耐药的危险因素分析.临床外科杂志,2019,27(2):107-108.

［6］韩广营,单可记.社区获得性与医院获得性泌尿道感染病原菌及耐药性.中国感染控制杂志,2015,14(9):611-614.

（第一版：吴爱萍）

（第二版：黄立锋）

第二节　急性肾损伤

急性肾损伤(acute kidney injury,AKI)是临床常见的一组原发性或继发性肾功能受损综合征,符合以下情况之一可诊断为 AKI:①48 小时内 SCr 升高≥26.5μmol/L(0.3mg/dL);②SCr 升高≥基线的 1.5 倍(确认或推测 7 天内发生);③尿量<0.5mL/(kg·h),且持续 6 小时以上。KDIGO 的 AKI 分期见表 20-1,行肾脏替代治疗(renal replacement therapy,RRT)的指征见表 20-2,AKI 的诊治流程见图 20-3。

表 20-1　KDIGO 的 AKI 分期

分期	SCr	尿量
1	7 天内增至基线值的 1.5～1.9 倍; 或 48 小时内增加≥0.3mg/dL(26.5μmol/L)	<0.5mL/(kg·h),持续时间为 6～12 小时
2	增至基础值的 2.0～2.9 倍	<0.5mL/(kg·h),持续时间≥12 小时
3	增至基础值的 3 倍; 或 48 小时内增加≥4.0mg/dL(353.6μmol/L); 或开始 RRT; 或年龄<18 岁,eGFR 降低至 35mL/(min·1.73m²)以下	<0.3mL/(kg·h),持续时间≥24 小时; 或无尿时间≥12 小时

表 20-2　AKI 行 RRT 的指征

生化指标适应证	临床适应证
血钾>6.5mmol/L	尿量<0.3mL/(kg·h)持续 24 小时或无尿 12 小时
血尿素氮>27mmol/L	AKI 伴有多器官功能衰竭
pH<7.15(NaHCO₃ 无效)	难以纠正的容量负荷过重
难以纠正的电解质素乱:低钠血症、高钠血症或高钙血症	累及终末器官:心包炎、脑病、神经病变、肌病和尿毒症出血
肿瘤溶解综合征伴有的高尿酸血症和高磷酸盐血症	需要输注血液制品和静脉营养
尿素循环障碍和有机酸尿症导致的高氨血症和甲基丙二酸血症	重度中毒或药物过量; 严重的低体温或高体温

AKI 高危人群,如肾毒性药物使用者、脓毒症患者及血容量不足者,应接受适当的 AKI 管理,包括感染控制、液体复苏,并尽量避免使用肾毒性药物。

AKI 患者的容量不足,应尽早开始液体复苏,以恢复有效循环血容量和改善肾脏灌注。对容量反应性差的患者,过度进行液体治疗有加重 AKI 的风险。对容量反应性的评估是指评估患者循环系统对输液的反应,以指导液体复苏治疗,避免输液所致液体超负荷。

急性肾损伤

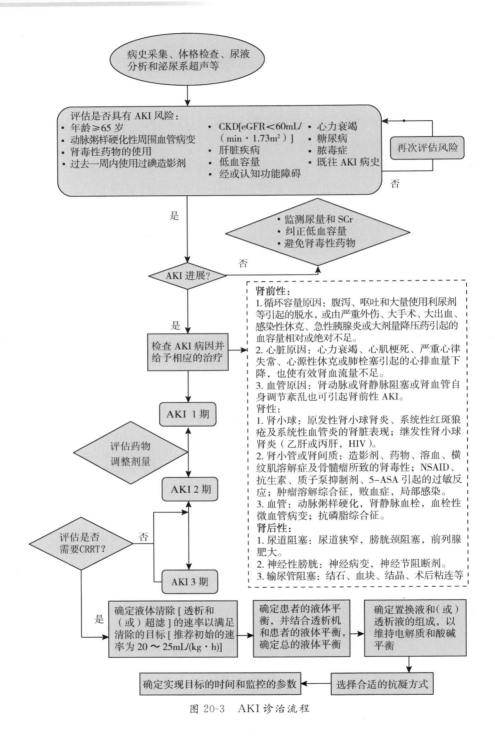

图 20-3　AKI 诊治流程

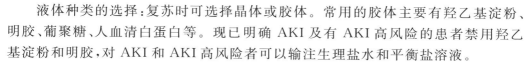

急性肾损伤

液体种类的选择:复苏时可选择晶体或胶体。常用的胶体主要有羟乙基淀粉、明胶、葡聚糖、人血清白蛋白等。现已明确 AKI 及有 AKI 高风险的患者禁用羟乙基淀粉和明胶,对 AKI 和 AKI 高风险者可以输注生理盐水和平衡盐溶液。

液体治疗的剂量和速率:液体治疗的优化不只是液体治疗的剂量,更重要的是补充容量后血流动力学状态的改善情况。相对于间歇性血液透析,连续性肾脏替代治疗(continuous renal replacement therapy,CRRT)更有助于 AKI 时患者液体的精确管理。

注意事项

1.不推荐使用利尿剂预防 AKI(除治疗容量超负荷外),因为利尿剂可能是有害的,可能通过降低循环血量造成肾前性因素而加重 AKI。

2.不推荐使用低剂量多巴胺预防或治疗 AKI,因为不少文献显示即使应用低剂量的多巴胺也可能带来副作用,可以导致快速性心律失常、心肌缺血、肠道血流量减少、甲状腺功能减退及 T 细胞功能抑制。目前,尚缺乏支持多巴胺防治 AKI 的有效性的证据。

3.不建议使用心房钠尿肽(atrial natriuretic peptide,ANP)预防和治疗 AKI。虽然有小样本的研究显示利钠肽在不同人群中可以有效预防和治疗 AKI,但是目前没有结论性试验证实心房钠尿肽、脑钠肽(brain natriuretic peptide,BNP)或奈西立肽的这些作用。

4.无论是否合并出血性疾病,均建议优先采用枸橼酸抗凝;但对合并血液高凝状态和(或)血栓栓塞性疾病高危因素的患者,建议采用肝素或低分子量肝素抗凝。

参考文献

[1] KDIGO. Clinical practice guidelines for acute kidney injury. Kidney International Supplements,2012,2:1-138.

[2]李文哲,潘鹏飞,宋云林. 急性肾损伤的液体管理. 肾脏病与透析肾移植杂志,2018,27(5):478-482.

[3] London:National Institute for Health and Care Excellence(NICE). Acute kidney injury:prevention, detection and management. NICE guideline, 2019, No. 148.

[4]张曦文,黄英姿. 急性肾损伤:早期识别基础上的精准医疗. 中华重症医学电子杂志,2020,6(2):124-126.

(第一版:呼邦传)

(第二版:黄立锋)

第二十一章　神经系统

第一节　癫痫持续状态

癫痫持续状态（status epilepticus，SE）是一种临床急症，具有极高的发病率和死亡率。国际抗癫痫联盟和国际癫痫局定义癫痫为大脑神经元异常、过度同步放电引起的短暂临床症状和体征。癫痫持续状态是指单次癫痫发作或多次癫痫发作，患者意识丧失的持续时间＞5分钟。

虽然癫痫持续状态有一个标准定义，但其本身有很大的异质性。癫痫持续状态的分类取决于临床特点、脑电图（electroencephalogram，EEG）结果和临床病史三个方面。最重要的区别在于患者是痉挛性癫痫持续状态（convulsive status epilepticus，CSE）还是非痉挛性癫痫持续状态（non-convulsive status epilepticus，NCSE），即患者表现为节律性肢体抽搐还是手臂或腿保持某种特有的姿势。

一、流行病学

痉挛性癫痫持续状态最常见的原因是抗癫痫药物治疗戒断或依从性差以及脑血管疾病，而酒精戒断、癌症、代谢障碍、缺氧、中毒、中枢神经系统（central nervous system，CNS）感染与创伤性脑损伤（traumatic brain injury，TBI）也是诱发因素。在ICU的癫痫持续状态患者中，75％～92％为非痉挛性癫痫持续状态，而不是痉挛性癫痫持续状态。在一项研究中，570例意识改变的ICU患者接受连续脑电图（continuous electroencephalography，CEEG）监测检查，其中19％被诊断为非痉挛性癫痫持续状态。年龄超过60岁的患者，痉挛性癫痫持续状态和非痉挛性癫痫持续状态的发生率较高。

难治性癫痫（refractory status epilepsy，RSE）是指对苯二氮䓬类和至少一种抗癫痫药物的初始剂量无反应的癫痫持续状态。有一半的难治性癫痫患者有癫痫病史，但也有其他多种原因，包括缺氧缺血性损伤、免疫介导性疾病异常、感染、中毒代谢综合征、创伤、退行性疾病、肿瘤和内分泌紊乱。

超难治性癫痫（super refractory status epilepsy，SRSE）包括两种：一种是使用全身麻醉药物后，癫痫症状仍持续；另一种是指抗癫痫药物减量或者停止后症状复发。超难治性癫痫的最常见原因是急性重型颅脑损伤，其他原因包括免疫、线粒体异常、感染、中毒和遗传相关疾病等。

二、病理生理学

癫痫持续状态早期和晚期（＞60 分钟）都可以导致广泛的全身性影响。最初，心率和血压会上升；之后，会演变为低血压。虽然在癫痫持续状态，脑血流量最初阶段会增加，但后期会下降，而对代谢的持续需求会导致缺氧。发热是由于强直性肌肉收缩及中枢调节机制失效，全身性白细胞增多和脑脊液细胞增多，有时难以判断是否为感染所致。患者可有呼吸性酸中毒和乳酸性酸中毒，可能发生电解质紊乱（包括高血糖、低血糖、高钾血症、高磷血症）、横纹肌溶解症，还可能引起吸入性肺炎和肾衰竭。

三、管理与治疗

（一）癫痫持续状态

癫痫持续状态治疗的核心在终止发作，以避免全身和神经系统损伤。早期治疗癫痫持续状态的即刻目标是稳定生命体征，包括气道通畅、识别癫痫持续状态的原因以及同时进行早期药物治疗。血糖检查也是有必要的。癫痫持续状态诊疗见图 21-1。

癫痫持续状态的一线治疗药物是苯二氮䓬类，即 $GABA_A$ 受体激动药。苯二氮䓬类药物治疗包括劳拉西泮（静脉注射）、地西泮（静脉或直肠给药）或咪达唑仑（静脉注射、肌内注射或口腔给药）。劳拉西泮，通常最多给予 2 次 4mg 静脉注射，其在临床已被证明优于其他苯二氮䓬类药物。

在超急性期治疗之后，应进行病史及体格检查，进行计算机断层扫描（CT）或磁共振成像（MRI）和脑电图检查。合并精神状态改变的非痉挛性癫痫持续状态患者，脑电图和连续脑电图意义很大。脑成像后，腰椎穿刺也可用于排除感染性病因。有针对性地使用特殊原因导致癫痫持续状态的解毒药（如吡哆醇治疗异烟肼中毒引起的癫痫持续状态）。

咪达唑仑是一种短效苯二氮䓬类药物，只有中度的心肺功能抑制作用，基本能耐受。使用时，咪达唑仑以 0.2mg/kg 静脉注射达负荷量，后以 $0.1\sim0.6$mg/（kg·h）维持。

丙泊酚兼有快速起效、长时间使用清除快、心肺功能抑制少的优势。注意其不良反应：代谢性酸中毒、乳酸性酸中毒、横纹肌溶解症、心脏不稳定性、肾衰竭、高血脂和高钾血症等。使用时，丙泊酚以 2mg/kg 静脉注射达负荷量，然后以 $2\sim10$mg/（kg·h）维持。

癫痫持续状态

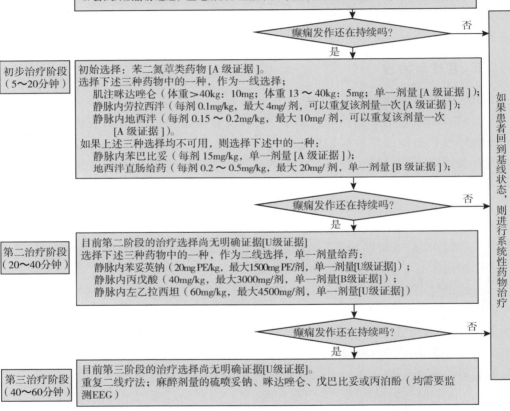

图 21-1　癫痫持续状态诊疗

　　若在应用苯二氮䓬类药物治疗后,癫痫持续状态仍然存在,则要启动二线静脉注射抗癫痫药物,包括静脉注射用苯妥英钠或磷苯妥英钠、苯巴比妥或丙戊酸。

　　苯妥英钠静脉注射的负荷剂量为 18~20mg/kg,输注速率<50mg/min(存在心脏并发症风险的患者,输注速率<25mg/min),并且用 5mg/(kg·d)分 3 次剂量进

行滴定维持。

丙戊酸通过调节钠、钙和 GABA$_A$ 通道来控制癫痫。丙戊酸静脉注射时，负荷剂量为 20～40mg/kg，输注时间需长于 10 分钟，首剂所达到的某一特定的血药浓度可滴定维持（每 6 小时 1000mg）。有肝、肾、胰腺和线粒体疾病的患者，应避免使用丙戊酸。

苯巴比妥在过去一直用于治疗持续时间长的癫痫持续状态，但由于其有心血管不良反应，且长期输注率和半衰期长，所以现在很少使用。当其他药物有使用禁忌时，可以使用苯巴比妥。苯巴比妥静脉注射时，负荷剂量为 20mg/kg，输液速度<60mg/min，用 1～3mg/（kg·d）分 3 次剂量滴定维持，并且滴定到目标血药浓度。

（二）难治性癫痫

如果在启动二线用药后，癫痫发作仍持续 2 小时，则患者已经进入难治性癫痫状态。此时，通常需要使用全身麻醉药，其目标是使患者进入暴发抑制状态（脑电图显示 10 秒的暴发间隔），达到所有癫痫发作活动被控制的水平。注意，此时需要进行辅助通气和使用血管加压药，并进行心血管监测。连续静脉注射麻醉治疗的初始药物包括巴比妥类（硫喷妥钠、戊巴比妥、苯巴比妥）、丙泊酚、咪达唑仑。戊巴比妥的负荷量为 5mg/kg 静脉推注，推注速率可高达 50mg/min，直至发作被控制，然后以 1～5mg/h 维持。类似地，硫喷妥钠以 2mg/kg 静脉推注，并以 3～5mg/（kg·h）维持。

（三）超难治性癫痫

如果全身静脉麻醉 24 小时后癫痫持续状态仍持续或复发，则患者处于超难治性癫痫状态，包括治疗减量或停止时的癫痫复发。此时，需加用更多标准治疗难治性癫痫的静脉注射或口服抗癫痫药物，希望通过药物的不同作用机制对癫痫持续状态产生影响。最有前景的附加或备用的抗癫痫药物包括左乙拉西坦、拉科酰胺和托吡酯。

危重患者有些特殊情况需要改变癫痫持续状态的处理策略。在肝衰竭患者中，需要经肝代谢的抗癫痫药的血药浓度会升高，也可因低蛋白血症（肝功能低下导致的）而导致蛋白结合性药物的（游离）浓度升高，例如苯妥英钠。肾衰竭也可导致低蛋白血症，以及使通过肾滤过排出的药物消除难度增加，如左乙拉西坦、加巴喷丁、普瑞巴林、托吡酯和戊巴比妥等。

ICU 使用了大量可潜在降低癫痫发作阈电位的药物。明确这些药物，并要谨慎用于癫痫患者或已处于癫痫持续状态的患者（见表 21-1）。

癫痫持续状态

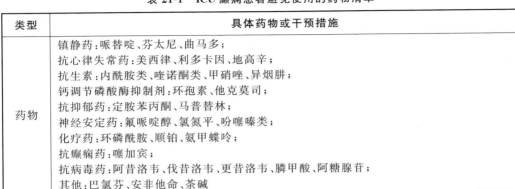

表 21-1　ICU 癫痫患者避免使用的药物清单

类型	具体药物或干预措施
药物	镇静药:哌替啶、芬太尼、曲马多; 抗心律失常药:美西律、利多卡因、地高辛; 抗生素:内酰胺类、喹诺酮类、甲硝唑、异烟肼; 钙调节磷酸酶抑制剂:环孢素、他克莫司; 抗抑郁药:定胺苯丙酮、马普替林; 神经安定药:氟哌啶醇、氯氮平、吩噻嗪类; 化疗药:环磷酰胺、顺铂、氨甲蝶呤; 抗癫痫药:噻加宾; 抗病毒药:阿昔洛韦、伐昔洛韦、更昔洛韦、膦甲酸、阿糖腺苷; 其他:巴氯芬、安非他命、茶碱

四、预　后

癫痫持续状态病例病死率相差很大,从 1.9％到 80％不等。癫痫持续状态的持续时间对死亡率有影响:在前 30 分钟成功治疗的患者,死亡率为 3％;而延迟 6 小时才成功治疗的患者,预后则逐渐变差。心搏或呼吸骤停后出现癫痫持续状态的患者,死亡率约为 70％。心搏骤停后 CNCSE 或 cMSE 的患者,即使已经完成低温治疗,预后也很差,近 100％的患者死亡或植物状态。

相信随着脑电图等神经电生理监测技术的不断发展进步与普及,尤其是量化脑电图可以将原始脑电图的大量数据在单个屏幕上生成易识别的趋势图,只要对 ICU 相关医护人员进行培训,就可以早期发现可能存在痉挛性癫痫持续状态或者非痉挛性癫痫持续状态的患者,同时也可以实时动态监测治疗过程,并个体化精确滴定治疗。对于有条件开展的单位,相信这将成为重症精确化神经电生理治疗的下一个里程碑式的基石。

参考文献

［1］肖波,周罗.癫痫最新临床诊疗指南:机遇与挑战并存.协和医学杂志,2017,8:122-126.

［2］Glauser T,Shinnar S,Gloss D,et al. Evidence-based guideline:treatment of convulsive status epilepticus in children and adults:report of the guideline Committee of the American Epilepsy Society. Epilepsy Currents,2016,16(1):48-61.

［3］Fisher RS,Cross JH,French JA,et al. Operational classification of seizure types by the International League Against Epilepsy:Position Paper of the ILAE Commission for Classification and Terminology. Epilepsia,2017,58(Suppl):522-530.

［4］Trinka E,Cock H,Hesdorffer D,et al. A definition and classification of status epilepticus-Report of the ILAE Task Force on Classification of Status Epilepticus. Epilepsia,2015,56(10):1515-1523.

［5］Krumholz A,Shinnar S,French J,et al. Evidence-based guideline:management of an unprovoked first seizure in adults：report of the guideline development Subcommittee of the American Academy of Neurology and the American Epilepsy Society. Neurology,2015,84(16)：1705-1713.

［6］Fisher RS，Acevedo C，Arzimanoglou A. et al. ILAE Official report：a practical clinical definition of epilepsy. Epilepsia,2014,55(4)：475-482.

［7］Morris GL，Gloss D，Buchhalter J，et al. Evidence-based guideline update：vagus nerve stimulation for the treatment of epilepsy：Report of the Guideline Development Subcommittee of the American Academy of Neurology. Neurology,2013,81(16)：1453-1459.

［8］Lowenstein DH，Alldredge BK. Status epilepticus. N Engl J Med,1998,338：97.

［9］DeLorenzo RJ，Pellock JM，Towne AR，et al. Epidemiology of status epilepticus. J Clin Neurophysiol,1995,12：316.

［10］Mayer SA，Claassen J，Lokin J，et al. Refractory status epilepticus：frequency，risk factors，and impact on outcome. Arch Neurol,2002,59：205.

［11］Holtkamp M，Othman J，Buchheim K，et al. Predictors and prognosis of refractory status epilepticus treated in a neurological intensive care unit. J Neurol Neurosurg Psychiatry,2005,76：534.

［12］Rathakrishnan R，Wilder-Smith EP. New onset refractory status epilepticus（NORSE）. J Neurol Sci,2009,284：220；author reply 220.

［13］Koubeissi M，Alshekhlee A. In-hospital mortality of generalized convulsive status epilepticus：a large US sample. Neurology,2007,69：886.

［14］Manno EM，Pfeifer EA，Cascino GD，et al. Cardiac pathology in status epilepticus. Ann Neurol,2005,58：954.

［15］Cooper AD，Britton JW，Rabinstein AA. Functional and cognitive outcome in prolonged refractory status epilepticus. Arch Neurol,2009,66：1505.

［16］Legriel S，Azoulay E，Resche-Rigon M，et al. Functional outcome after convulsive status epilepticus. Crit Care,Med,2010,38：2295.

［17］Chen DK，So YT，Fisher RS，Therapeutics and Technology Assessment Subcommittee of the American Academy of Neurology. Use of serum prolactin in diagnosing epileptic seizures：report of the Therapeutics and Technology Assessment Subcommittee of the American Academy of Neurology. Neurology,2005,65：668.

［18］Holtkamp M，Othman J，Buchheim K，et al. Diagnosis of psychogenic nonepileptic status epilepticus in the emergency setting. Neurology,2006,66：1727.

［19］Walker M. Status epilepticus：an evidence based guide. BMJ,2005,331：673.

［20］Reuber M，Evans J，Bamford JM. Topiramate in drug-resistant complex partial status epilepticus. Eur J Neurol ,2002,9：111.

［21］Alvarez V，Januel JM，Burnand B，et al. Second-line status epilepticus treatment：comparison of phenytoin，valproate，and levetiracetam. Epilepsia,2011,52：1292.

［22］Sinha SR. Quantitative EEG Analysis：Basics［M］. Springer International Publishing, 2017.

（第一版：赵　晖）

（第二版：黄柏生　康　德）

第二节　急性缺血性脑卒中

急性缺血性脑卒中,即急性脑梗死(acute ischemic stroke,AIS),是最常见的卒中类型,占我国脑卒中的 69.6%～70.8%。

病因分类

目前主要采用 TOAST 亚型分类标准,包括大动脉粥样硬化型(LAA)、心源性栓塞型(CE)、小动脉闭塞型(SAA)、其他明确病因型(SOE)和不明原因型(SUE)。急性期一般指发病后 2 周内;轻型,1 周内;重型,1 个月内。我国住院急性缺血性脑卒中患者在发病后 1 个月内的病死率约为 2.3%～3.2%;3 个月内的病死率为 9%～9.6%,致死/残疾率为 34.5%～37.1%;1 年内的病死率为 14.4%～15.4%,致死/残疾率为 33.4%～33.8%。

院前处理

对突然出现症状疑似脑卒中的患者,应进行简要评估和急救处理。接诊医院应构建急性脑卒中绿色通道,包括院前院内互联互通信息平台建设、院内信息系统支持、溶栓团队建立、检验科/放射科的协作以及流程设置。各组成部分对疑似卒中患者优先处理,快速反应。

卒中单元

院内构建包括急诊科、神经内科、神经外科、介入科、影像科、麻醉科、检验科、药房等多学科在内的卒中团队,还要有护理和辅助人员参与,采取轮班制,24 小时无缝对接,明确人员的职责,制定 AIS 病例规范准则,将人员的任务具体化。

急诊室识别

当患者突然出现以下任意一种症状时,应考虑脑卒中的可能:

(1)一侧肢体(伴或不伴面部)无力或麻木。

(2)一侧面部麻木或口角歪斜。

(3)说话不清或理解语言困难。

(4)双眼向一侧凝视。

(5)一侧或双眼视力丧失或模糊。

(6)眩晕伴呕吐。

(7)既往少见的严重头痛、呕吐。

(8)意识障碍或抽搐。

急诊处理流程

脑卒中急诊处理流程见图 21-2。急性脑梗死急诊急救关键时间推荐见表 21-2。

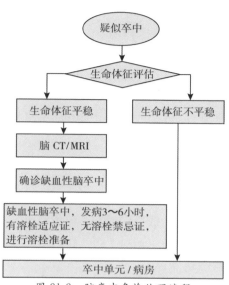

图 21-2　脑卒中急诊处理流程

表 21-2　急性脑梗死急诊急救关键时间推荐

项目	时间
派车时间(接听呼叫电话至派出救护车)	2 分钟内
出车时间(救护车接受指令到救护车出发)	2 分钟内
平均 EMS 反应时间(救护车到达现场时间)	15 分钟内
平均现场时间(急救人员在现场诊治患者的时间)	15 分钟内
急诊医生接诊、筛查、评估、开放静脉、抽取血样标本	10 分钟内
患者到院至开始急诊 CT 扫描	20 分钟内
接到血液标本至出化验报告	35 分钟内
患者到院至 CT 阅片、出报告	45 分钟内
完成知情同意书签署及给药的时间	15 分钟内
患者到院至溶栓治疗开始(DTN 时间)	60 分钟内

　　对疑似脑卒中患者进行快速诊断,尽可能在到达急诊室后 60 分钟内完成以下基本评估并做出如何治疗的决定。

　　(1)脑 CT/MRI。

　　(2)血流动力学、凝血功能、生化及心电图检查。

　　(3)NIHSS 评分(National Institutes of Health Stroke Scale,美国国立卫生研

究院卒中量表)。

(4)密切监护患者生命体征,包括体温、心脏监测、心脏病变处理、气道、呼吸、血压。

(5)紧急处理,包括对颅内高压、严重血压、血糖异常、体温异常、癫痫等的处理(参见本节内"急性期并发症的处理")。

(6)开启绿色通道,尽早、尽可能收入卒中单元/病房接受治疗。

卒中单元/病房

收治脑卒中患者的医院应尽可能建立卒中单元。所有急性缺血性脑卒中患者应尽早、尽可能收入卒中单元接受治疗。

卒中单元/病房的医师诊治步骤及流程如下:

(1)是否为卒中:出现疑似脑卒中的症状。

(2)是缺血性卒中还是出血性卒中:脑 CT/MRI。

(3)卒中严重程度:神经功能评分。

(4)是否适合溶栓治疗:参见溶栓治疗适应证、禁忌证。

(5)适合静脉溶栓者:完成溶栓前准备,与患者及其家属谈话签署知情同意书后进行静脉溶栓治疗,严密监测生命体征及神经功能。

(6)适合血管内介入治疗:联系介入医师及介入室,完成术前准备,与患者及其家属谈话签署知情同意书后进行血管内介入治疗,严密监测生命体征及神经功能。

(7)不适合溶栓者:在卒中单元/病房接受综合治疗。

(8)病因分型。

根据上述规范的诊断流程进行诊断(见图 21-3)。

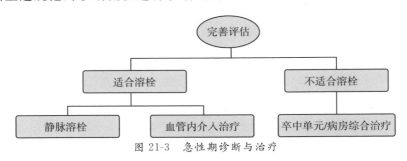

图 21-3 急性期诊断与治疗

一、评估与诊断

对所有疑似脑卒中的患者应进行头颅平扫 CT/MRI 检查。在溶栓等治疗前,应进行头颅平扫 CT/MRI 检查,排除颅内出血。

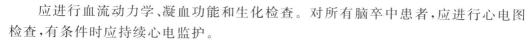

应进行血流动力学、凝血功能和生化检查。对所有脑卒中患者,应进行心电图检查,有条件时应持续心电监护。

应用 NIHSS 量表评估病情程度。应进行血管病变检查。但在起病早期,应尽量避免因此类检查而延误溶栓时机。

1. 诊断标准

(1)急性起病。

(2)局灶神经功能缺损,少数为全面神经功能缺损。

(3)症状持续时间不限(有影像学显示责任病灶),或持续 24 小时以上。

(4)排除非血管性病因。

(5)脑 CT/MRI 检查排除脑出血。

2. 病因分型

TOAST 病因分型包括大动脉粥样硬化型、心源性栓塞型、小动脉闭塞型、其他明确病因型和不明原因型。

二、一般处理

1. 呼吸与吸氧

必要时吸氧,应维持血氧饱和度>94%。对气道功能严重障碍者,应给予气道支持(气管插管或切开)及辅助呼吸。无低氧血症的患者不需常规吸氧。

2. 心脏监测与心脏病变处理

脑梗死后 24 小时内应常规进行心电图检查。根据病情,有条件时应持续心电监护 24 小时或以上,以便早期发现阵发性心房纤颤或严重心律失常等心脏病变。避免或慎用增加心脏负担的药物。

3. 体温控制

对体温升高的患者,应寻找和处理发热原因。如存在感染,应给予抗生素治疗。对体温>38℃的患者,应予以退热措施。

4. 血压控制

(1)对准备溶栓者,应控制血压,使收缩压<180mmHg、舒张压<100mmHg。

(2)对缺血性脑卒中后 24 小时内血压升高的患者,应进行详细评估和监测。对血压持续升高(收缩压≥200mmHg 或舒张压≥110mmHg)或伴有严重心功能不全、主动脉夹层、高血压脑病的患者,可予以降压治疗,并严密监测血压变化。

(3)对未接受静脉溶栓而计划进行动脉内治疗的患者,应将血压控制在收缩压

急性缺血性脑卒中

＜180mmHg、舒张压＜100mmHg。血管开通后,对于高血压患者,将血压控制在比基础血压低 20～30mmHg,但血压不应低于 90/60mmHg。

(4)脑卒中后,若病情稳定,血压持续≥140/90mmHg,无禁忌证,则可于起病数天后恢复使用发病前所服用的降压药物或开始启动降压治疗。对收缩压≥200mmHg 或舒张压≥110mmHg、未接受静脉溶栓及血管内治疗、无须紧急降压处理的严重合并症的患者,可在发病后 24 小时内将血压降低 15％。

(5)对于卒中后发生低血压的患者,应寻找原因并处理,必要时可采取扩容升压的措施。可静脉输注 0.9％氯化钠溶液以纠正低血容量,处理可能引起心排血量减少的心脏问题。

5.血糖

当血糖水平超过 10mmol/L 时,可给予胰岛素治疗。应加强血糖监测,血糖值可控制在 7.7～10mmol/L。当血糖低于 3.3mmol/L 时,可给予 10％～20％葡萄糖液口服或注射治疗。

6.营养支持

正常经口进食者无须额外补充营养。对不能正常经口进食者,可予以鼻饲;对持续长时间不能正常经口进食者,可行胃造口管饲补充营养。

三、特异性治疗

1.血流再灌注治疗

(1)静脉溶栓:对缺血性脑卒中发病 4.5 小时内的患者,按适应证和禁忌证筛选,尽快静脉给予 rtPA 溶栓治疗。使用方法:rtPA 0.9mg/kg(最大剂量为 90mg)静脉滴注,其中 10％在最初 1 分钟内静脉推注,其余持续静脉滴注 1 小时,用药期间及用药 24 小时内应严密监护患者。影像学指导下的静脉溶栓时间窗可延长至9 小时。如没有条件使用 rtPA,且发病在 6 小时内,可考虑静脉给予尿激酶。使用方法:尿激酶 100 万～150 万 U,溶于 100～200mL 生理盐水,持续静脉滴注 30 分钟,其间应严密监护患者。

(2)血管内介入治疗:①不管是静脉溶栓还是血管内治疗,都不应有任何延误。②发病 6 小时内前循环大脑动脉闭塞导致严重卒中(NIHSS 评分大于 6 分)、ASPECT 评分 6 分以上的患者,可在有条件的医院进行血管内治疗。发病 6～24小时的前循环大动脉闭塞,可在神经影像学指导下进行血管内治疗。③发病 24 小时内的后循环大动脉闭塞导致的严重卒中且不适合静脉溶栓的患者,可在有条件的医院进行血管内治疗。④机械取栓在有明确适应证、排除禁忌证和有效技术保障的情况下,应尽快实施。⑤对静脉溶栓无效的前循环大动脉闭塞患者,可进行补救性动脉溶栓或机械取栓(发病24小时内)。

2. 抗血小板

(1)对不符合溶栓适应证且无禁忌证的缺血性脑卒中患者,应在发病后尽早给予口服阿司匹林150～300mg/d;急性期后可改为预防剂量(50～150mg/d)。

(2)对溶栓治疗者,阿司匹林、氯吡格雷、替格瑞洛、西洛他唑等抗血小板药物应在溶栓24小时后复查头颅CT、排除脑出血后开始使用。

(3)对不能耐受阿司匹林者,可考虑选用氯吡格雷、替格瑞洛、西洛他唑等抗血小板治疗。

3. 抗凝

对大多数急性缺血性脑卒中患者,不推荐无选择地早期进行抗凝治疗。关于少数特殊患者的抗凝治疗,可在谨慎评估风险/效益比后慎重选择。特殊情况下溶栓后还需抗凝治疗的患者,应在溶栓24小时后复查头颅CT、排除脑出血后使用抗凝剂。

4. 降纤

对不适合溶栓并经过严格筛选的脑梗死患者,特别是高纤维蛋白血症患者,可选用降纤治疗。

5. 扩容

对一般缺血性脑卒中患者,不推荐扩容。对低血压或脑血流低灌注所致的急性脑梗死(如分水岭梗死)患者,可考虑扩容治疗,但应注意扩容治疗可能加重脑水肿、心功能衰竭等并发症。

6. 扩张血管

对一般缺血性脑卒中患者,不推荐扩血管治疗。

四、急性期并发症的处理

1. 脑水肿与颅内压增高

患者卧床,可将床头抬高至$20°～45°$。避免和处理引起颅内压增高的因素。可静脉滴注甘露醇;必要时也可用甘油果糖或呋塞米等。

对于发病48小时内,60岁以下的恶性大脑中动脉梗死伴严重颅内压增高、小脑大面积梗死压迫脑干的患者,可进行外科干预。

2. 梗死后出血(出血转化)

症状性出血转化：停用抗栓(抗血小板、聚集、抗凝)；对需要抗栓治疗的患者，可于症状性出血转化病情稳定后 10 天至数周复查头颅 CT 后开始抗栓治疗；对再发血栓风险相对较低或全身情况较差者，可用抗血小板药物代替华法林；对出血量大、出现脑疝压迫者，可进行外科干预。

3. 癫痫

不推荐预防性应用抗癫痫药物。孤立发作一次或急性期癫痫发作控制后，不建议长期使用抗癫痫药物。对于卒中后 2～3 个月再发的癫痫，建议按癫痫常规治疗进行长期药物治疗。对于卒中后癫痫持续状态，按癫痫持续状态治疗原则处理。

4. 吞咽困难

建议于患者进食前采用饮水试验进行吞咽功能评估。对吞咽困难、短期内不能恢复者，可早期安置鼻胃管进食。对吞咽困难、长期不能恢复者，可行胃造口进食。

5. 肺炎

早期评估、处理吞咽困难和误吸问题，对意识障碍患者应特别注意预防肺炎。对疑有肺炎的发热患者，应给予抗生素治疗，但不推荐预防性应用抗生素。

6. 深静脉血栓形成和肺栓塞

鼓励患者尽早活动，抬高下肢；尽量避免下肢(尤其瘫痪侧)静脉输液；标准实施深静脉血栓及肺栓塞预防措施。对于已发生深静脉血栓或肺栓塞，并且无抗凝和溶栓禁忌的患者，首先建议肝素抗凝治疗；对症状无缓解患者，可给予溶栓治疗。

rtPA 静脉溶栓的适应证、禁忌证及相对禁忌证等见表 21-3 至表 21-5。

表 21-3　3 小时内 rtPA 静脉溶栓的适应证、禁忌证及相对禁忌证

适应证/禁忌证	具体情况
适应证	1.有缺血性卒中导致的神经功能缺损症状。 2.症状出现时间＜3 小时。 3.年龄≥18 岁。 4.患者或其家属签署知情同意书
禁忌证	1.颅内出血(包括脑实质出血、脑室内出血、蛛网膜下腔出血、硬膜下/外血肿等)。 2.既往颅内出血史。 3.近 3 个月有重大头颅外伤史或卒中史。 4.颅内肿瘤、巨大颅内动脉瘤、动静脉畸形。 5.近期(3 个月)有颅内或椎管内手术。 6.活动性内脏出血。 7.主动脉弓夹层。 8.近 1 周内有在不易压迫止血部位的动脉穿刺。 9.血压升高:收缩压≥180mmHg 或舒张压≥100mmHg 10.有急性出血倾向,包括血小板计数低于 $100×10^9/L$ 或其他情况。 11.在 48 小时内接受过肝素治疗。 12.已口服抗凝剂,INR＞1.7 或 PT＞15 秒。 13.在 48 小时内使用凝血酶抑制剂或 Ⅹa 因子抑制剂,各种敏感的实验室检查异常(如 APTT、INR、血小板计数、ECT;TT 或恰当的 Ⅹa 因子活性测定等)。 14.血糖＜2.7mmol/L。 15.CT 检查提示多脑叶梗死(低密度影＞1/3 大脑中动脉供血区)
相对禁忌证	下列情况需谨慎考虑和权衡溶栓的风险与获益(即虽然存在一项或者多项相对禁忌证,但并非绝对不能溶栓): 1.轻型非致残性卒中。 2.症状快速改善的卒中。 3.癫痫性发作后出现的神经功能损害症状(与此次卒中发生相关)。 4.近 2 周有大型外科手术。 5.近 3 周内有胃肠或泌尿系统出血。 6.近 3 个月内有心肌梗死。 7.孕产妇。 8.痴呆。 9.既往疾病遗留较重神经功能残疾。 10.未破裂未经治疗的动静脉畸形,颅内小动脉瘤(动脉瘤直径＜10mm)。 11.少量脑内微出血(1~10 个)。 12.使用违禁药物。 13.类卒中

注:rtPA:重组组织型纤溶酶激活剂;INR:国际标准化比值;APTT:活化部分凝血活酶时间;ECT:蛇静脉酶凝结时间;TT:凝血酶时间。

急性缺血性脑卒中

表 21-4　3～4.5 小时内 rtPA 静脉溶栓的适应证、禁忌证及相对禁忌证

适应证/禁忌证	具体情况
适应证	1.缺血性卒中导致的神经功能缺损。 2.症状出现 3～4.5 小时。 3.年龄≥18 岁。 4.患者或其家属签署知情同意书
禁忌证	同表 21-3
相对禁忌证	在表 21-3 的基础上补充： 1.使用抗凝药,不考虑 INR 水平。 2.严重卒中(NIHSS 评分>25 分)。 3.年龄>80 岁。 4.有糖尿病和缺血性卒中病史

注:NIHSS:美国国立卫生研究院卒中量表;INR:国际标准化比值。

表 21-5　6 小时内尿激酶静脉溶栓的适应证、禁忌证及相对禁忌证

适应证/禁忌证	具体情况
适应证	1.缺血性卒中导致的神经功能缺损。 2.症状出现的时间<6 小时。 3.年龄 18～80 岁。 4.意识清楚或嗜睡。 5.脑 CT 无明显早期脑梗死低密度改变。 6.患者或其家属签署知情同意书
禁忌证	同表 21-4

五、静脉溶栓的监护及处置

1.将患者收入重症监护病房或卒中单元进行监护。

2.定期进行血压和神经功能检查(见图 21-4 和图 21-5)。在静脉溶栓治疗中及结束后 2 小时内,每 15 分钟进行一次血压测量和神经功能评估;然后每 30 分钟 1 次,持续 6 小时;以后每小时 1 次,直至治疗后 24 小时。

3.如出现严重头痛、高血压、恶心或呕吐,或神经症状体征恶化,应立即停用溶栓药物并行脑 CT 检查。

4.如收缩压≥180mmHg 或舒张压≥100mmHg,应增加血压监测次数,并给予降压药物。

5.在病情允许的情况下,应延迟安置鼻饲管、导尿管级动脉内测压管。

6.溶栓 24 小时后,在给予抗凝药物或抗血小板药物前应复查颅脑 CT/MRI。

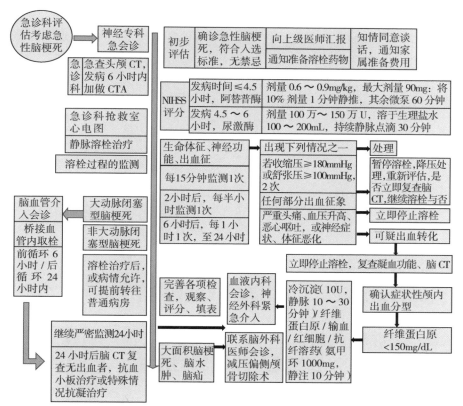

图 21-4 急性脑梗死急诊流程

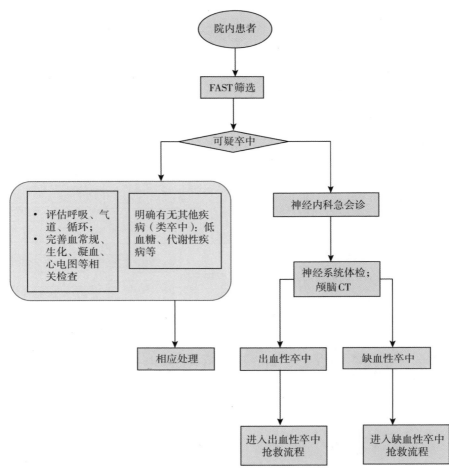

图 21-5　院内发生急性卒中处理流程

参考文献

[1] 国家"九五"攻关课题协作组.急性脑梗死六小时以内的静脉溶栓治疗.中华神经科杂志，2002，35(4)：210-213.

[2] 郝子龙,刘鸣,李伟,等.成都卒中登记方法及3123例患者基本特征和功能结局.中华神经科杂志,2011,44(12)：826-831.

[3] 脑卒中患者临床神经功能缺损程度评分标准(1995).中华神经科杂志,1996，29(6)：381-383.

[4] 谭燕,刘鸣,王清芳,等.脑卒中急性期血压与预后的关系.中华神经科杂志,2006,39(1)：10-15.

[5] 杨璐萌,程忻,凌倚峰,等.急性缺血性卒中静脉溶栓前是否需等待血小板计数和凝血功能指标.中华神经科杂志，2014，47(7)：464-468.

[6] 中华医学会神经病学分会，中华医学会神经病学分会脑血管病学组.中国脑血管病影像运用指南.中华神经科杂志，2016，49(3)：164-181.

[7] 中华医学会神经病学分会,中华医学会神经病学分会脑血管病学组.中国急性缺血性脑卒中诊治指南2014.中华神经科杂志,2015,48(4)：246-257.

[8] 中华医学会神经病学分会,中华医学会神经病学分会神经血管介入协作组,急性缺血性脑卒中介入诊疗指南撰写组.中国急性缺血性脑卒中早期血管内介入诊疗指南.中华神经科杂志,2015,48(5)：356-361.

[9] Adams HP Jr, Bendixen BH, Kappelle LJ, et al. Classification of subtype of acute ischemic stroke. Definitions for use in a. multicenter clinical trial. TOAST. Trial of Org 10172 in Acute Stroke Trealmentf. Stroke，1993，24(1)：35-41.

[10] Albers GW, Maiks MP, Kemp S, et al. Thrombectomy for stroke at 6—16 hours with selection by perfusion imaging. N Engl J Med，2018，378(8)：708-718.

[11] Albers GW，Thijs VN，Wechsler L，et al.；DEFUSE Investigators. Magnetic resonance imaging profiles predict clinical response to early reperfusion：the diffusion and perfusion imaging evaluation for understanding stroke evolution (DEFUSE)study. Ann Neurol，2006，60(5)：508-517.

[12] Bang OY, Goyal M, Liebeskind DS. Collateral circulation in ischemic stroke：assessment tools and therapeutic strategies. Stroke，2015，46 (11)：3302-3309.

[13] Barlinn J, Gerber J, Barlinn K, et al. Acute endovascular treatment delivery to ischemic stroke patients transferred within a telestroke network：a retrospective observational study. Int J Stroke，2017，12 (5)：502-509.

[14] Barreto AD, Ford GA, Shen L, et al. Randomized, mullicenter trial of ARTSS-2 (Argatroban With Recombinant Tissue Plasminogen Activator for Acute Stroke). Stroke，2017，48 (6)：1608-1616.

[15] Bruno A, Kent TA, Coull BM, et al. Treatment of hyperglycemia in ischemic stroke (THIS)：a randomized pilot trial. Stroke，2008，39 (2)：384-389.

[16] CAST (Chinese Acute Stroke Trial)Collaborative Group. CAST：a randomized placebo-controlled trial of early aspirin use in 20,000 patients with acute ischaemic stroke. Lancet，1997，349

(9066)：1641-1649.

[17] Chang TS，Jensen MB．Haemodilution for acute ischaemic stroke．Cochrane Database Syst Rev，2014，(8)：CD000103.

[18] Cui LY，Li SW，Lyu CZ，et al．The multicentric randomized study of dl-3-butylphthalide in the treatment of acute moderate ischemic stroke．Chin J Cerebravasc Dis，2005,2(3)：112-115.

[19] Cui LY，Li SW，Zhang WW，et al．Effects of dl-3-butylphthalide soft capsules on treatment of acute ischemic stroke：multi-center，randomized，double-blind，double-dummy and aspirin-control study．Chin J Neurol，2008，41(11)：727-730.

[20] Cui LY，Liu XQ，Zhu YC，et al．Effects of dl-3-Butylphthalide on treatment of acute ischemic stroke with moderate symptoms：a multi-center，randomized，double-blind，placebo-control trial．Chin J Neurol，2005，38(4)：251-254.

[21] Cui LY，Zhu YC，Gao S，et al．Ninety-day administration of dl-3-n-butylphthalide for acute ischemic stroke：a randomized，double-bHnd trial．Chin Med J，2013，126 (18)：3405-3410.

[22] Demaerschalk BM，Kleindorfer DO，Adeoye OM，et al．Scientific rationale for the inclusion and exclusion criteria for intravenous alleplase in acute ischemic stroke：a statement for healthcare professionals from the American Heart Association/American Stroke Association．Stroke，2016，47 (2)：581-641.

[23] Easton JD，Saver JL，Albers GW，et al．Definition and evaluation of transient ischemic stroke：a scientific statement for healthcare professionals from the American Heart Association/ American Stroke Association Stroke Council；Council on Cardiovascular Surgery and Anesthesia；Council on Cardiovascular Radiology and Intervention；Council on Cardiovascular Nursing；and the Interdisciplinary-Council on Peripheral Vascular Disease：The American Academy of Neurology affirms the value of this statement as an educational tool for neurologists．Stroke，2009，40(6)：2276-2293.

[24] Ekundayo OJ，Saver JL，Fonarow GC，et al．Patterns of emergency medical services use and its association with timely．stroke．treatment：findings from Get With The Guidelines-Stroke．Circ Cardiovasc Qual Outcomes，2013，6(3)：262-269.

[25] Fong WC，Ismail M，Lo JW，et al．Telephone and teleradiology-guided thrombolysis can achieve similar outcome asthrombolysis by neurologist on-site．J Stroke Cerebrovasc Dis，2015，24 (6)：1223-1228.

[26] Foster-Goldman A，McCarthy D．Angioedema from recombinant TPA administration：case report and pathophysiology review．Am J Ther，2013，20(6)：691-693.

[27] Furlan A，Higashida R，Wechsler L，et al．Intra-arterial prourokinase for acute ischemic stroke．The PROACTD study：a randomized controlled trial．Prolyse in acute cerebral thromboembolism．JAMA，1999，282(21)：2003-2011.

[28] Gorski EM，Schmidt MJ．Orolingual angioedema with aiteplase administration for treatment of acute ischemic stroke．J Emerg Med，2013，459 (1)：e25-26.

[29] Goyal M，Menon BK，Zwam WH，et al. Endovascular thrombectomy after large-vessel ischaemic stroke：a meta-analysis of individual patient data from five. randomised trials. Lancet，2016，387 (10029)：1723-1731.

[30] Hacke W，Albers G，Al-Rawi Y，et al.；for the DIAS Study Group. The Desmoteplase in acute ischemic stroke trial (DIAS)：a. phase U MRI-based 9-hour window acute stroke thrombolysis trial with intravenous desmoteplase. Stroke，2005，36 (1)：66-73.

[31] Hacke W，Donnan G，Fieschi C，et al.；ATLANTIS Trials Investigators；ECASS Trials Investigators；NINDS rt-PA Study Group Investigators. Association of outcome with early stroke treatment：pooled analysis of ATLANTIS，ECASS，and NINDS rt-PA stroke trials. Lancet，2004，363(9411)：768-774.

[32] Hacke W，Furlan AJ，Al-Rawi Y，et al. Intravenous desmoteplase in patients with 216 acute ischaemic stroke selected by MRI perfusion-diffusion weighted imaging or perfusion CT (DIAS-2)：a prospective，randomised，double-blind，placebo-controlled study. Lancet Neurol，2009，8(2)：141-150.

[33] Hacke W，Kaste M，Bluhmki E，et al. Thrombolysis with aiteplase 3 to 4.5 hours after acute ischemic stroke. N Engl J Med，2008，359 (13)：1317-1329.

[34] Hao ZL，Liu M，Li W，et al. Basic characteristics and functional outcomes of consecutive 3，123 patients in Chengdu stroke registry. Chin J Neurol，2011，44(12)：826-831.

[35] He J，Zhang Y，Xu T，et al. Effects of immediate blood pressure reduction on death and major disability in patients with acute ischemic stroke：the CATIS randomized clinical trial. JAMA，2014，311(5)：479489.

[36] Huang Y，Wang JG，Wei JW，et al. Age and gender variations in the management of ischaemic stroke in China. Int J Stroke，2010，5(5)：351-359.

[37] International Stroke Trial Collaborative Group. The International Stroke Trial (IST)：a randomised trial of aspirin，subcutaneous heparin，both，or neither among 19435 patients with acute ischaemic stroke. Lancet，1997，349(9065)：1569-1581.

[38] IST-3 collaborative group，Sandercock P，Wardlaw JM，et al. The benefits and harms of intravenous thrombolysis with recombinant tissue plasminogen activator within 6 h of acute ischaemic stroke (the third international stroke trial [IST-3])：a randomised controlled trial. Lancet，2012，379 (9834)：2352-2363.

[39] Jauch EC，Saver JL，Adams HP Jr，on behalf of the American Heart Association Stroke Council；Council on Cardiovascular Nursing；Council on Peripheral Vascular Disease；Council on Clinical Cardiology. Guidelines for the early management of patients with acute ischemic stroke：a guideline for healthcare professionals from the American Heart Association/American Stroke Association. Stroke，2013，44 (3)：870-947.

[40] Johnston SC，Easton JD，Farrant M，et al. Clopidogrel and aspirin in acute ischemic stroke and high-risk TIA. N Engl J Med，2018，379(3)：215-225.

急
性
缺
血
性
脑
卒
中

[41] Josephson SA，Hills NK，Johnston SC. NIH Stroke Scale reliability in ratings from a large sample of clinicians. Cerebrovasc Dis，2006，22(5-6)：389-395.

[42] LaMonte MP，Nash ML，Wang DZ，et al. Argatroban anticoagulation in patients with acute ischemic stroke（ARGIS-1）：a randomized，placebo-controlled safety study. Stroke，2004，35(7)：1677-1682.

[43] Lee M，Hong KS，Saver JL. Efficacy of intra-arterial fibrinolysis for acute ischemic stroke：meta-analysis of randomized controlled trials. Stroke，2010，41(5)：932-937.

[44] Lees KR，Emberson J，Blackwell L，et al. Effects of aiteplase for acute stroke on the distribution of functional outcomes：a pooled analysis of 9 trials. Stroke，2016，47（9）：2373-2379.

[45] Li CS，Min Z，Zhan YQ，et al. Use of laser speckle imaging to study effects of urinary kallidinogenase on cerebral blood flow following cerebral infarction in rats. Chin J Neurol，2010，43（10）：732-736.

[46] Lindenstrom E，Boysen G，Christiansen LW，et al. Reliability of scandinavian stroke scale. Cerebrovasc Dis，1991，1(2)：103-107.

[47] Lu XL，Luo D，Yao XL，et al. Dl-3n-Butylphthalide promotes angiogenesis via the extracellular signal-regulated kinase 1/2 and phosphatidylinositol 3-kinase/Akt-endothelial nitric oxide synthase signaling pathways. J Cardiovase Pharmacol，2012，59(4)：352-362.

[48] Lyden P，Brott T，Tilley B，et al. Improved reliability of the NIH Stroke Scale using video training. NINDS tPA Stroke. Study Group. Stroke，1994，25(11)：2220-2226.

[49] Lyden P，Raman R，Liu L，et al. National Institutes of Health Stroke Scale certification is reliable across multiplevenues. Stroke，2009，40(7)：2507-2511.

[50] Nogueira RG，Jadhav AP，Haussen DC，et al. Thrombectomy 6-24 hours after stroke with a mismatch between deficit and infarct. N Engl J Med，2018，378(1)：11-21.

[51] Powers WJ，Derdeyn CP，Biller J，et al. 2015 American Heart Association/American Stroke Association focused update of the 2013 guidelines for the early management of patients with acute ischemic stroke regarding endovascular treatment：a guideline for healthcare professionals from the American Heart Association/American Stroke Association. Stroke，2015，46(10)：3020-3035.

[52] Powers WJ，Rabinstein AA，Ackerson T，et al. 2018 Guidelines for the early management of patients with acute ischemic. Stroke. A guideline for healthcare professionals from the American Heart Association/American Stroke Association. Stroke，2018，49(3)：e46-e110.

[53] Sandercock PA，Counsell C，Kamal AK. Anticoagulants for acute ischaemic stroke J/CD u. Cochrane Database Syst Rev，2008：CD000024.

[54] Sandercock PA，Counsell C，Kane EJ. Anticoagulants for acute ischaemic stroke. Cochrane Database Syst Rev，2015，(3)：CD000024.

[55] Scott JF，Robinson GM，French JM，el al. Glucose potassium insulin infusions in the treatment of acute stroke patients with mild to moderate hyperglycemia：the Glucose Insulin in Stroke Trial（GIST）. Stroke，1999，30(4)：793-799.

［56］Shuaib A，Butcher K，Mohammad A，et al. Collateral blood vessels in acute ischaemic stroke：a potential therapeutic target. Lancet Neurol，2011，10(10)：909-921.

［57］Singletary EM，Charlton NP，Epstein JL，et al. Part 15：first aid：2015 American Heart Association and American Red Cross. Guidelines update for first aid. Circulation，2015，132（18 Suppl 2)：S574-S589.

［58］Stroke Unit Trialists* Collaboration. Organised inpatient（ stroke unit）care for stroke. Cochrane Database. Syst Rev，2013，9：CD000197.

［59］Tan Y，Liu M，Wang QF，et al. Blood pressure and prognosis in patients with acute stroke. Chin J Neurol，2006 ，39(1)：10-15.

［60］The National Institute of Neurological Disorders and Stroke rt-PA Stroke Study Group. Tissue plasminogen activator for acute ischemic stroke. N Engl J Med，1995，333 (24)：1581-1587.

［61］Thomalla G，Simonsen CZ，Boutitie F，et al. MRI-guide thrombolysis for stroke with unknown time of onset. N Engl J Med，2018，379(7)：611-622.

［62］Tikhonoff V，Zhang H，Richart T，et al. Blood pressure as a prognostic factor after acute stroke. Lancet Neurol，2009，8(10)：938-948.

［63］Wang D，Liu J，Liu M，et al. Patterns of stroke between university hospitals and nonuniversity hospitals in mainland China：prospective multicenter hospital-based registry study. World Neurosurg，2017，98：258-265.

［64］Wang W，Jiang B，Sun H，et al. Prevalence，incidence，and mortality of stroke in China：results from a nationwide population-based survey of 480,687 adults. Circulation，2017，135(8)：759-771.

［65］Wang Y，Wang Y，Zhao X，et al. ；CHANCE Investigators. Clopidogrel with aspirin in acute minor stroke or transient ischemic attack. N Engl J Med，2013，369(1)：11-19.

［66］Wang Z，Li J，Wang C，et al. Gender differences in 1-year clinical characteristics and outcomes after stroke：results from the China National Stroke Registry. PLoS One，2013，8 (2)：e56459.

［67］Wardlaw JM，Murray V，Berge E，et al. Recombinant tissue plasminogen activator for acute ischaemic stroke：an updated systematic review and meta-analysis. Lancet，2012，379 (9834)：2364-2372.

［68］Whiteley WN，Adams HP Jr，Bath PM，et al. Targeted use of heparin，heparinoids，or low-molecular-weight heparin to improve outcome after acute ischaemic stroke：an individual patient data meta-analysis of randomised controlled trials. Lancet Neurol，2013，12 (6)：539-545.

［69］World Health Organization. ICD-11 for mortality and morbidity statistics (2018). 8B11. Cerebral Ischemic stroke. ［2018-6-20］. https：//icd. who. int/browse! 1/1-m/en＃/.

［70］World Stroke Organization. Clinical practice guideline development across the stroke continuum of care：OLj. ［ 2015-1-27］. http：//www. world-stroke，org/images/guidelines. pdf.

［71］Xiong Z，Lu W，Zhu L，et al. Dl-3-n-butylphthalide treatment enhances hemodynamics and

急
性
缺
血
性
脑
卒
中

ameliorates memory deficits in rats with chronic cerebral hypoperfusion. Front Aging Neurosci，2017，9：238.

［72］Xu E，Miu XQ，Lin QY，et al. Effect of human urinary kallikrein on cerebral blood flow in patients with acute cerebral infarction by magnetic resonance imaging. Chin J Cerebravasc Dis，2009，6(3)：124-128.

［73］Yang LM，Cheng X，Ling YF，et al. Is it necessary to wait for platelet count and coagulation results before intravenous thrombolysis in acute ischemic stroke? Chin J Neurol，2014，47(7)：464468.

［74］Yi X，Lin J，Wang C，et al. Low-molecular-weight heparin is more effective than aspirin in preventing early neurologic deterioration and improving six-month outcome. J Stroke Cerebrovasc Dis，2014，23(6)：1537-1544.

［75］Yong M，Kaste M. Dynamic of hyperglycemia as a predictor of stroke outcome in the ECASS-Ⅱ trial. Stroke，2008，39 (10)：2749-2755.

（第二版：杨玉燕　郑清江　康　德）

第三节 自发性蛛网膜下腔出血

颅内血管破裂后,血液流入蛛网膜下腔,被称为蛛网膜下腔出血(subarachnoid hemorrhage,SAH)。临床上,将 SAH 分为外伤性与非外伤性两大类。非外伤性 SAH,又称自发性 SAH,是一种常见且致死率极高的疾病,年发病率为(1~27)/10 万,不同地区发病率不同,女性发病率高于男性,且发病风险随着年龄的增加而增加。

一、病 因

病因中,颅内动脉瘤破裂出血最常见,约占全部病例的 85%,动静脉畸形占 4%~5%,亦较常见颈段或上胸段脊髓动静脉畸形、中脑周围非动脉瘤性蛛网膜下腔出血(perimesencephalic nonaneurysmal subarachnoid hemorrhage,PNSH);其次为烟雾病、高血压动脉硬化、血管畸形、硬脑膜动-静脉瘘(dural arteriovenous,DAVF)、血液病、硬脑膜静脉窦血栓、颅内肿瘤卒中、凝血功能障碍、吸食可卡因和垂体卒中等。

二、诊 断

(一)临床表现

对于突发的、迅速达到顶峰的剧烈头痛,应谨慎鉴别 SAH。患者常在体力劳动或激动时发病,主要表现为突然剧烈头痛,可伴恶心、呕吐、癫痫和脑膜刺激征,严重者可有意识障碍甚至很快死亡。少数病例表现不典型且头痛不严重,易导致诊断延误。

(二)影像学检查

首选头颅 CT 扫描。可选择头颅 CTA、DSA、增强 CT/MR 等检查,进一步明确出血原因。

(三)诊断和鉴别诊断

若突发剧烈头痛,并伴有恶心、呕吐、意识障碍、癫痫、脑膜刺激征阳性及头颅 CT 检查发现蛛网膜下腔呈高密度影,即可确诊 SAH。若头痛不严重,脑膜刺激征不明显,头颅 CT 检查未发现异常,但仍怀疑 SAH,则应尽早行腰椎穿刺检查;若腰椎穿刺结果提示为均匀血性脑脊液,亦可确诊 SAH。SAH 需要与脑膜炎、偏头痛发作鉴别。急性发病疑似 SAH 患者的临床诊断流程见图 21-6。

自发性蛛网膜下腔出血

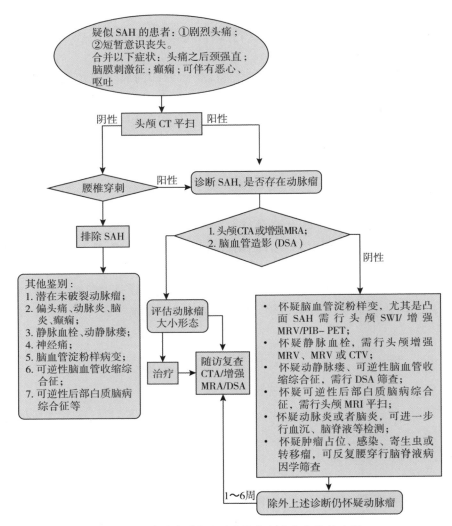

图 21-6　急性发病疑似 SAH 患者的临床诊断流程

(四)病情评估和临床分级

　　SAH 患者的临床分级评分标准有多个版本,包括 Hunt-Hess 量表(见表 21-6)、改良 Fisher 量表(主要评估血管痉挛的风险,见表 21-7)、格拉斯哥昏迷量表(GCS)等。判断 SAH 患者预后常使用格拉斯哥预后评分、世界神经外科医师联盟(World Federation of Neurological Surgeons,WFNS)量表以及动脉瘤性 SAH 入院患者预后(Prognosis on Admission of Aneurysmal Subarachnoid Haemorrhage,PAASH)量表(见表 21-8)评分。

表 21-6 Hunt-Hess 量表

分数	临床表现
1	无症状或轻度头痛和轻度颈强直
2	颅神经麻痹(Ⅲ、Ⅳ),中、重度头痛,颈强直
3	轻度局灶性神经功能缺失,嗜睡或意识模糊
4	木僵,中至重度偏侧不全麻痹,早期去脑强直
5	深昏迷,去脑强直,濒死状态

注:若有严重全身疾病,如高血压、糖尿病、严重动脉硬化、慢性阻塞性肺病及动脉造影显示有严重血管痉挛,加一级。

表 21-7 改良 Fisher 量表

CT 表现	血管痉挛风险(%)
未见出血或仅脑室内出血或实质内出血	3
仅见基底池出血	14
仅见周边脑池或侧裂池出血	38
广泛蛛网膜下腔出血伴脑实质出血	57
基底池和周边脑池、侧裂池较厚积血	57

表 21-8 WFNS 和 PAASH 量表

等级		标准	预后不良的比例(%)	OR 值
WFNS	Ⅰ	GCS 15	14.8	—
	Ⅱ	GCS 13～14 且没有神经功能缺失	29.4	2.3
	Ⅲ	GCS 13～14 伴有神经功能缺失	52.6	6.1
	Ⅳ	GCS 7～12	58.3	7.7
	Ⅴ	GCS 3～6	92.7	69.0
PAASH	Ⅰ	GCS 15	14.8	—
	Ⅱ	GCS 11～14	41.3	3.9
	Ⅲ	GCS 8～10	74.4	16.0
	Ⅳ	GCS 4～7	84.7	30.0
	Ⅴ	GCS 3	93.0	84.4

注:WFNS,世界神经外科医师联盟;PAASH,动脉瘤性蛛网膜下腔出血入院患者预后;GCS,格拉斯哥昏迷量表。

(五)SAH 处理流程

1. 一般处理

(1)持续生命体征监测,监测神志、瞳孔变化、GCS 评分、Hunt-Hess 分级。Hunt-Hess 分级≥Ⅲ级的患者宜收入 NICU 或其他具备条件的 ICU 予以观察治疗。

(2)心脏监测与病变处理(同缺血性卒中)。

(3)体温管理(同缺血性卒中)。

(4)血压管理。

(5)病因治疗前(动脉瘤处理前),注意监测血压,保持收缩压<160mmHg 和平均动脉压>90mmHg。当血压偏高时,应静脉持续给药,例如尼卡地平、拉贝洛尔及艾斯洛尔等。

(6)血糖管理。空腹血糖控制在 10mmol/L 以下。

2. 避免再出血

(1)安静卧床:减少对患者的刺激,尤其注意避免用力及情绪激动。

(2)止痛、镇静:适当使用止痛、镇静药物。

(3)抗纤溶药物:在病因治疗或动脉瘤处理前可以进行早期、短疗程抗纤溶药物(如氨基己酸或氨甲环酸)治疗,减少再出血的发生。若患者有显著的再出血风险,又不可避免地需延迟动脉瘤闭塞治疗,且无绝对禁忌证,则可应用氨甲环酸或氨基己酸进行短期治疗(治疗时间<72 小时),以降低 SAH 再出血的风险。但不推荐用于已行动脉瘤外科夹闭或介入填塞的患者。出血后第一个 6 小时内再出血的风险最高。第 1 天再出血的发生率为 4%~13.6%,14 天内为 15%~20%,半年内为 50%,此后每年再出血率约为 3%。Hunt-Hess 分级越高的患者,再出血的风险越高。

3. 预防脑血管痉挛

(1)常规口服或静脉滴注尼莫地平,可有效防止动脉痉挛。

(2)使用他汀类药物预防迟发性脑梗死具有显著疗效,故推荐早期应用他汀类药物。

(3)法舒地尔在治疗脑血管痉挛的效果上可能优于尼莫地平,因此对发生脑血管痉挛的患者,可使用法舒地尔替代尼莫地平。

(4)腰椎穿刺大量脑脊液置换可以显著降低患者迟发性脑血管痉挛及迟发性脑梗死的发生率,并改善已发生脑血管痉挛患者的治疗效果;持续腰大池引流在脑血管痉挛及迟发性梗死的预防和治疗方面优于腰椎穿刺脑脊液置换。

(5)维持有效的循环血容量可预防迟发性缺血。不推荐预防性应用高容量治疗和球囊扩张。

（6）动态观察 TCCD 中大脑中动脉血管弹性系数等，可以随时了解血管痉挛程度及变化情况，对临床用药和病情监测有重大意义。

4. 颅高压的处理

（1）将床头抬高 20°～30°，头颈部中立位；导尿，防止尿潴留；保持气道通畅；镇静，止痛；保持大便通畅。

（2）药物降颅压。可以应用甘露醇（0.5～1.0g/kg）、呋塞米、白蛋白。若以上药物无效，可使用高渗生理盐水。

5. 脑积水的防治

对伴有第三、四脑室积血的急性脑积水患者，可请神经科会诊，考虑行脑室引流。

6. 癫痫的防治

（1）对有明确癫痫发作的患者，必须用药物治疗，但是不主张预防性应用，因为预防性应用药物可能会增加脑血管痉挛、迟发性脑梗死及神经功能恶化的发生率。

（2）不推荐长期使用抗癫痫药物。但对既往有癫痫、脑出血、脑梗死、大脑中动脉动脉瘤破裂的癫痫样发作的高风险人群，可考虑长期使用抗癫痫药物。

（3）对于合并动脉瘤的 SAH 患者，如存在癫痫高危因素（如外侧裂出血或者凸面 SAH），若无禁忌证，建议选择介入栓塞治疗而不是手术夹闭治疗。

7. 病因治疗

外科手术夹闭和弹簧圈栓塞均可降低动脉瘤再破裂出血的风险。动脉瘤的治疗方案应由经验丰富的神经外科医生与神经介入医生根据患者病情与动脉瘤情况共同商讨后决定。

8. TCCD 监测在 SAH 中的应用

使用 TTCD 进行动态监测，并建立观察量表，通过了解脑室、脑干等形态，及颅内血管灌注、弹性系数等情况变化，可间接地了解颅内压、血管痉挛、脑脊液循环情况，以随时良好精确滴定化、实时化调整治疗方案及掌控病情转归。

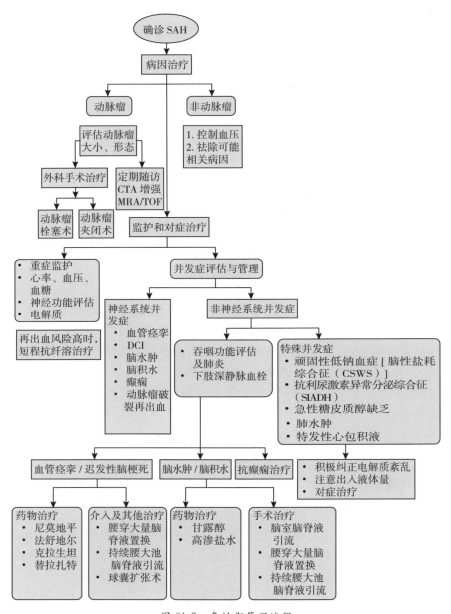

图 21-7　急性期管理流程

注：TOF，time-of-flight-acquisition，时间飞越法；DCI，delayed cerebral infarction，迟发性脑梗死；CSWS，cerebral salt-wasting syndrome，脑耗盐综合征；SIADH，syndrome of inappropriate secretion of antidiuretic hormone，抗利尿激素异常分泌综合征。

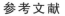

参考文献

[1] 董漪,郭珍妮,李琦,等.中国卒中学会中国脑血管病临床管理指南撰写委员会.中国脑血管病临床管理指南(节选版)——蛛网膜下腔出血临床管理.中国卒中杂志,2019,14(8):814-818.

[2] 董强,刘鸣,蒲传强.中国蛛网膜下腔出血诊治指南2015.中华神经外科杂志,2016,3(49.3):182-191.

[3] 姜睿璇,张娟,边立衡.2013年欧洲卒中组织关于颅内动脉瘤及蛛网膜下腔出血的管理指南(第一部分).中国卒中杂志,2014,9(6):508-515.

[4] 姜睿璇,张娟,边立衡.2013年欧洲卒中组织关于颅内动脉瘤及蛛网膜下腔出血的管理指南(第二部分).中国卒中杂志,2014,9(7):605-612.

[5] 孙澎,范存刚,张庆俊.动脉瘤性蛛网膜下腔出血的治疗指南(ASA/AHA2012版)(上).中国脑血管病杂志,2013,(3):163-168.

[6] 孙澎,范存刚,张庆俊.动脉瘤性蛛网膜下腔出血的治疗指南(ASA/AHA 2012版)(下).中国脑血管病杂志,2013,(4):217-224.

[7] 刘大为,王小亭.重症超声.北京:人民卫生出版社,2016.

[8] 饶明俐.中国脑血管病防治指南.北京:人民卫生出版社,2007.

[9] 中华医学会神经病学分会,中华医学会神经病学分会脑血管病学组.中国蛛网膜下腔出血诊治指南2015.中华神经科杂志,2016,49(3):182-191.

[10] 中华医学会神经病学分会,中华医学会神经病学分会脑血管病学组,中华医学会神经病学分会神经血管介入协作组.中国蛛网膜下腔出血诊治指南2019.中华神经科杂志,2019,52(12):1006-1021.

[11] Thompson BG,Brown RD Jr,Amin-Hanjani S,et al. Guidelines for the management of patients with unruptured intracranial aneurysms:a guideline for healthcare professionals from the American Heart Association/American Stroke Association. Stroke,2015,46(8):2368-2400.

[12] 中华医学会神经病学分会,中华医学会神经病学分会脑血管病学组.中国急性缺血性脑卒中诊治指南2018.中华神经科杂志,2018,51(9):666-682.

[13] Virani SS,Alonso A,Aparicio HJ,et al. Heart disease and stroke statistics-2021 update:a report from the American Heart Association. Circulation,2021,143(8):e254-e743.

[14] Chen Y,Wright N,Guo Y,et al. Mortality and recurrent vascular events after first incident stroke:a 9-year community-based study of 0.5 million Chinese adults. Lancet Glob Health,2020,8(4):e580-e590.

[15] Nieuwkamp DJ,Setz LE,Algra A,et al. Changes in case fatality of aneurysmal subarachnoid haemorrhage overtime,according to age,sex,and region:a meta-analysis. Lancet Neurol,2009,8(7):635-642.

[16] Rinkel GJ,Algra A. Long-term outcomes of patients with aneurysmal subarachnoid haemorrhage. Lancet Neurol,2011,10(4):349-356.

[17] Zhao B,Yang H,Zheng K,et al. Preoperative and postoperative predictors of long-term outcome after endovascular treatment of poor-grade aneurysmal subarachnoid hemorrhage. J

Neurosurg，2017，126(6)：1764-1771.

［18］Zhao B，Tan X，Yang H，et al. Endovascular coiling versus surgical clipping for poor-grade ruptured intracranial aneurysms：postoperative complications and clinical outcome in a multicenter poor-grade aneurysm study. AJNR Am J Neuroradiol，2016，37(5)：873-878.

［19］Zhao B，Rabinstein A，Murad MH，et al. Surgical and endovascular treatment of poor-grade aneurysmal subarachnoid hemorrhage：a systematic review and meta-analysis. J Neurosurg Sci，2017，61(4)：403-415.

［20］Zhao B，Fan Y，Xiong Y，et al. Aneurysm rebleeding after poor-grade aneurysmal subarachnoid hemorrhage：predictors and impact on clinical outcomes. J Neurol Sci，2016，371：62-66.

（第一版：麻育源）

（第二版：林平龙　康　德）

自发性蛛网膜下腔出血

第四节　急性神经肌肉无力

急性神经肌肉无力是患者收入 ICU 的较常见的神经系统综合征之一。由于累及呼吸肌,所以常见并发症高碳酸血症型呼吸衰竭。此外,延髓性麻痹可导致吞咽困难和咳嗽无力,增加误吸的风险。

一、急性神经肌肉无力病因

需要 ICU 监护的急性神经肌肉无力的病因和鉴别诊断见表 21-9。

表 21-9　需要 ICU 监护的急性神经肌肉无力的鉴别诊断

定位	病因	临床特征的提示	重要的诊断性检查
脊髓(感觉平面:早期出现尿道症状);Babinski 征(早期仅50%患者出现);颅肌未受累;胸髓损伤时,肌无力局限于下肢	急性硬膜外压迫(椎间盘突出)、脓肿、肿瘤或出血	棘突局部疼痛及神经根痛;感染、创伤或肿瘤病史	脊髓 MRI(偶需脊髓造影)
	其他原因(横贯性脊髓炎、脊髓出血或梗死)	创伤病史或出血风险(出血)	脊髓 MRI;腰椎穿刺
前角细胞(运动神经元);肌无力,无感觉障碍或反射消失	脊髓灰质炎后综合征(如西尼罗病毒)	之前有病毒引起全身感染症状(尤其是发热或头痛)	腰椎穿刺
	麻痹性狂犬病	动物咬伤史	FAT 及唾液、血清和脑脊液培养
多发性神经根病	瘤性或淋巴瘤脑膜炎	肿瘤或淋巴瘤病史	腰椎穿刺并行细胞学检查
周围神经系统疾病:肌无力、伴感觉障碍及反射消失	吉兰-巴雷综合征	早期出现反射消失;面肌无力	腰椎穿刺;肌电图
	急性间歇性卟啉病	相关的胃肠道或精神症状,可被药物诱发	尿卟啉试验
	血管炎性多发性神经病	多发性单神经病;累及其他器官;结缔组织病史	血清学检查、神经、肌肉活检
	急性中毒(砷、铊或二甘醇)	在神经症状出现前 2~3 周有恶心呕吐、低血压表现	血清砷或铊的检测

续表

定位	病因	临床特征的提示	重要的诊断性检查
神经肌肉接头：肌无力，感觉和反射正常	重症肌无力	吞咽困难，构音障碍，眼睑下垂、复视	肌电图和 RNS；AChR 和 MuSK 抗体
	肉毒杆菌中毒	进食罐头或变质食物，或有静脉注射伤口；瞳孔无反应，肢体瘫痪呈下行性发展	RNS 及血清、粪便、食物培养
	高镁血症	肾衰竭病史或补充镁剂	血清镁 EMG 和 RNS
	有机磷中毒	农药暴露史；昏迷伴毒蕈碱症状（流泪、心电过缓、支气管痉挛）	血清胆碱酯酶
	蜱麻痹	特异性的蜱暴露史	患者身上发现蜱虫
肌病：肌无力，感觉和反射正常	低钾性肌病	低钾病史，应用利尿剂、RTA	血钾
	重度横纹肌溶解	肌痛，肌红蛋白尿	血清 CK

注：FAT，fluorescent antibody test，荧光抗体实验检测；RNS，repetitive nerve stimulation，重复神经电刺激；AChR，acetylcholine receptor，乙酰胆碱受体；MuSK，muscle specific kinase，肌肉特异性激酶；EMG，electromyogram，肌电图。

二、急性神经肌肉无力的一般诊疗

(一)呼吸并发症监测

神经肌肉疾病患者管理的首位应是监测呼吸功能。呼吸衰竭的管理方法适用于所有神经肌肉类疾病。注意不能将脉搏血氧仪和动脉血气作为衡量急性呼吸肌肉无力严重程度的标准。对于此类患者，更为实用的指标是肺活量(vital capacity，VC)和最大吸气压(maximal inspiratory pressure，MIP)。对于急性神经肌肉无力患者，应多次检测肺活量和(或)最大吸气压。同时，应结合呼吸肌肉无力的症状(比如呼吸频率增快、心动过速、辅助呼吸肌参与，以及膈肌的矛盾运动)及其变化趋势进行解读。

(二)呼吸支持的指征

当呼吸肌肉无力加重或对患者的气道保护能力有顾虑时，应积极行择期气管插管。

以下参数提示即将出现呼吸骤停，通常是气管插管的指征(见表 21-10)。

表 21-10　急性神经肌肉无力患者的辅助通气指征

参数	具体指征
通气能力（肺活量和最大吸气压）	肺活量<20mL/kg 预计体重（PBW 不等）；或肺活量下降小于 20mL/kg，PBW 伴呼吸窘迫或矛盾呼吸；或最大吸气压恶化，不到$-30cmH_2O$
气道完整性	不能自行清除口咽分泌物；或反复误吸；或某种体位时出现气道梗阻
氧合	与其他疾病相同

注：对于不需要人工气道来清理分泌物的患者，可以考虑无创通气。

MIP，maximal inspiratory pressure，最大吸气压。

请注意负向吸气力量（negative inspiratory force，NIF）是最大吸气压的别称，通过反应绝对值和变化趋势等一系列测定来达到最佳评估。

PBW 预计体重：对于男性，PBW＝50＋[身高(cm)－152.4]×0.91；对于女性，PBW＝45.5＋[身高(cm)－152.4]×0.91。

全面研究病因通常需要电生理检查（electromyography，EMG）。通过 EMG，可全面检查是否存在外周运动和感觉神经受累，并明确性质；可鉴别神经、肌肉与神经肌肉接头处的病变，也可提供预后信息。

神经和肌肉活检为有创检查方法，通常不在 ICU 应用，除非疑有只能靠病理检查做出诊断的病变（如血管炎、炎症性肌病）。

三、常见免疫相关神经肌肉无力治疗

（一）吉兰-巴雷综合征

吉兰-巴雷综合征（Guillain-Barre syndrome，GBS）是引起急性四肢迟缓性瘫痪的最常见原因。它是一种急性炎性脱髓鞘性多神经根病变，主要特征为进行性四肢无力及反射消失。2/3 的患者发病前 2～4 周有呼吸道或胃肠道类似病毒感染的病史。部分患者有某种特异性的前驱感染，包括支原体、空肠弯曲杆菌以及病毒（如巨细胞病毒、EB 病毒、单纯疱疹病毒和艾滋病病毒）。罕见情况下，GBS 可发生于手术或某些免疫接种后。

GBS 的发病机制包括对外周及颅神经髓鞘的自身免疫攻击，导致急性节段性脱髓鞘。脱髓鞘导致外周神经纤维上的跳跃式传导（动作电位由一个郎飞结传导到相邻郎飞结）减少，引起外周神经症状，而轴索功能基本保留。

1.临床表现和对症治疗

GBS 的临床表现通常为远端肢体麻木和感觉异常，随后出现进行性上升性肢体无力。其进展速度有很大差异，进展迅速者在 24～48 小时出现完全四肢轻瘫并需气管插管，缓慢者可在 3～4 周逐渐进展。此外，呼吸减弱与肢体无力程度可能不相平行,必须密切监测。

尽管感觉障碍(如麻痹和疼痛)很常见,但查体时运动症状通常比感觉症状更明显。半数以上 GBS 患者存在面肌肉无力。吞咽困难很常见;仅 15% 的患者有眼外肌运动障碍。约 10% 的患者肌肉无力始于上肢,并向下进展至下肢,或早期出现呼吸和延髓受累。窦性心动过速和高血压最常见,通常无须处理。偶尔有患者出现心脏传导阻滞,少数患者出现麻痹性肠梗阻和尿潴留。

神经性疼痛在 GBS 病程早期很常见,通常为深部疼痛,累及躯干肌群,并向四肢进展。这种疼痛通常为烧灼痛、钝痛,类似糖尿病神经病变。加巴喷丁、三环类抗抑郁药等药物治疗有效。

2. 疑似 GBS 的诊断方法

GBS 主要是临床诊断,存在急性、进行性四肢轻瘫伴感觉症状及反射减弱,即可诊断。实验室检查,尤其神经电生理(肌电图)和脑脊液检查可以确诊。不应因为等待电生理和脑脊液检查结果确诊而延误对疑似 GBS 的治疗,以及寻找其他诊断。

脑脊液和神经电生理监测有助于诊断 GBS。在脑脊液检查中,蛋白-细胞分离是 GBS 的典型特征,即脑脊液蛋白水平升高,但白细胞计数很少。

3. GBS 的治疗

GBS 的治疗包括对呼吸衰竭、自主神经功能障碍及神经性疼痛的综合管理,以及特异性的免疫治疗。后者主要为血浆置换(plasma exchange,PE)和免疫球蛋白静脉注射(intravenous immune globulin,IVIG),见表 21-11。目前,对大多数 GBS 患者行血浆置换或免疫球蛋白静脉注射治疗。根据患者的临床表现、治疗方案的可行性以及不良反应等特殊临床原因,选择治疗方法。

已有大规模随机对照试验证实血浆置换和免疫球蛋白静脉注射治疗 GBS 有效,两种方法在治疗效果上无显著性差异。联合治疗(血浆置换后应用免疫球蛋白)并未显著优于单用血浆置换或免疫球蛋白静脉注射治疗。其他免疫抑制药,包括类固醇皮质激素,尚未证实有效,不推荐应用。

倘若患者出现无辅助不能行走或者呼吸受累,应尽早开始血浆置换或免疫球蛋白静脉注射治疗,因为延迟治疗可能会出现不可逆性神经损伤。

表 21-11　血浆置换和免疫球蛋白静脉注射治疗吉兰-巴雷综合征和重症肌肉无力

分析	血浆置换	免疫球蛋白静脉注射
主要局限性	需要建立中心静脉通路;治疗 MG 疗效短暂	IVIG 周期性供应不足;治疗 MG 疗效短暂
禁忌证	血流动力学不稳定;凝血功能障碍	重度 IgA 缺乏;有 IVIG 过敏史;肾衰竭;严重 CHF
不良反应	常见低血压、一过性凝血功能障碍(由于丢失凝血因子); 少见:心律不齐; 严重:导管相关(脓毒症、气胸)	常见:头痛、寒战、流感样症状,液体过负荷; 少见:皮疹、无菌性脑膜炎; 严重:急性肾小管坏死、血栓事件(DVT、PE、MI 卒中)
标准治疗	总血浆量 250mL/kg,8～10 天内行 4～6 次置换	IVIG 400mg/(kg·d),应用 5 天

注:MG,myasthenia gravis,重症肌肉无力;CHF,congestive heart failure,充血性心力衰竭;IVIG,intravenous immunoglobulin,免疫球蛋白静脉注射;DVT,deep venous thrombosis,深静脉血栓形成;PE,pulmonary embolism,肺栓塞;MI,myocardial infarction,心肌梗死。

(二)重症肌肉无力的诊治

重症肌肉无力(myasthenia gravis,MG)是一种慢性自身免疫性疾病,抗体攻击骨骼肌上的乙酰胆碱受体,影响神经肌肉接头的传递功能,出现肌肉无力。典型表现为呈波动过程的肌肉无力,累及四肢、颈部、面部、构音及吞咽(延髓)、呼吸及眼部运动,无感觉障碍。肌肉无力可以表现为各种形式眼肌及延髓受累;也可表现为易疲劳,肌肉无力于下午或傍晚加重。

1.重症肌肉无力危象

重症肌肉无力危象是指患者出现需要气管插管的严重肌肉无力急性发作,可导致呼吸衰竭。当出现呼吸肌肉无力失代偿或者延髓性麻痹导致气道不通畅时,需要气管插管和机械通气。

肌肉无力危象可以是重症肌肉无力自然病程的一部分;也可由其他因素诱发,最常见是感染。其他诱发因素包括免疫抑制药(如泼尼松)减量、手术或是可能导致重症肌肉无力恶化的某些用药。多种药物有引起重症肌肉无力恶化的可能(见表 21-12),尤其是一些抗生素(氨基糖苷类、红霉素、阿奇霉素)、心脏用药(β受体阻断药、普鲁卡因胺和奎尼丁)以及镁剂等。

急性神经肌肉无力

表 21-12　可能引起重症肌无力恶化的药物

药物类别	具体药物
抗生素	氨基糖苷类、林可霉素、克林霉素、多黏菌素 B、多肽类、多黏菌素 E、甲磺酸盐、杆菌肽
抗疟药	奎宁、氯喹
心血管药物	利多卡因、β受体阻断药、维拉帕米、溴苄胺、普鲁卡因胺、奎尼丁
精神药	锂、氯丙嗪
风湿性疾病药物	氨喹、D-青霉素
其他	乳酸钠、硫酸镁、神经肌肉阻滞、药眼科用 β 受体阻滞药
不能大剂量应用	阿片类、肌肉松弛药、呼吸抑制药、CNS 抑制药、皮质类固醇

注:CNS,central nervous system,中枢神经系统。

2.重症肌肉无力的诊断

实验室检查可用于临床疑似重症肌肉无力的诊断(见表 21-13)。高达 90% 的患者通过血清学可以检测到乙酰胆碱受体或神经肌肉接头处肌肉特异性激酶的抗体。约 10% 的肌肉无力患者检测不到任何一种抗体,这种情况被称为血清学阴性的重症肌肉无力。

表 21-13　ICU 中疑似重症肌肉无力危象的实验室检查

类别	实验室检查
诊断试验	AChR 和 MuSK 抗体滴度(敏感性 90%) EMG 和 RNS(敏感性 80%)
其他辅助检查	胸部 CT 检查胸腺瘤 甲状腺功能检查 自身免疫筛查(如果临床怀疑) 诱发危象的急性感染的评估 筛查可使激素治疗复杂化的疾病

注:AChR,acetylcholine receptor,乙酰胆碱受体;MuSK,muscle specific kinase,肌肉特异性激酶;EMG,electromyogram,肌电图;RNS,repetitive nerve stimulation,重复神经电刺激。

3.治疗

血浆置换和免疫球蛋白静脉注射:肌肉无力加重及出现呼吸衰竭,是需要快速治疗的指征。MG 的快速治疗包括血浆置换和免疫球蛋白静脉注射。血浆置换和免疫球蛋白静脉注射在数天内便可起效,但仅维持几周时间。许多神经和肌肉疾病专家倾向将血浆置换作为一线治疗,但免疫球蛋白静脉注射给药更加方便。

激素:对于大多数患者,需要同时应用大剂量的皮质类固醇激素,在 2～3 周后血浆置换或免疫球蛋白静脉注射失效时,激素开始起效。大剂量激素确实会在治疗最初的 $5\sim10$ 天引起矛盾性肌肉无力症状加重,因此,在没有开始应用血浆置换或免疫球蛋白静脉注射的情况下,不应给予大剂量激素。

免疫抑制手段:利妥昔单抗可考虑用于初始免疫治疗不能获得满意反应的 MuSK-Ab$^+$ 重症肌肉无力患者的早期治疗;利妥昔单抗对难治性抗乙酰胆碱受体抗体阳性(acetylcholine receptor-antibody$^+$,AChR-Ab$^+$)重症肌肉无力患者的疗效不肯定,可以作为使用其他一线治疗失败或者不能耐受其他一线治疗时的一种治疗选择。在全身型重症肌肉无力患者不能耐受类固醇助减剂或者对其无应答时,应考虑给予口服氨甲蝶呤。

胸腺切除术:可以作为 AChR-Ab$^+$ 全身型重症肌肉无力患者早期阶段的治疗手段。对于 $18\sim50$ 岁的 AChR-Ab$^+$ 非胸腺瘤全身型重症肌肉无力患者,在疾病早期应考虑胸腺切除以改善临床结局,减少对 IS 治疗的需求以及降低因疾病恶化导致住院的可能性;对 AChR-Ab$^+$ 全身型重症肌肉无力患者,如果给予充分的初始治疗仍然失败或出现不能耐受的不良反应,则强烈推荐进行胸腺切除。重症肌肉无力诊治流程见图 21-8。

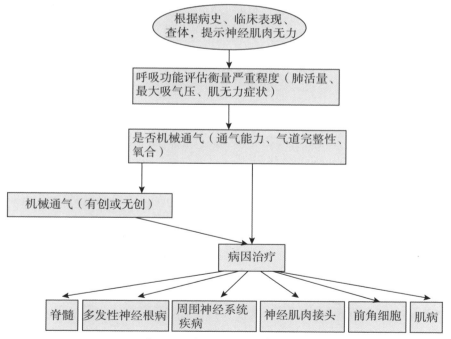

图 21-8　重症肌肉无力诊治流程

急性神经肌肉无力

参考文献

［1］李建萍.《重症肌肉无力管理国际共识指南:2020更新版》解读. 神经病学与神经康复学杂志, 2021, 17(1): 32-38.

［2］中国免疫学会神经免疫分会. 中国重症肌肉无力诊断和治疗指南(2020版). 中国神经免疫学和神经病学杂志, 2021, 28(1): 1-12.

［3］Benamu E, Montoya JG. Infections associated with the use of eculizumab: recommendations for prevention and prophylaxis. Curr Opin Infect Dis, 2016, 29(4): 319-329.

［4］Benatar M, Mcdermott MP, Sanders DB, et al. Efficacy of prednisone for the treatment of ocular myasthenia (EPITOME): a randomized, controlled trial. Muscle Nerve, 2016, 53(3): 363-369.

［5］Dubey D, David WS, Reynolds KL, et al. Severe neurological toxicity of immune checkpoint inhibitors: growing spectrum. Ann Neurol, 2020, 87(5): 659-669.

［6］Howard JF, Barohn RJ, Cutter GR, et al. A randomized, double-blind, placebo-controlled phase Ⅱ study of eculizumab in patients with refractory generalized myasthenia gravis. Muscle Nerve, 2013, 48(1): 76-84.

［7］Howard JF, Utsugisawa K, Benatar M, et al. Safety and efficacy of eculizumab in anti-acetylcholine receptor antibody-positive refractory generalised myasthenia gravis (REGAIN): a phase 3, randomised, double-blind, placebo-controlled, multicentre study. Lancet Neurol, 2017, 16(12): 976-986.

［8］Muppidi s, Utsugisawa K, Benatar M, et al. Long-term safety and efficacy of eculizumab in generalized myasthenia gravis. Muscle Nerve, 2019, 60(1): 14-24.

［9］Narayanaswami P, Sanders DB, Wolfe G, et al. International consensus guidance for management of myasthenia gravis: 2020 update. Neurology, 2021, 96(3): 114-122.

［10］Safa H, Johnson DH, Trinh VA, et al. Immune checkpoint inhibitor related myasthenia gravis: single center experience and systematic review of the literature. J Immunother Cancer, 2019, 7(1): 319. (2019-11-21) [2021-05-20]. https://www. ncbi. nlm. nih. gov/pmc/articles/PMC6868691/. DOI: 10.1186/s40425-019-0774-y.

［11］Sanders DB, Wolfe GI, Benatar M, et al. International consensus guidance for management of myasthenia gravis: executive summary. Neurology, 2016, 87(4): 419-425.

［12］Wolfe GI, Kaminski HJ, Aban IB, et al. Long-term effect of thymectomy plus prednisone versus prednisone alone in patients with non-thymomatous myasthenia gravis: 2-year extension of the MGTX randomised trial. Lancet Neurol, 2019, 18(3): 259-268.

［13］Wolfe GI, Kaminski HJ, Aban IB, et al. Randomized trial of thymectomy in myasthenia gravis. N Engl J Med, 2016, 375(6): 511-522.

(第一版:赵 晖)

(第二版:陈远略 康 德)

第二十二章　理化因素所致疾病

第一节　总　论

在人类的生活环境中,危害身体健康的物理因素和化学因素有许多。物理致病因素主要有温度(高温和低温)、气压(高气压和低气压)、电流、电离辐射、噪声和机械力等。化学致病因素可来自自然界(重金属、有毒的动植物毒素),也可来自工业产品(农药、药物、有机溶剂)生产中的"三废"(即废水、废气和废渣)污染。因许多无机和有机化学物质具有毒性,所以称为"毒物"(poison)。毒物可通过呼吸道、消化道或皮肤黏膜等途径进入人体引起中毒(poisoning)。

理化因素所致疾病的特点是:病因明确;有特殊的临床表现;同一时间内可能有多人发病。理化因素所致疾病处理流程见图22-1。

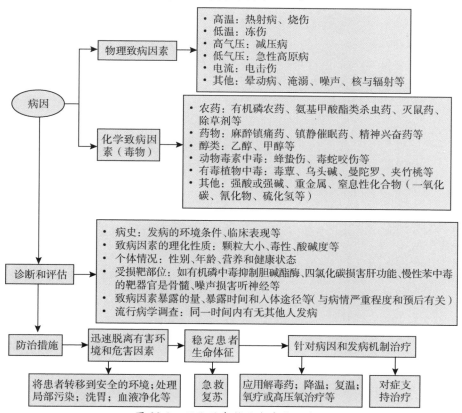

图 22-1　理化因素所致疾病处理流程

185

注意事项

1. 理化因素所致疾病是急诊常见病、多发病。其所涉及的疾病谱较广,所致疾病的病情危急,且可能为多因素、群体伤害。因此,要求施救者必须熟练掌握相关的急救知识,对病情做出快速反应,准确判断和予以有效救治。

2. 理化因素所致疾病的特点是病因明确,都在一定的环境条件下发病,并有其作用的靶部位。致病因素暴露的量、作用时间长短等都与病情严重程度有关。虽然可能出现一个或多个器官损伤或衰竭,但临床上往往缺乏特异性表现。诊断时,在考虑环境因素的同时,还需结合接触史、临床表现和实验室检查,并与其他临床表现类似的疾病鉴别,综合分析判断。

3. 治疗理化因素所致疾病的首要措施是迅速脱离有害环境和危险因素。

4. 理化因素所致疾病患者易出现神志、呼吸和循环障碍或衰竭,生命体征常不稳定。急救复苏的主要目的是稳定生命体征,加强监护,为进一步处理打下基础。

5. 理化因素所致疾病多无特效疗法,大多采取对症治疗以减轻患者痛苦。因此,平时应加强教育,防患于未然。

参考文献

[1] 王辰,王建安.内科学.3版.北京:人民卫生出版社,2015.
[2] 葛均波,徐永健,王辰.内科学.9版.北京:人民卫生出版社,2018.

（第二版：杨　梅）

第二节　中毒概论

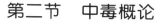

早在 16 世纪,瑞士医生 Paracelsus(1493—1541 年)有一句著名的格言——万物皆有毒,不存在任何非毒的物质,决定一种物质是毒物还是药物的是剂量。进入人体的化学物质达到中毒量后,产生组织和器官损害,引起全身性疾病,称为中毒。引起中毒的化学物质称为毒物。根据暴露毒物的毒性、剂量和时间,通常将中毒分为急性中毒(acute poisoning)和慢性中毒(chronic poisoning)。急性中毒是指一次大剂量暴露或 24 小时内多次暴露于某种或某些有毒物质,引起急性病理变化而出现临床表现,其发病急、病情重、变化快,如不积极治疗,常危及生命。慢性中毒是指长时间暴露,毒物进入人体蓄积中毒而出现临床表现,其起病慢、病程长,缺乏特异性中毒诊断指标,容易被误诊或漏诊。慢性中毒常为职业中毒。

目前,全球登记在册的化学物质已达 1.5 亿多种,人们经常使用和接触的有 7 万~8 万种,且每年增加 1000 种以上,死于中毒的人口>50 万/年,但特效解毒药非常少。2008 年,国家卫生部办公厅发布的《卫生应急队伍装备参考目录(试行)》相关药物储备目录中,解毒药仅有 16 种,包括硫代硫酸钠注射液、10% 硫酸钠、亚硝酸异戊酯、亚硝酸钠、亚甲蓝、维生素 K_1、氯解磷定注射液、乙酰胺、二巯丁二钠、二巯丙磺钠、依地酸钙钠注射液、活性炭粉剂、普鲁士蓝、94% 酒精、季德胜蛇药片、青霉胺片等。

急性中毒的诊治流程见图 22-2。

历史上,血液净化(如血液透析或血液灌流)最初都是为中毒患者准备的。第一次成功的血液透析实施于 1913 年,证实了可通过这种方式清除中毒动物体内的水杨酸盐。但 100 多年过去了,中毒患者的血液净化治疗仍然是一个有争议、不确定的话题。毒物的临床毒性是由多种复杂因素相互作用所致的,包括毒物的内在毒性、剂量、配方、给药途径、混合毒物的存在以及患者潜在的健康状态。影响毒物清除的因素包括毒物的分子量、机体自身的清除率、半衰期、分布容积、蛋白结合率及溶解性等。血液净化治疗中毒的机制包括:清除毒物和炎症介质,维持及替代重要脏器的功能,维持内环境平衡等。综上,对中毒患者是否进行血液净化治疗可参照图 22-3 所示流程,治疗中毒常用的各种血液净化模式的原理、清除范围、适应证及特点见表 22-1。可通过血液灌流清除的药物或毒物见表 22-2。

中毒概论

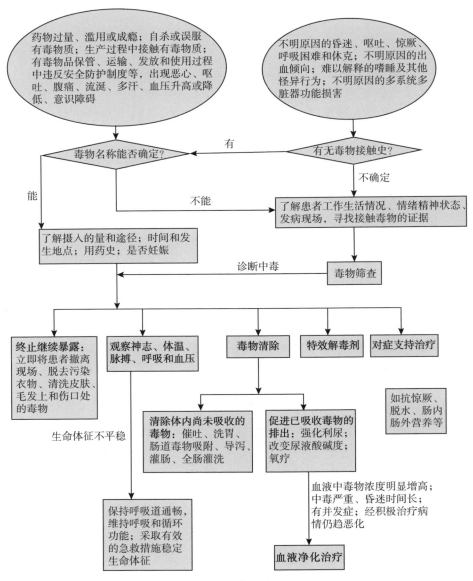

图 22-2　中毒的诊治流程

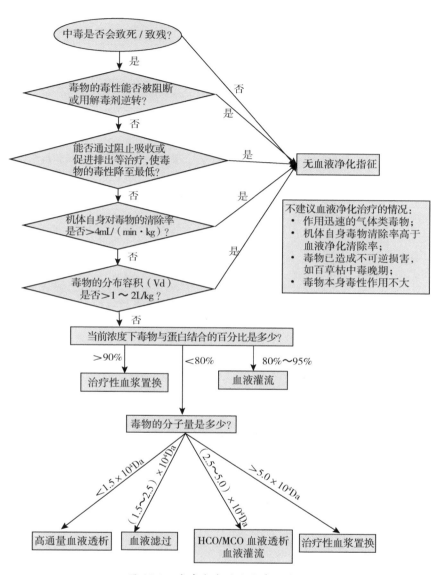

图 22-3　中毒患者的血液净化流程

表 22-1　中毒常用的血液净化模式概览

血液净化模式	原理	清除范围	影响因素	适应证	特点
血液透析（HD）	弥散:溶质在半透膜两侧浓度差的驱动下从高浓度一侧向低浓度一侧移动	小分子物质	• 分子大小; • 膜的面积; • 膜孔通透性; • 膜两侧物质浓度差	绝对适应证:甲醇、乙二醇、锂盐等中毒;对氯酸盐、重络酸盐所致的急性肾衰竭也是首选。 相对适应证:尿素氮、肌酐、尿酸、水杨酸、2,4-双氯苯氧乙酸、普鲁卡因胺、硼酸和硼酸盐、溴化物等	清除毒物的同时能够调解水和电解质平衡
血液滤过（HF）	对流:模仿肾小球滤过和肾小管的重吸收功能	中分子物质	• 溶质分子大小; • 膜的特点、面积、膜孔通透性(膜筛选系数); • 血流量(超滤量)跨膜压	较少用于中毒领域,曾有报道用于铁中毒、铅中毒等;主要适用于严重电解质失衡,多脏器功能不全,血流动力学不稳定的中小分子中毒	对血流动力学影响小;需补充置换液;技术复杂;费用较高
血液灌流（HP）	吸附:通过正负电荷与范德华力与半透膜发生吸附	中大分子物质	• 溶质分子与膜的化学亲和力; • 膜的吸附面积	临床上,由于绝大部分毒物进入体内后需通过与蛋白或酶类结合而发挥其毒性作用,所以不管毒物本身是否为水溶性,其结合物多为脂溶性且相对分子质量很大。因此对于绝大多数毒物来说,血液灌流的效果优于血液透析(血液灌流可清除的药物见表 22-2)	操作简单,对动力设施要求不高,特别适合现场急救;可与多种操作模式联合应用(如血液灌流联合血液透析)
血浆置换（PE）	通过血浆分离器分离血浆和细胞成分,废弃患者的血浆,将细胞成分输回体内,并补充新鲜血浆或血浆制品	一切毒物及药物	多用于与血浆蛋白结合率高、血液透析或血液灌流不能清除或清除率低的毒物(如蛇毒、蕈中毒等)	技术复杂,费用昂贵,有潜在感染的危险,故不在首选之列	

中毒概论

表 22-2　可通过血液灌流清除的药物或毒物

种类	药物或毒物
巴比妥类	巴比妥、苯巴比妥、戊巴比妥、异戊巴比妥、庚巴比妥、司可巴比妥
镇静催眠类	格鲁米特、甲丙氨酯、甲喹酮、水合氯醛、阿片类、苯海拉明、海洛因、甲乙哌酮、苯妥英钠、奋乃静、苯海索、地西泮、利眠灵、氯丙嗪、氯普噻吨、异丙嗪
抗抑郁药	丙咪嗪、氯丙咪嗪等
醇类	甲醇、乙醇、异丙醇、乙二醇
止痛药	阿司匹林、水杨酸盐、甲基水杨酸、非那西丁
抗生素	青霉素、链霉素、四环素、卡那霉素、庆大霉素、氨苄西林、新霉素、万古霉素、磺胺类药物、氯霉素、多黏霉素、异烟肼、呋喃妥因、奎宁
心血管药物	洋地黄毒苷、地高辛、奎尼丁
其他药物	阿托品、酚类、氯喹、甲状腺素、类吗啡肽、硫氢酸盐、枸橼酸钾、四氯化碳、麦角胺、环磷酰胺、5-氟尿嘧啶、氨甲蝶呤、樟脑、三氯乙烯
卤化物	溴化物、氯化物、碘化物、氟化物
体内毒素	氨、尿酸、胆红素、乳酸、胱氨酸、内毒素
农药	乐果、对硫磷、含氯杀虫剂、百草枯、灭鼠药
金属	砷、铜、钙、铅、汞等
植物毒素	白瓢蕈素、瓢蕈素、木通、蘑菇中毒、乌头
生物毒素	鱼胆、河豚、蛇毒、蜂毒、蝎毒

　　凝血是血液净化治疗过程中需要面对的问题。它不仅与生物不相溶性所致的患者凝血系统的激活有关,而且与治疗过程中可能发生的血液停滞、血液浓缩等因素有关。同时,血液制品的输入和患者的高黏滞状态也会增加循环凝血的可能性。在进行血液净化治疗前,需评估抗凝剂使用给患者带来的益处及风险。抗凝治疗应在评估患者凝血状态的基础上个体化选择合适的抗凝剂和剂量,定期监测、评估和调整。血液净化的抗凝治疗流程见图 22-4。

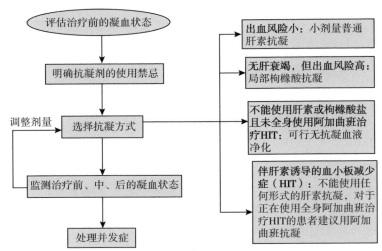

图 22-4　血液净化的抗凝治疗

注意事项

1. 应时刻关注中毒患者生命体征的变化，及时准确地判断威胁患者生命的主要问题。对不明原因的危重患者，要考虑中毒的可能。

2. 催吐用于意外中毒不能洗胃的清醒、合作的经口摄入中毒者。对口服毒物 1 小时以内者，可予以洗胃；对毒物吸收缓慢、胃蠕动功能减弱或消失者，洗胃时间可延长至口服毒物后 4～6 小时；对无特效解毒治疗方法的急性重度中毒患者，即使中毒时间 > 6 小时，仍可考虑洗胃；对吞服强腐蚀性毒物、食管静脉曲张、惊厥或昏迷者，不宜洗胃。

3. 对于肠道毒物，可用活性炭吸附。首次 1～2g/kg，加水 200mL 经胃管注入；2～4 小时重复应用 0.5～1.0g/kg。

4. 导泻常用甘露醇、山梨醇、硫酸镁、硫酸钠、复方聚二乙醇电解质散等。不推荐单独使用。不用油脂类导泻药，以免促进脂溶性毒物吸收。

5. 除腐蚀性毒物中毒外，口服中毒 6 小时以上、导泻无效或抑制肠蠕动毒物（巴比妥类、颠茄类或阿片类）中毒者，均可灌肠。用 1% 温肥皂水连续多次灌肠。全肠灌洗用于口服重金属中毒、缓释药物、肠溶药物中毒以及消化道藏毒者。

6. 强化利尿可增加尿量，促进毒物排出。主要用于以原型从肾脏排出的毒物中毒。

7. 弱酸性毒物（如苯巴比妥或水杨酸类）中毒时，可静脉应用碳酸氢钠碱化尿液（pH ≥ 8.0），促进毒物排出；碱性毒物（苯丙胺、士的宁和苯环己哌啶）中毒时，静脉输注维生素 C（4～8g/d）使尿液 pH < 5.0。

8.血液净化最好在药物或毒物中毒后 4～6 小时进行;12 小时后进行的疗效较差;对中毒剂量大、症状明显的患者,应在洗胃等常规处理后立即行血液净化治疗。肾功能正常时,人体对二甲双胍的清除率为 600mL/min,远大于血液透析的清除率(200mL/min),故无须进行血液净化治疗。

9.国际中毒血液净化工作小组推荐:锂、铊、水杨酸、丙戊酸、茶碱、二甲双胍、巴比妥类(长效)、甲醇等中毒者,适合血液净化;对于苯妥英、对乙酰氨基酚、卡马西平中毒者,可尝试用血液净化;地高辛、三环类抗抑郁药中毒,不适合采用血液净化。

10.血液净化治疗的频率应根据血药浓度、临床症状及体征来决定。当患者苏醒、临床症状明显改善或血中毒物已消除时,可考虑终止血液净化治疗。

参考文献

[1] 于学忠.协和急诊医学.北京:科学出版社,2011.

[2] 赵金垣.化学中毒的临床基础.中华劳动卫生职业病杂志,2000,18(5):304-305.

[3] 葛均波,徐永健,王辰.内科学.9 版.北京:人民卫生出版社,2018.

[4] 血液净化急诊临床应用专家共识组.血液净化急诊临床应用专家共识.中华急诊医学杂志,2017,26(1):24-36.

[5] Ghannoum M,Hoffman RS,Gosselin S,et al. Use of extracorporeal treatments in the management of poisonings. Kidney International,2018,94(4):682-688.

(第二版:杨　梅)

第三节　急性乙醇中毒

乙醇(CH₃CH₂OH),俗称酒精。急性乙醇中毒是指一次性大量饮用高浓度的酒精饮料而出现兴奋或抑制的神经精神症状。其临床表现与摄入酒精的量及患者对酒精的耐受性有关。急性乙醇中毒是急诊科的常见病,根据中毒程度的不同,急性酒精中毒可分为兴奋期、共济失调期和昏迷期。严重者救治不及时可能发生多脏器衰竭,甚至最终导致死亡。急性酒精中毒的发病有一定的规律,秋冬季节是高峰,大部分集中在晚上 9 点到凌晨 2 点,年龄多集中在 20~40 岁。急性乙醇中毒可引起包括交通事故、家庭暴力、杀害他人和自杀等多种并发情况。急性乙醇中毒处理流程见图 22-5。

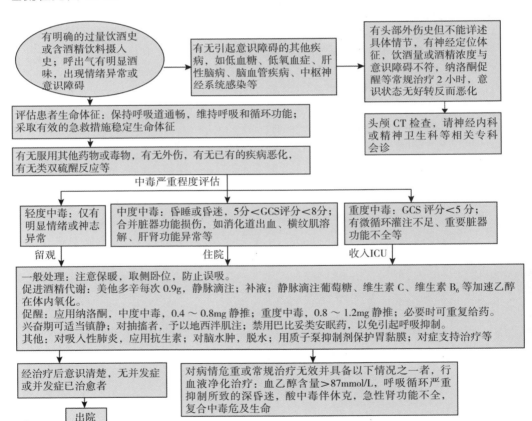

图 22-5　急性乙醇中毒处理流程

急性乙醇中毒

注意事项

1. 由于乙醇吸收迅速（空腹饮酒后 30 分钟即可达到峰值），所以催吐、洗胃和活性炭不适用于单纯酒精中毒患者。洗胃前应评估病情、权衡利弊，仅限患者出现下列情况之一可考虑洗胃：①饮酒后 2 小时内无呕吐、评估病情可能恶化的昏迷患者；②存在或高度怀疑其他药物或毒物中毒者；③已留置胃管特别是昏迷伴休克患者，胃管可适用于人工洗胃。

2. 当怀疑患者乙醇中毒合并昏迷等神志改变时，一定要在排除合并发生更严重疾病的可能性（如头部创伤、缺氧、低血糖、低体温、肝性脑病以及其他代谢/生理紊乱）之后，做出单纯乙醇中毒的最终诊断。

3. 对于血气分析提示严重代谢性酸中毒和阴离子间隙增加的患者，应怀疑其他醇类（如甲醇或乙二醇）中毒的可能性。如果患者的血清酮体或丙酮水平异常升高但不伴有代谢性酸中毒，则应怀疑摄入异丙醇的可能。

4. 测定血清乙醇浓度是确定患者乙醇中毒程度的最准确方法。其他方法，如呼吸分析（通过呼出气测定乙醇含量）多用于快速检测患者体内酒精浓度，但所得的乙醇浓度通常稍低于根据静脉血测得的浓度。需要注意患者所摄入的药物（如拟交感神经药物、阿片类药物、苯二氮䓬类、巴比妥类等）可能拮抗或增强酒精的作用。因此，不能根据患者的血清乙醇浓度来预测临床症状。

5. 对于轻度单纯性乙醇中毒患者，通常不需要进行实验室检查。如果患者无血容量不足的临床特征，则无须静脉输液。对中度至重度单纯性乙醇中毒患者，可以考虑测定血清乙醇浓度并检测基础生化水平（血糖和基础的电解质），注意随后的血糖监测；合并血容量不足或低血压证据的，应静脉给予等渗晶体溶液进行补液。所有因单纯乙醇中毒出现昏迷的患者，都应接受静脉输注硫胺素至少 100mg，用于预防或治疗 Wernick 脑病。

6. 对出现烦躁/暴力、不配合治疗的患者，可以考虑使用苯二氮䓬类和典型抗精神病药物来预防患者伤人或伤己，但必须小心谨慎，因为这些药物可能加重酒精导致的呼吸抑制作用，要严密观察患者的心搏、呼吸等生命体征变化。

参考文献

[1] Kanny D，Brewer RD，Mesnick JB，et al. Vital signs：alcohol poisoning deaths—United States，2010—2012. MMWR Morb Mortal Wkly Rep，2015，63：1238-1242.

[2] Pletcher MJ，Maselli J，Gonzales R. Uncomplicated alcohol intoxication in the emergency department：an analysis of the National Hospital Ambulatory Medical Care Survey. Am J Med，2004，117：8.

［3］Howland J，Rohsenow DJ，Arnedt JT，et al. The acute effects of caffeinated versus non-caffeinated alcoholic beverage on driving performance and attention/reaction time. Addiction，2011，106：335.

［4］Testino G，Leone S，Borro P. Treatment of alcohol use disorder patients affected by liver cirrhosis and/or hepatocellular carcinoma awaiting liver transplantation. Minerva Med，2016，107(4)：223-238.

［5］陈灏珠,林果为,王吉耀. 实用内科学. 14 版. 北京:人民卫生出版社,2013.

［6］于学忠. 协和急诊医学. 北京:科学出版社,2011.

［7］张荣诊,刘清泉,黄昊.急性酒精中毒中医诊疗专家共识.中国中医急症,2018,27(10)：1693-1696.

［8］急性酒精中毒诊治共识专家组. 急性酒精中毒诊治共识. 中华急诊医学,2014,23(2)：135-138.

(第一版:杨秀娣　宁建文)

(第二版:杨　梅)

第四节　急性农药中毒

农药广泛应用于农业生产和日常生活,是用来杀灭害虫、真菌、啮齿类动物和莠草等的药品。目前,其主要包括杀虫药、灭鼠药和除草剂等。农药在生产、运输、储存和使用过程中被意外或有意摄入和接触过多都可以引发人畜的中毒。

一、有机磷农药中毒

有机磷农药是我国目前使用最广、用量最大的农业杀虫剂。在国内外各类农药中毒和死亡患者中,绝大多数为有机磷农药所致。急性有机磷农药中毒(acute organophosphorus pesticide poisoning,AOPP)在临床上较常见,它主要通过抑制体内胆碱酯酶的活性,使其失去分解乙酰胆碱的能力,引起体内生理效应部位乙酰胆碱大量蓄积,使胆碱能神经持续过度兴奋而致病。急性有机磷农药中毒者多表现为毒蕈碱样、烟碱样和中枢神经系统等中毒症状和体征。有机磷农药按照毒性可分为:①剧毒类,如甲拌磷、对硫磷和内吸磷等;②高毒类,如甲基对硫磷、敌敌畏、氧乐果等;③中毒类,如乐果、倍硫磷、敌百虫等;④低毒类,如马拉硫磷、碘硫磷和溴硫磷等。有机磷农药中毒中,生活中毒远比职业性中毒多见。有机磷农药可经胃肠道、呼吸道、皮肤和黏膜吸收,之后迅速分布于全身各脏器,并以肝内浓度最高,毒物的肝肠循环是造成反跳的因素之一。有机磷杀虫药中毒的诊断治疗流程见图 22-6。

注意事项

1.建议对摄入有机磷农药的患者要及时催吐、洗胃,直到洗胃液变为清水。洗胃液以温度适中的清水为宜。在洗胃等医疗操作时,按需采取适当的气道保护和防误吸的预防措施。如果所服农药种类明确,也可用 2% 碳酸氢钠(敌百虫除外)或 1：5000 的高锰酸钾溶液(对硫磷除外)增强洗胃效果。

2.在处理服药自杀的患者时,应谨慎并仔细地核对患者所提供的摄入量及摄入农药的种类,尤其要注意是否有两种以上药物或者掺和酒精同服的情况。

3.全血胆碱酯酶活性是诊断有机磷农药中毒的特异性指标,可根据其结果判断中毒患者的病情、治疗效果和预后。但长期接触有机磷农药的人群全血胆碱酯酶活性多处在较低水平,在临床治疗过程中要注意。如果临床表现程度与胆碱酯酶活性结果不一致,则应弱化胆碱酯酶活力的意义,更加重视对临床情况的综合判断。

4.阿托品是抢救有机磷农药中毒的主要药物,要早期、足量、重复给药,直到毒蕈碱症状好转能达到阿托品化,之后用维持量来维持患者的阿托品状态。

5.对中毒早期的临床治疗重视程度毋庸置疑。需要注意的是,毒性较强的有机磷农药(氧乐果、甲拌磷、对硫磷及敌敌畏等)中毒后 24～96 小时,患者可出现中间综合征,常会因为呼吸肌麻痹引发通气性呼吸障碍而危及生命。在出现中间综合征时,应立刻经口气管插管,保证呼吸道通畅,同时加大胆碱酯酶复能药的使用剂量。

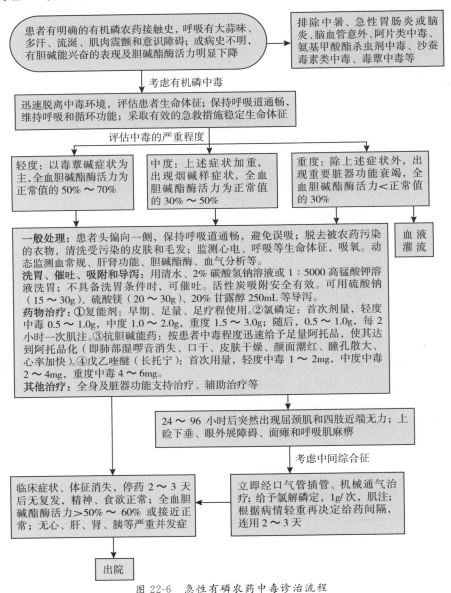

图 22-6　急性有机磷农药中毒诊治流程

二、百草枯中毒

百草枯为联吡啶类化合物，是一种快速起效、非选择性的除草剂，价格相对便宜。由于误服、自服或防护不当，百草枯中毒日益增多。尽管百草枯在毒理学分类中被列为中等毒性药物，但由于其病死率很高（中毒后致死率可高达 $50\% \sim 70\%$ 及以上），所以在临床上应被列为剧毒毒物。百草枯中毒的预后与百草枯的摄入量有关。其中毒抢救流程见图 22-7。

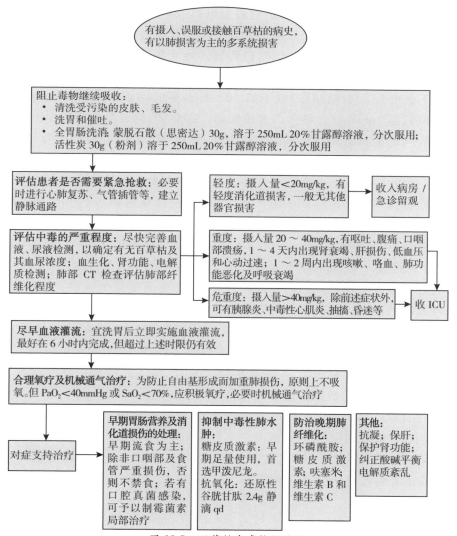

图 22-7　百草枯中毒抢救流程

注意事项

1. 最容易受百草枯影响的是那些血流丰富、血氧和能量需求大的器官,尤其是肺、心脏、肾脏和肝脏,且以肺为甚。百草枯不易通过血脑屏障,故不易出现脑部受损的情况,尽管在脑脊液(cerebral spinal fluid,CSF)中可以检测到百草枯。

2. 全胃肠洗消用蒙脱石散(思密达)和药用炭,首剂在 2 小时内服完;第 2 天及以后,可分次服完;第 3、4 天,甘露醇剂量减半,可加适量矿泉水稀释。

3. 百草枯(尤其是浓缩液)被人体摄入后会经胃肠道快速吸收,然后迅速分布到其他组织中,摄入后大约 6 小时达到最大组织浓度。

4. 百草枯主要经肾清除。轻度中毒者摄入的百草枯大部分会在24 小时内出现于尿液中。然而,百草枯严重中毒时,患者肾功能大幅度下降,清除明显减慢,清除半衰期有时甚至超过 100 小时。

5. 吞下 30mL(一口或两口)以上的 20%~24% 的百草枯液常可致命。而百草枯的浓缩液只需 10mL 就会导致严重的疾病。因此,明确百草枯剂量和浓度非常重要。病史的其他重要组成部分包括共存疾病、年龄(50 岁以上预后更差)和摄入时间。摄入百草枯的患者常诉口腔疼痛、吞咽疼痛、恶心、呕吐和腹痛。皮肤"烧灼"感、呼吸困难和呼吸过速、合并纵隔气肿的出现,常与致死性结局密切相关。

6. 急性肾损伤提示百草枯中毒严重,可能是由百草枯诱导的急性肾小管坏死或血容量不足所致的。肾功能受损与死亡率的增加相关。血清肌酐浓度在百草枯中毒 5 小时内升高速度 $<3\mu mol/(L \cdot h)$ [$<0.034mg/(dL \cdot h)$]与幸存相关;而 6 小时内上升速度 $>4.3\mu mol/(L \cdot h)$ [$>0.049mg/(dL \cdot h)$]与死亡相关。

7. 完好的皮肤接触百草枯的稀释液时,一般不会有显著的吸收。故皮肤、眼睛或吸入性暴露的患者一般不需任何实验室检测血或尿中的百草枯浓度。若怀疑有任何全身吸收的可能(如飞溅到嘴边或破损的皮肤上),则可在暴露后 6 小时和 12 小时内进行尿连二亚硫酸盐检测;若结果均为阴性,则可让患者放心。

8. 对急性百草枯中毒患者,一般不应给予氧疗,除非有明确的缺氧症状。因为氧疗可能加重氧介导的细胞损伤。

9. 对在百草枯摄入后 2 小时内就诊的患者,建议尽快经口或鼻胃管给予活性炭(1g/kg 溶于水,最大剂量为 50g)或漂白土(2g/kg 溶于水,最大剂量为 150g),同时进行血液灌流。但前提是它能在患者中毒后 4 小时内开始,血液灌流治疗应持续 4 小时。若患者有严重的全身疾病征象(如严重缺氧、低血压或酸中毒),则提示预后较差。

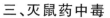

三、灭鼠药中毒

鼠类可通过携带传播疾病的微生物、影响食物供给而对人类产生危害。鼠类繁殖迅速、生性敏感，它们仅凭味道就可以避开有毒化合物（初级拒饵），不会第2次食用导致疾病的物质（怯饵）并能学会回避导致其他啮齿类死亡的食物或水源。灭鼠剂或"鼠药"是指所有专门用来杀死啮齿动物的市售产品，包括小鼠、松鼠、囊地鼠和其他小动物。这些药物的毒性可以根据暴露后导致50%患者死亡的剂量分为剧毒类（0～50mg/kg）、有毒类（50～500mg/kg）和低毒类（500～5000mg/kg）。按照作用机制，灭鼠药可以分为痉挛类（毒鼠强、氟乙酸钠）、抗凝血类（溴敌隆、氯鼠酮）、硫脲类（安妥、抗鼠灵）、植物类（马钱子、红海葱）、有机磷类（毒鼠磷）、氨基甲酸之类（灭鼠安）及急性氰化物类等。

灭鼠药中毒后的抢救流程见图22-8。

注意事项

1.在处理灭鼠剂中毒的患者时，临床医生应尽一切努力来识别出具体的灭鼠剂和毒物暴露环境，可联系当地中毒控制中心和社区来协助识别灭鼠剂种类。

2.灭鼠剂中毒后有症状的患者应接受支持治疗，并根据具体的摄入物质或根据临床表现对所怀疑的物质进行特异性治疗。在处理服毒自杀的患者时，应谨慎并仔细核查患者所提供的摄入量以及摄入鼠药的种类，仔细指导家属观察患者有无出血及其他异常征象。有不明之处还应咨询当地中毒控制中心和医学毒理学专家。

3.若小剂量摄入 α-萘基硫脲、维生素 D_3 或抗凝药等灭鼠剂，不太可能引起毒性，对症处理即可。

4.建议对摄入毒物后无症状的患者及时洗胃，再使用活性炭吸附残留毒素。在实施洗胃等医疗操作时，按需采取适当的气道保护和防误吸的预防措施。还需要进行辅助检查，来识别剧毒灭鼠剂种类和中毒的早期征象。

5.刚摄入长效抗凝血类灭鼠药（long-acting anticoagulant rodenticide，LAAR）时，PT 和 INR 多在正常范围内。对摄入一包以上灭鼠剂的患者以及意图自杀的患者，都应检测 PT、INR 和 TT 的基线值，并应于服药 48 小时后复查 PT 和 INR。PT 和 INR 通常在摄入可能导致抗凝和（或）出血的鼠药后 12～24 小时出现异常，并在 36～72 小时达到峰值。

6.在摄入抗凝类灭鼠药后，未长期服用华法林且 INR>9 的患者，应口服 2.5～5mg 维生素 K_1，同时在摄入后 24 小时内重新评估 INR，以确定是否需要额外剂量。

急性农药中毒

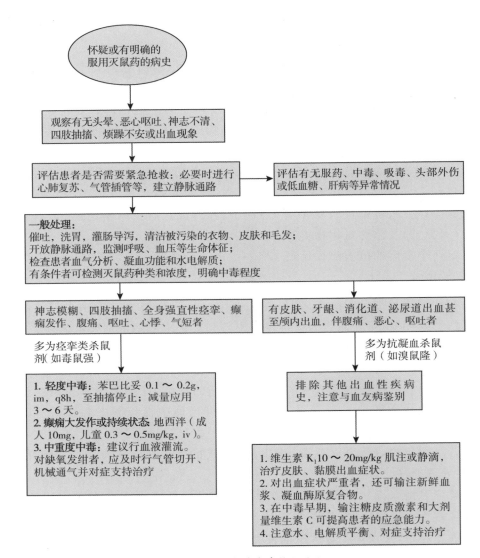

图 22-8　灭鼠药中毒抢救流程

参考文献

［1］陈灏珠，林果为，王吉耀. 实用内科学. 14 版. 北京：人民卫生出版社，2013.

［2］Kovalevsky A，Blumenthal DK，Cheng X，et al. Limitations in current acetylcholinesterase structure-based design of oxime antidotes for organophosphate poisoning. Ann N Y Acad Sci，2016，1378(1)：41-49.

［3］Buckley NA，Eddleston M，Li Y，et al. Oximes for acute organophosphate pesticide poisoning. Cochrane Database Syst Rev，2011，(2)：CD005085.

［4］ Zhang JW，Lv GC，ZhaoY. The significance of the measurement of serum xanthine oxidase and oxidation markers in patients with acute organophosphorus pesticide poisoning. Journal of International Medical Research，2010，38(2)：458-465.

［5］ Jokanovic M，Kosanovic M. Neurotoxic effects in patients poisoned with organophosphorus pesticides[J]. Environmental Toxicology and Pharmacology，2010，29(3)：195-201.

［6］ 李映丰. 急性有机磷农药中毒院前急救效果分析[J]. 现代实用医学，2014，26(8)：1015-1016.

［7］ 杨立山，卢中秋，田英平，等. 急性有机磷农药中毒诊治临床专家共识[J]. 中国急救医学，2016，36(12)：1057-1065.

［8］ Gunnell D，Eddleston M，Phillips MR，et al. The global distribution of fatal pesticide self-poisoning：systematic review. BMC Public Health，2007，7：357.

［9］ Lock EA，Wilks MF. Handbook of Pesticide Toxicology. 3rd ed. San Diego：Academic Press，2010.

［10］ Gawarammana IB，Buckley NA. Medical management of paraquat ingestion. Br J Clin Pharmacol，2011，72：745.

［11］ Wilks MF，Tomenson JA，Fernando R，et al. Formulation changes and time trends in outcome following paraquat ingestion in Sri Lanka. Clin Toxicol (Phila)，2011，49：21.

［12］ Kim JH，Gil HW，Yang JO，et al. Serum uric acid level as a marker for mortality and acute kidney injury in patients with acute paraquat intoxication. Nephrol Dial Transplant，2011，26：1846.

［13］ Lee Y，Lee JH，Seong AJ，et al. Arterial lactate as a predictor of mortality in emergency department patients with paraquat intoxication. Clin Toxicol(Phila)，2012，50：52.

［14］ Gosselin S. Aact Symposium：Extracorporeal Therapies in Acute Poisoning. Proceedings of the 11th Scientific Congress of the Asia-Pacific Association of Medical Toxicology. Hong Kong，2012.

［15］ Gawarammana I，Buckley NA，Mohammed F，et al. A randomised controlled trial of high-dose immunosuppression in paraquat poisoning. Clin Toxicol，2012，50：278.

［16］ Li LR，Sydenham E，Chaudhary B，et al. Glucocorticoid with cyclophosphamide for paraquat-induced lung fibrosis. Cochrane Database Syst Rev，2014：CD008084.

［17］ Mowry JB，Spyker DA，Cantilena LR Jr，et al. 2012 Annual report of the american association of poison control centers-national poison data system (NPDS)：30th Annual Report. Clin Toxicol (Phila)，2013，51(7)：949.

［18］ Peshin SS，Srivastava A，Halder N，et al. Pesticide poisoning trend analysis of 13 years：a retrospective study based on telephone calls at the National Poisons Information Centre，All India Institute of Medical Sciences，New Delhi. J Forensic Leg Med，2014，22(8)：57.

［19］ Zhang HT，Qiao BP，Liu BP，et al. Study on the treatment of acute thallium poisoning. Am J Med Sci，2014，347(10)：377.

［21］ Sun TW，Xu QY，Zhang XJ，et al. Management of thallium poisoning in patients with delayed hospital admission. Clin Toxicol(Phila)，2012，50(3)：65.

［22］Al Hammouri F，Darwazeh G，Said A. Acute thallium poisoning：series of ten cases. J Med Toxicol，2011，7(5)：306.

［23］Riyaz R，Pandalai SL，Schwartz M，et al. A fatal case of thallium toxicity：challenges in management. J Med Toxicol，2013，9(4)：75.

［24］Hassanian-Moghaddam H，Shahnazi M，Zamani N，et al. Abdominal imaging in zinc phosphide poisoning. Emerg Radiol，2014，21(7)：329.

［25］Taskesen M，Admguzel S. A rare cause of poisoning in childhood：yellow phosphorus. J Emerg Med，2012，43(12)：270.

［26］Bhoelan BS，Stevering CH，van der Boog AT，et al. Barium toxicity and the role of the potassium inward rectifier current. Clin Toxicol(Phila)，2014，52(7)：584.

［27］菅向东.百草枯中毒诊断与治疗"泰山共识".中国工业杂志,2014,27(2):117-121.

（第一版：杨秀娣　宁建文）

（第二版：杨　梅）

第五节　镇静催眠类药物中毒

　　镇静镇痛药为中枢神经系统抑制药,临床上广泛用于治疗失眠、焦虑症、躁狂性中枢神经功能障碍,以及一些以躁狂幻想的病理思维为主要表现的精神病。小剂量应用可起到镇静催眠作用;大剂量应用可麻醉抑制全身,包括延髓中枢。健康人或精神病患者一次服用过大剂量的镇静催眠类药物可引起急性中毒,出现昏迷、呼吸抑制、休克等,甚至危及生命。比较常见的镇静催眠类药物中毒有苯二氮䓬类中毒、巴比妥类中毒。

　　1.苯二氮䓬类药物(benzodiazepines,BZD)属镇静催眠药,自20世纪60年代起被应用于临床,主要用于镇静以及治疗焦虑、癫痫发作、戒断状态、失眠和药物相关激越状态。苯二氮䓬类药物用途较多,已经成为临床上最常应用的镇静催眠类药物。在急诊科,苯二氮䓬类药物过量的高发生率也反映出该药的广泛使用及可获得性。苯二氮䓬类药物中毒被认为与增强氨基丁酸能神经的功能有关。苯二氮䓬类药物中毒后,中枢神经系统抑制较轻,主要症状为嗜睡、头昏、言语含糊不清、意识模糊、共济失调等,很少出现严重的症状(如长时间深昏迷和呼吸抑制等)。

　　2.巴比妥类(苯巴比妥、司可巴比妥及异戊巴比妥等)曾经是常用的镇静催眠药,常因误服、过量而引发中毒。因为其毒性较大,现临床常用苯二氮䓬类药物治疗失眠,所以巴比妥类中毒逐渐少见。常见的中毒致死剂量是一次性吞服常用治疗剂量的15～20倍。巴比妥类药物对 γ-氨基丁酸(γ-aminobutyric acid,GABA)能神经有与苯二氮䓬类药物相似的作用,其中毒症状与剂量有关。

　　轻度中毒:表现为嗜睡,言语不清,反应迟钝,呼吸浅慢,瞳孔缩小,对光反射存在。

　　中度中毒:表现为昏睡,呼吸减慢,手指和眼球震颤,近似醉酒状态,瞳孔缩小,对光反射迟钝。

　　重度中毒:表现为呼吸变慢或浅快,时有潮式呼吸,人处于昏迷状态,巴宾斯基征阳性,早期可出现四肢僵直,后期可出现全身松弛、瞳孔散大、对光反射消失、血压下降、少尿或无尿,最终因呼吸、循环衰竭而死亡。

　　镇静催眠类药物中毒的处理流程见图 22-9。

镇静催眠类药物中毒

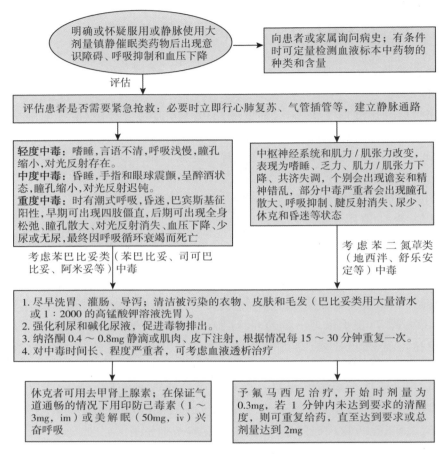

图 22-9　镇静催眠类药物中毒处理流程

注意事项

1.精神状态改变是苯二氮䓬类药物过量的常见表现,而在多种内科疾病和中毒性疾病中(如低血糖、一氧化碳暴露、脑卒中、脑膜炎、脑炎以及头部外伤)也有类似临床表现。许多镇静催眠药物过量[包括酒精、巴比妥酸盐、γ-羟基丁酸盐(gamma hydroxybutyrate,GHB)以及水合氯醛]也与苯二氮䓬类药物过量有类似的临床特征。急诊科在抢救此类昏迷患者时一定要注意鉴别诊断。

2.短效苯二氮䓬类药物(三唑仑和奥沙西泮)的活性代谢物一般很少,重复给药无累积,且清除率几乎不受年龄和肝脏功能的影响。咪达唑仑尽管半衰期短,但在重复给药时,其活性代谢产物可以累积。长效苯二氮䓬类药物(地西泮和氯氮)一般会产生具有药理学活性的代谢产物,多次给药后可积聚在组织中,并且年龄较大的人及肝病患者清除更慢。

3.苯二氮䓬类药物主要经肝脏代谢，主要通过 CYP3A4 酶和 CYP2C19 酶代谢。阿普唑仑和咪达唑仑由 CYP3A4 酶代谢。地西泮由 CYP3A4 酶和 CYP2C19酶共同代谢。在与通过细胞色素 P(cytochrome P,CYP)酶代谢的其他药物混合使用时，可能延长某些苯二氮䓬类药物的半衰期，导致其临床作用时间延长或发生治疗事故，CYP3A4 酶的抑制剂包括大环内酯类抗生素、地尔硫䓬、HIV 蛋白酶抑制剂和葡萄柚汁等。CYP3A4 酶的诱导剂如苯巴比妥、苯妥英、卡马西平及利福平等。

4.镇静催眠药中毒综合征的特征是精神状态抑郁、体格检查无异常以及生命体征正常。因此，通常将其描述为"昏迷但生命体征正常"。血清浓度测定可排除酒精和苯巴比妥中毒。γ-羟基丁酸盐中毒患者经常表现为精神状态突然改变（如果没有干预）以及发生严重的呼吸抑制。

5.考虑到苯二氮䓬类药物和酒精的临床效应难以区分，故对疑为苯二氮䓬类药物过量的患者获取血清酒精浓度是合理的和有必要的。

6.苯二氮䓬类药物在胃肠道被迅速吸收，大部分具有高度的亲脂性和蛋白结合性。一般没必要对患者行全肠道灌洗，因为其缓释制剂很少，且对反应迟钝的患者进行该治疗的难度也较大。多次给予活性炭及血液透析都不能作为有效增强清除的技术。

7.解毒剂氟马西尼是苯二氮䓬类药物的非特异性竞争性拮抗剂，可用于逆转全身麻醉、操作时镇静或苯二氮䓬类药物用药过量后诱导的镇静状态。需注意，使用氟马西尼可在对苯二氮䓬类药物产生耐受（长期使用或滥用）的患者中引起戒断性癫痫发作。如果患者同时摄入促抽搐的物质，那么这种风险可进一步增高。而且氟马西尼并不能持续逆转苯二氮䓬类药物过量所致的呼吸抑制。

参考文献

[1] Lader M. Benzodiazepines revisited-will we ever learn? Addiction，2011，106：2086.

[2] Wynn G，Oesterheld J，Cozza K，et al. Clinical Manual of Drug Interaction Principles for Medical Practice. Washington，DC：American Psychiatric Publishing Inc，2009.

[3] Kreshak AA，Cantrell FL，Clark RF，et al. A poison centers ten-year experience with flumazenil administration to acutely poisoned adults. J Emerg Med，2012，43(9)：677.

[4] Authier N，Balayssac D，Sautereau M，et al. Benzodiazepine dependence：focus on withdrawal syndrome. Ann Pharm Fr，2009，67(7)：408.

[5] Lader M，Tylee A，Donoghue J. Withdrawing benzodiazepines in primary care. CNS Drugs，2009，23：19.

镇静催眠类药物中毒

［6］Aschenbrenner DS. FDA Strengthens warning concerning coadministration of opioids and benzodiazepines. Am J Nurs，2016，116(12)：24-25.

［7］Hsu D，Marshall J，Abdallah G，et al. Phenobarbital versus benzodiazepines in the treatment of alcohol withdrawal syndrome. Crit Care Med，2016，44(S 12)：S202.

［8］陈灏珠，林果为，王吉耀. 实用内科学. 14 版. 北京：人民卫生出版社，2013.

（第一版：杨秀娣　宁建文）

（第二版：杨　梅）

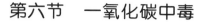

第六节 一氧化碳中毒

一氧化碳（carbon monoxide，CO）是由碳氢化合物燃烧生成的一种无臭、无味、无色、无刺激性的气体。大气中，一氧化碳的浓度一般在 0.001% 以下；但在城市区域或封闭环境中，浓度可能会高些。与氧气相比，一氧化碳与血红蛋白结合的亲和力更强，从而形成碳氧血红蛋白（carboxyhemoglobin，COHb），导致氧气运输和利用障碍。一氧化碳也可以引发炎症级联反应，造成中枢神经系统（central nervous system，CNS）的脂质过氧化反应和迟发型神经系统后遗症（delayed neurologic sequelae，DNS）。一氧化碳中毒诊治流程见图 22-10。

注意事项

1. 一氧化碳中毒最常发生于冬季，但它也可能发生于其他任何季节和环境中。大部分的意外中毒病例是由烟雾吸入导致的。其他潜在的一氧化碳来源包括运行不良的供暖系统、通风不佳的燃料燃烧设备（如煤油炉、木炭烤架、野营灶和汽油动力发电机）及在通风较差场所运行的机动车等。

2. 一氧化碳可跨过肺毛细血管膜而迅速弥散，并与血红蛋白中的铁结合，其亲和力大约是氧的 240 倍。碳氧血红蛋白（COHb）血症的程度与环境中一氧化碳和氧气的相对量、暴露持续时间和每分钟通气量相关。

3. 一氧化碳中毒的临床表现具有高度可变性和非特异性。轻至中度一氧化碳中毒患者表现为全身症状，包括头痛（最常见）、全身不适、恶心以及头晕，并可能被误诊为急性病毒综合征。在没有并发创伤或烧伤的情况下，一氧化碳中毒的体格检查发现通常仅限于精神状态改变，可从轻度的意识模糊到癫痫发作和昏迷不等。因此，仔细的神经系统检查非常重要。

4. 可发生心肌缺血。一氧化碳中毒的诊断一旦确立，建议行心电图（ECG）检查。对于 ECG 检查显示有缺血证据、提示缺血的症状、年龄超过 65 岁、有心脏疾病史或者心脏危险因素的患者，需要进行心脏生物标志物的评估。

5. 一氧化碳中毒的诊断有赖于相关的病史和体格检查，并结合升高的 COHb 水平而确定。但急性一氧化碳中毒的临床症状及其严重程度与入院时的 COHb 浓度并不完全相关。其原因在于：①血液中 COHb 的饱和度受多种因素影响，包括吸入 CO 的浓度及暴露时间，抢救时的氧合及给氧浓度，以及从 CO 暴露终止到采血的时间等；②由于 CO 与 Hb 的亲和力很高，所以已进入组织中的 CO 可能很难分离。因此，虽然已经通过氧合降低了 COHb 的饱和度，但仍可能有相当数量的 CO 留在体内。在对 CO 的毒性进行评估时，必须考虑临床干预和院前处置，如给氧。

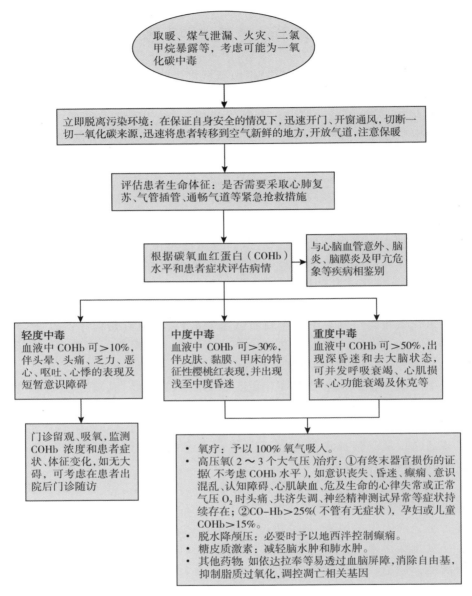

图 22-10　一氧化碳中毒的诊治流程

　　6.为保障一氧化碳中毒患者的气道、呼吸和循环功能,持续的评估和标准干预措施极为重要。对所有昏迷患者和精神状态严重受损的患者,应立即行气管插管和机械通气。

7. 对一氧化碳中毒患者,最重要的干预措施是立即脱离一氧化碳中毒源,并通过使用非重复呼吸面罩或气管内插管让患者吸入 100％的氧气。不论脉搏血氧饱和度或动脉血氧饱和度(PaO₂)水平如何,建议对所有疑似一氧化碳中毒患者采取的初始治疗是使用 100％常压氧。

8. 对于严重一氧化碳中毒患者,有关高压氧治疗降低一氧化碳中毒后迟发性神经认知损害的发病率和严重程度的能力尚存在争议。建议在下列情况下进行高压氧治疗:①CO 水平＞25％;②妊娠期女性 CO 水平＞20％;③意识丧失;④有严重的代谢性酸中毒(pH＜7.1);⑤有终末器官缺血的证据(例如心电图改变、胸痛和精神状态改变)。

9. 对 40 岁以下且昏迷时间＜4 小时的患者,建议给予 5～20 天高压氧治疗;对年龄＞40 岁且昏迷时间＞4 小时的患者,应连续进行 3 个疗程(30 天)的高压氧治疗;必要时,应间断性进行高压氧治疗,每 3 个疗程(30 天)高压氧治疗后间歇 2 周,再进行 3 个疗程的治疗。

参考文献

［1］陈灏珠,林果为,王吉耀. 实用内科学. 14 版. 北京:人民卫生出版社,2013.

［2］Buckley NA, Juurlink DN, Isbister G, et al. Hyperbaric oxygen for carbon monoxide poisoning. Cochrane Database Syst Rev, 2011, 4(2): 58-60.

［3］Hampson NB, Piantadosi CA, Thom SR, et al. Practice recommendations in the diagnosis, man-agement, and prevention of carbon monoxide poisoning. American Respir Crit Care Med, 2012, 186(11): 1095-1101.

［4］Hu H, Pan X, Wan Y, et al. Factors affecting the prognosis of patients with delayed encephalopathy after acute carbon monoxide poisoning. Am J Emerg Med,2001,29(3):261-264.

［5］La Fauci G, Weiser G, Steiner IP, et al. Carbon monoxide poisoning in narghile(water pipe) to-bacco smokers. Can J Emerg Med, 2012, 14(1): 57-59.

［6］Kim DM, Lee IH, Park JY, et al. Acute carbon monoxide poisoning: MR imaging findngs with clinical correlation. Diagn Interv Imaging, 2016, 24(5):89-93.

［7］Sokal JA, Kralkowska E. The relationship between exposure duration, carboxyhemoglobin, blood glucose, pyruvate and lactate and the severity of intoxication in 39 cases of acute carbon monoxide poisoning in man. Arch Toxicol, 57 (1985): 196-199.

［8］Hampson NB, Hauff NM. Carboxyhemoglobin levels in carbon monoxide poisoning: do they correlate with the clinical picture? Am J Emerg Med, 2008, 26: 665-669.

（第一版:杨秀娣　宁建文）

（第二版:杨　梅）

第七节　阿片类毒品中毒

　　毒品是指国家规定管制的,能够使人形成瘾癖的麻醉药品和精神药品。毒品是一个相对的概念,用于临床治疗目的的即为药品,而被吸毒者滥用就成为毒品。短期内大量滥用、误用毒品超过个体耐受量并造成呼吸、循环衰竭的,即为急性毒品中毒。阿片类毒品包括鸦片、海洛因、甲基苯丙胺（冰毒）、吗啡、大麻、可卡因等。临床常见的有吗啡和海洛因中毒。阿片类毒品的具体诊治流程见图22-11。

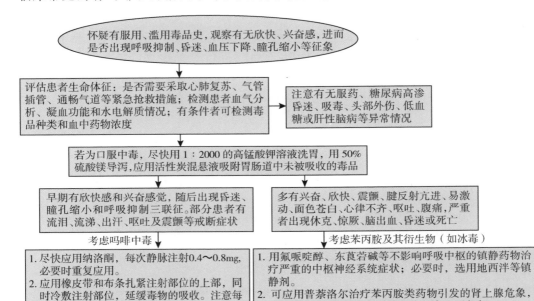

图22-11　毒品中毒诊治流程

注意事项

　　1.各种阿片类药物的血清半衰期存在较大的差异。实际的药物作用受剂量、个体耐受性以及活性代谢物的存在等多因素影响。当过量使用时,血清半衰期可能与治疗性剂量的半衰期明显不同。

　　2.阿片类药物中毒的典型体征包括精神状态抑郁、呼吸频率下降、潮气量减小、肠鸣音减少和瞳孔缩小。阿片类药物中毒的最佳预测因子是呼吸频率小于12次/分钟。瞳孔检查正常并不能排除阿片类药物中毒的可能。

　　3.阿片类药物中毒的其他并发症表现为体温过低、昏迷、癫痫发作、头部创伤、吸入性肺炎和横纹肌溶解等。在确定阿片类药物中毒所致的昏迷诊断前,有时需

阿片类毒品中毒

要排除那些如果延迟诊断就会危及生命的合并症,比如颅内出血、电解质异常和脓毒症等。一定要考虑到合并其他药物或酒精中毒的可能性。

4.对所有疑似阿片类药物过量使用的昏迷病例,在开始相应的检查治疗前,通常有必要先行快速测定血清葡萄糖水平。

5.简单的辅助检查(如心电图)有助于识别具体的阿片类药物,丙氧芬可导致 QRS 间期延长,美沙酮可导致 QTc 间期延长。

6.最初的治疗处理应保证患者的气道通畅和呼吸支持,并尽快使用短效阿片受体拮抗药纳洛酮。尽管其首选途径是静脉注射,但皮下或者肌肉注射给药也可起作用。

7.在阿片类药物中毒中,几乎不需要活性炭和洗胃等治疗,因为它们往往起效甚微。阿片类药物分布容积较大,血液透析的净化效果也不理想。

8.纳洛酮给药的目的并不是使患者达到正常意识水平,而是帮助患者保持充分通气。在没有阿片类药物戒断体征时,纳洛酮没有最大安全剂量。如果在给予 5~10mg 之后还没有临床效果,那么应该重新考虑诊断。

9.在大多数情况下,若患者的呼吸和精神状态在停用纳洛酮 3 小时后仍能维持正常,便可出院或者转诊进行精神病学评估。

参考文献

[1] Watson WA,Litovitz TL,Rodgers GC Jr.,et al. 2004 Annual report of the American Association of Poison Control Centers Toxic Exposure Surveillance System. Am J Emerg Med,2005,23(7):589.

[2] Berling I,Whyte IM,Isbister GK. Oxycodone overdose causes naloxone responsive coma and QT prolongation. QJM,2013,106(5):35.

[3] Mégarbane B,Buisine A,Jacobs F,et al. Prospective comparative assessment of buprenorphine overdose with heroin and methadone:clinical characteristics and response to antidotal treatment. J Subst Abuse Treat,2010,38(6):403.

[4] Pedapati EV,Bateman ST. Toddlers requiring pediatric intensive care unit admission following at-home exposure to buprenorphine/naloxone. Pediatr Crit Care Med,2011,12(3):e102.

[5] Bonakdaran S,Daloee MH,Manteghi AA,et al. Effect of oral methadone on ECG characteristics and endocrine hormonal changes and their inter-relationship. Endocr Metab Immune Disord Drug Targets,2016,26:85-90.

[6] 陈灏珠,林果为,王吉耀. 实用内科学. 14 版. 北京:人民卫生出版社,2013.

(第一版:杨秀娣　宁建文)

(第二版:杨　梅)

毒蛇咬伤

第八节　毒蛇咬伤

　　蛇咬伤可引起严重不良影响,甚至导致患者死亡,尤其在东南亚、撒哈拉以南的非洲地区以及拉丁美洲。全球范围内每年估计有 180 万～250 万例蛇咬伤病例,导致每年至少有 10 万人死亡。毒蛇在全球分布广泛,即使是不同种类的蛇,其咬伤后的临床表现也有很大程度的重叠。

　　蛇毒是自然界成分最复杂、最浓缩的天然高效价毒素之一。每种蛇毒含多种不同的毒性成分,各种毒性组分在不同蛇毒中的含量有较大差异;同种蛇毒的毒性组分也可因地域分布、季节性、蛇龄等不同而异。蛇毒组分由酶、多肽、糖蛋白和金属离子等组成,可对机体神经系统、血液系统、肌肉组织、循环系统、泌尿系统、内分泌系统、消化系统等产生损害作用。

　　蛇毒主要包括神经毒、血液毒和细胞毒。神经毒素主要为 β-神经毒素(β-NT)和 α-神经毒素(α-NT),分别作用于运动神经末梢(突触前)的运动终板(突触后)的乙酰胆碱受体,阻止神经的正常传导而致神经肌肉弛缓性麻痹。其早期临床表现为眼睑下垂、吞咽困难,继而发生呼吸肌麻痹、呼吸衰竭甚至呼吸停止。血液毒素种类繁多,分别作用于血液系统的各个部分,可导致出血、溶血、弥散性血管内凝血(disseminated intravascular coagulation,DIC)、蛇毒诱发消耗性凝血病(venom-inducedconsumptioncoalopathy,VICC)等。VICC 表现为出血,轻者皮下出血、鼻出血,重者可引起伤口流血不止、血尿、消化道出血甚至脑出血。细胞毒除可导致局部肿胀、疼痛等症状外,还可进入血液循环而导致全身中毒症状,包括皮肤软组织坏死、患肢残废、心肌细胞损害及变性坏死等。神经毒性发作可在数分钟内,一般不超过 6 小时,神经功能恢复可能需要数天甚至数周。凝血功能可在几小时内发生异常,可持续 2 周以上。

　　毒蛇咬伤的诊治流程见图 22-12。

毒蛇咬伤

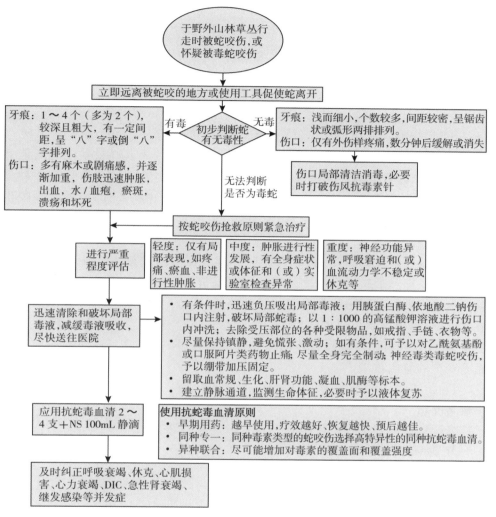

图 22-12 毒蛇咬伤的诊治流程

注意事项

1.蛇咬伤在全球范围内可造成严重不良影响甚至导致患者死亡。据了解,全球约有 600 种不同的毒蛇。不同地区的毒蛇的详细名单及各种毒蛇的可能地理分布可在世界卫生组织毒蛇数据库或毒蛇毒理学中检索。

2.对被蛇咬伤之后的患者进行体格检查发现,其临床表现因蛇的种类不同而有明显差异,且通常随着时间的推移而有所进展。为确保发现蛇毒性作用的所有征象及识别严重的局部或全身作用,频繁、重复的检查是非常重要的。为所有可能被毒蛇咬伤的患者,需要频繁监测其生命体征,包括对心脏、呼吸及脉搏血氧饱和度的监测。对于许多种类的蛇咬伤,其他监测可能包括检查是否出现上睑下垂、部分眼肌麻痹,或者任何伤口或牙龈的持续渗血,另外也应保持蛇咬伤患者液体平衡。

3. 为评估蛇咬伤患者是否存在凝血病,只要有可能,就应进行传统的凝血功能检查〔即 D-二聚体或纤维蛋白降解产物、全血细胞计数、凝血酶原时间(prothrombin time,PT)、活化部分凝血活酶时间(activated partial thromboplastin time,APTT)以及国际标准化比值(international normalized ratio,INR)〕。

4. 对某些患者,可基于临床情况直接诊断蛇咬伤,因为其在被蛇咬伤后能立即感觉到,并且已经看到蛇。但是常常有些患者没有确实看到蛇。而且某些种类蛇的咬伤仅对受害者造成轻微影响,可能会被忽视。根据地区不同,应该将蛇咬伤纳入突然发作的麻痹、凝血病、肌溶解、肾衰竭,尤其儿童抽搐、晕厥或者心血管衰竭的鉴别诊断范围内。

5. 若确认有危险的蛇咬伤(有数码照片或者证实的蛇标本)、快速进展的局部作用(肿胀、发疱或瘀斑)、凝血病的征象(伤口、静脉穿刺点和牙龈渗血),以及其他全身性中毒表现,包括嗜睡、恶心、呕吐、头痛、鼻出血、无力、突发衰竭、抽搐或横纹肌溶解证据等,则提示为严重中毒。

6. 除有效的负压吸毒和破坏局部蛇毒的措施外,避免迷信草药和其他未经证实或不安全的急救措施。

参考文献

[1] 陈灏珠,林果为,王吉耀. 实用内科学. 14 版. 北京:人民卫生出版社,2013.

[2] Williams D, Gutiérrez JM, Harrison R, et al. The global snake bite initiative:an antidote for snake bite. Lancet,2010,375(9708):89-91.

[3] Warrell DA. Snake bite. Lancet, 2010, 375(9708):77-88.

[4] Gutiérrez JM, Williams D, Fan HW, et al. Snakebite envenoming from a global perspective: towards an integrated approach. Toxicon, 2010, 56(7):1223-1235.

[5] Lavonas EJ, Ruha AM, Banner W, et al. Unified treatment algorithm for the management of crota-line snakebite in the United States:results of an evidence-informed consensus workshop. BMC Emerg Med, 2011, 11(7):2.

[6] Avau B, Borra V, Vandekerckhove P, et al. The treatment of snake bites in a first aid setting:a systematic review. PLoS Negl Trop Dis, 2016, 10(10):50-79.

[7] 李其斌,吕传柱,梁子敬,等.2018 年中国蛇伤救治专家共识.蛇志,2018,30(4):561-566.

(第一版:杨秀娣　宁建文)

(第二版:杨　梅)

第九节 胡蜂蜇伤

胡蜂蜇伤是我国山区常见急症,近年来发病率呈上升趋势,病死率较高,对经济和社会危害严重。

胡蜂是膜翅目(hymenoptera)昆虫细腰亚目(apocrita)中胡蜂总科的统称,世界上已知胡蜂种类有5000多种,中国记载的有200多种,其中包括胡蜂亚科的剧毒杀人胡蜂、黑胸胡蜂、金环胡蜂和基胡蜂等。胡蜂蜇伤是指胡蜂的尾针刺破人体皮肤后释放出毒素、毒液侵入人体引起的中毒。胡蜂蜇伤后可发生过敏反应和直接毒性作用而致病,前者与中毒剂量无关,后者存在明显的剂量-效应关系,临床上主要表现为过敏性休克和多器官功能损害。胡蜂蜇伤诊治流程见图22-13。

注意事项

1.胡蜂蜇伤强调分阶段治疗的理念,治疗力求做到集束化和个体化。不同阶段的治疗重点不同,早期合理的积极治疗可避免或减轻后续序贯发生器官衰竭的可能,明显缩短病程,改善预后。

2.急救期处理要点可简化为"4个两"(两早,两抗,两素,两化),要求在6小时内完成,又称胡蜂蜇伤救治"黄金6小时"。

3.胡蜂蜇伤部位超过10处,6~24小时内即可出现溶血或横纹肌溶解表现,基础疾病多。早期安全转诊是指在初步处理后即转往能进行高级生命支持和血液净化治疗的医疗单位。

4.Ⅱ级以上过敏反应需注射肾上腺素。对儿童胡蜂蜇伤早期应用肾上腺素,甚至可避免气管插管。有研究显示,臀部肌肉注射较上臂肌肉注射或皮下注射吸收更快。

5.连续性肾脏替代治疗(continuous renal replacement therapy,CRRT)适用于治疗多器官功能衰竭,尤其是胡蜂蜇伤后血流动力学不稳定伴严重内环境紊乱、急性肾功能衰竭(acute renal failure,ARF)合并急性肺水肿的情况,治疗作用是其他血液净化方式不可替代的。

6.胡蜂蜇伤患者的预后取决于蜇伤轻重、蜇伤后是否得到及时救治、有无基础疾病。轻、中度患者预后一般较好,无明显后遗症;重度患者经及时治疗,大部分可痊愈,也有少部分死亡。造成死亡的主要原因有:①早期出现重度过敏反应,如喉头水肿窒息、过敏性休克等未及时得到纠正;②诱发脑卒中、心肌梗死;③严重凝血功能障碍;④发生肾功能衰竭,未及时进行血液净化治疗;⑤严重代谢性酸中毒、高钾血症等内环境紊乱；⑥重度 ARDS 及呼吸衰竭；⑦继发严重感染甚至感染性休克；⑧高龄合并心、肺、肝、脑、肾等多种基础疾病。

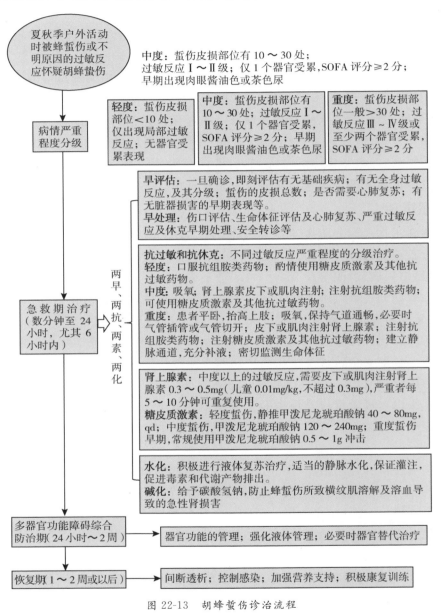

图 22-13　胡蜂蜇伤诊治流程

胡蜂蜇伤

参考文献

［1］杨贤义,肖敏.胡蜂蜇伤规范化治疗中国专家共识.中华危重病急救医学,2018,30(9):819-823.

［2］Lieberman P，Nicklas RA，Oppenheimer J，et al. The diagnosis and management of anaphylaxis practice parameter：2010 update. J Allergy Clin Immunol，2010，126（3）：477-480.e1-42.

［3］Si X，Li J，Bi X，et al. Clinical evaluation of high-volume hemofiltration with hemoperfusion followed by intermittent hemodialysis in the treatment of acute wasp stings complicated by multiple organ dysfunction syndrome. PLoS One，2015，10（7）：e0132708.

（第二版：杨　梅）

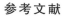

第十节　蘑菇中毒

毒蘑菇又称毒菌或毒蕈,属大型真菌类。误采、误食毒蘑菇可引起急性中毒。蘑菇中毒呈现地域性、季节性发病,常有家庭聚集性和群体性发病的特点,社会危害大。部分品种中毒病死率高,其中具有肝毒性的鹅膏菌属品种中毒病死率高达80%。蘑菇中毒已成为我国食源性疾病中病死率最高的一类急症。如何早期识别致死性蘑菇中毒并及时规范救治,是当前医护人员面临的巨大挑战。蘑菇中毒诊治流程见图 22-14。

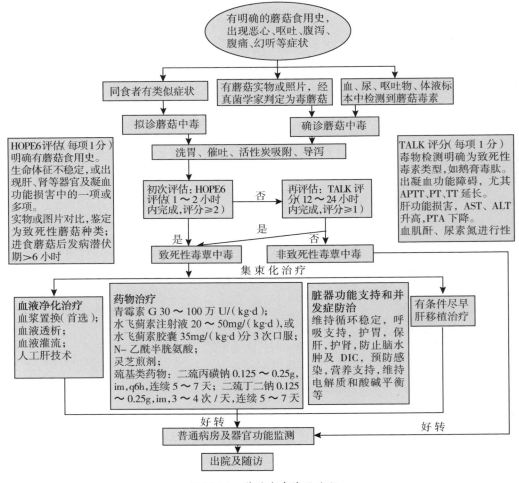

图 22-14　蘑菇中毒诊治流程

注意事项

1.90％以上的蘑菇中毒患者首先出现恶心、呕吐、腹痛、腹泻等胃肠道表现。根据蘑菇种类不同,可累及不同器官及系统。其可分为以下临床类型:急性肝损型、急性肾衰竭型、溶血型、横纹肌溶解型、胃肠炎型、神经精神型、光过敏皮炎型及其他损伤类型。以上前7种仅为临床观察病例较多、能够形成共识的分类,但蘑菇所含毒素复杂,几乎对所有组织器官都造成伤害,器官损伤常交叉存在。

2.蘑菇中毒临床表现多样,缺乏特异性,应避免仅根据患者中毒的始发表现判断临床类型和预后。对蘑菇种类不明确,尤其潜伏期超过6小时的中毒患者,应警惕致死性蘑菇中毒的可能。

3.对蘑菇重度中毒患者,应动态监测肝肾功能及出凝血变化,有条件的应及早进行蘑菇物种鉴定及毒素检测。

4.对时间窗内的蘑菇中毒患者,应常规彻底洗胃,并给予吸附导泻治疗。对致死性蘑菇中毒患者,应尽早行血液净化治疗,优选血浆置换治疗,对不具备条件者可选择血液灌流治疗;对合并存在肝肾功能损害或多器官功能不全的患者,建议尽早联合应用多种血液净化方式并实施个体化治疗。

参考文献

[1]周静,袁媛,郎楠,等. 中国大陆地区蘑菇中毒事件及危害分析. 中华急诊医学杂志,2016,25(6):724-728.

[2]孙承业. 蘑菇中毒防治工作亟需加强. 中华急诊医学杂志,2016,25(8):981-984.

[3] Chen ZH, Zhang P, Zhang ZG. Investigation and analysis of 102 mushroom poisoning cases in Southern China from 1994 to 2012. Fungal Diversity,2014,64(1):123-131.

[4] Cho JT, Han JH. A case of mushroom poisoning with russula subnigricans:development of rhabdomyolysis,acute kidney injury, cardiogenic shock, and death. J Korean Med Sci,2016,31(7):1164-1167.

[5] Bedry R, Baudrimont I, Deffieux G, et al. Wild-mushroom intoxication as a cause of rhabdomyolysis. N Eng l J Med,2001,345(11):798-802.

[6] Tepetam FM, Dagdeviren B,Bulut I, et al. A patient with mushroom allergy:a new etiological agent of Kounis syndrome. Tuberk Toraks,2016,64(2):171-174.

[7]赵溯,杨林,王跃兵,等. 两起可能与采食毒沟褶菌相关的云南不明原因猝死事件报道. 中华急诊医学杂志,2017,26(11):1256-1259.

[8] Alenghat T, Pillitteri CA, Bemis DA, et al. Lycoperdonosis in two dogs. J Vet Diagn Invest,2010,22(6):1002-1005.

[9] Nakajima N, Ueda M, Higashi N, et al. Erythromelalgia associated with Clitocybe

acromelalga intoxication. Clin Toxicol (Phila)，2013，51(5)：451-454.

［10］卢中秋，洪广亮，孙承业，等.中国蘑菇中毒诊治临床专家共识.临床急诊杂志,2019,20(8)：583-598.

（第二版：杨　梅）

第十一节 中 暑

中暑是指在高温（温度＞42℃）、高湿（湿度＞60％）和无风的环境下长期劳动或从事强体力劳动时，患者所出现的以体温调节中枢和汗腺功能障碍，水和电解质丧失过多为特征的疾病。中暑是一个连续进展的过程，由轻及重可包括先兆中暑、热衰竭和热射病。热射病是最严重的热致病类型，患者死亡率很高。

中暑的诊治流程见图 22-15。

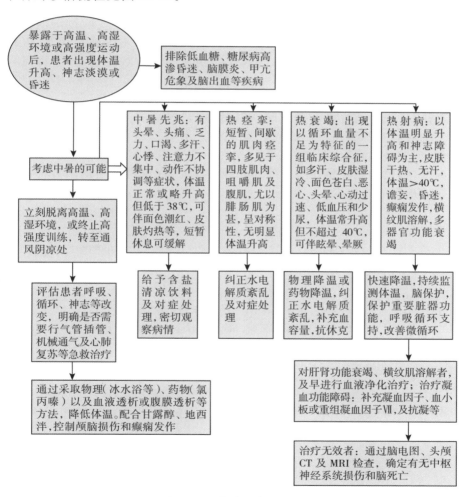

图 22-15 中暑的诊治流程

注意事项

1.无任何单独一项诊断试验可以肯定地明确诊断或排除热射病。此外,热射病患者的实验室检查结果异常可能与其他疾病导致的高热相重叠。例如,热射病患者通常符合全身炎症反应综合征(systemic inflammatory response syndrome,SIRS)的诊断标准,不太可能在患者病程早期就区分出这两种疾病。在不清楚过热病因但仍有热射病可能性的情况下,谨慎的做法是在寻求除热射病之外的诊断时便开始采取降温措施。

2.因为蒸发降温具有非侵入性、易于操作并且不对患者其他方面的治疗产生干扰的优点,所以蒸发降温最常用于治疗经典型热射病。在进行蒸发降温时,应脱去患者衣物,将微温水喷洒在患者身上,同时使用风扇,使空气吹过湿润皮肤。将患者身体(头部除外)尽可能多地浸入 2～14℃冷水中,并不停地搅动水,以保持皮肤表面有冷水,也是一种有效的、非侵入性的快速降温方法。然而,尽管流程图中有冰水浴的方法,但该方法会对生命体征监测和静脉通路等造成影响,并且可能对老年患者有害,故应避免冰水浴。

3.退热剂(如对乙酰氨基酚或阿司匹林)在热射病的治疗中并无作用,因为该疾病的基础机制并不涉及下丘脑调定点的改变,并且这些药物可能加重并发症(如肝脏损伤或弥散性血管内凝血)。在最初尚不清楚患者过热病因并仍存在感染可能的情况下,谨慎的做法是在给予降温处理的同时,在取得适当的培养标本后经验性给予初始剂量的抗生素。

参考文献

[1] Leon LR, Helwig BG. Heat stroke: role of the systemic inflammatory response. J Appl Physiol, 2010, 109(6): 1980-1988.

[2] Casa DJ, Armstrong LE, Kenny GP, et al. Exertional heat stroke: new concepts regarding cause and care. Curr Spor Med Repor, 2012, 11(3): 115-123.

[3] 黎敏,宋维. 国外急性中毒治疗的研究进展. 中华灾害救援医学,2015,3(6): 348-353.

[4] Connor FG, Casa DJ, Bergeron MF, et al. American College of Sports Medicine roundtable on exertional heat stroke-return to duty/return to play: conference proceedings. Curr Spor Med Repor, 2010, 9(5): 314-321.

[5] Zeller L, Novack V, Barski L, et al. Exertional heatstroke: clinical characteristics, diagnostic and therapeutic considerations. Europ J Inter Med, 2011, 22(3): 296-299.

[6] Luhring KE, Butts CL, Smith CR, et al. Cooling effectiveness of a modified cold-water immersion method after exercise-induced hyperthermia. J Athl Train, 2016, 51(11):946-951.

[7] 陈灏珠,林果为,王吉耀. 实用内科学. 14 版. 北京:人民卫生出版社,2013.

[8] 刘树元,宋景春,毛汉丁,等. 中国热射病诊断与治疗专家共识. 解放军医学杂志,2019,44(3):181-196.

[9] 中国卫生健康委员会. 职业性中暑的诊断(GBZ41-2019).

(第一版:杨秀娣 宁建文)

(第二版:杨 梅)

第十二节 电击伤

一定的电流通过人体后造成的包括心、脑、皮肤等器官的组织损害和器官功能障碍，称电击伤。根据接触电压的数值，电击伤可分为低压电电击伤（电压不高于380V）、高压电电击伤（电压＞1000V）和超高压电电击伤（电压1000万伏或电流30万安），雷击也属于超高压电电击伤。其中，家庭常用的低压电交流电的危害远大于直流电，尤其50～60Hz家用低频交流电易引起心室颤动，危害性更大。电击伤的诊治流程见图22-16。

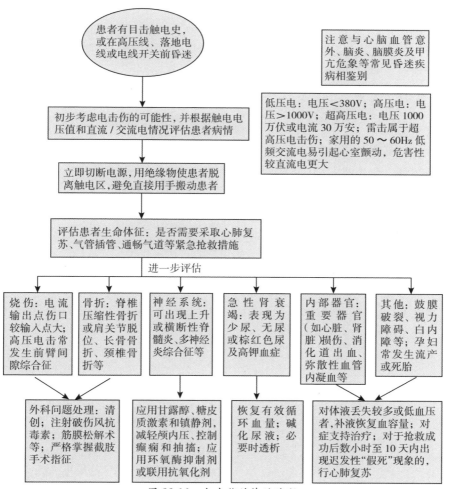

图 22-16 电击伤的诊治流程

电击伤

注意事项

1.电击伤的临床表现因电击的强度和持续时间等的不同而不同,可只有轻微的浅表皮肤烧伤,也可能有严重的多器官功能障碍甚至造成患者死亡。在遭受严重电击后,有些损伤初始表现不明显,必须反复重新评估。

2.因为严重电击伤后心搏骤停的患者通常较年轻,所以心肺复苏(CPR)对这类患者的治疗结果通常优于其他原因导致的心搏骤停,应该适当延长心肺复苏时间。

3.对所有遭受严重电击的患者,应予以创伤评估和正确的复苏,首先迅速评估气道和心肺状态。必须予以颈椎固定和评估。对昏迷或神经系统功能缺损患者(包括精神状态改变者),应立即进行脑部和脊柱影像学检查。一旦完成初步复苏,需仔细地进行再次评估。

4.对于损伤严重的电击伤患者,应严密监测急性间隔室综合征、横纹肌溶解和急性肾损伤的发生。对此类患者,往往需要积极地予以静脉补液,尤其当患者有肌肉坏死征象时。严重电击伤患者的液体复苏方案相当于重大挤压伤时的补液方案。鉴于电击伤患者有发生高钾血症的风险,应避免采用含钾的静脉液体。

参考文献

[1] 陈灏珠,林果为,王吉耀. 实用内科学. 14版. 北京:人民卫生出版社,2013.

[2] Lowhagen K, Lundin S, Stenqvist O. Regional intratidal gas distribution in acute lung injury and acute respiratory distress syndrome-assessed by electric impedance tomography. Miner Anestesiol, 2010, 76(12): 1024-1035.

[3] Feng Z, Raghuwanshi RP, Xu Z, et al. Electric-bicycle-related injury: a rising traffic injury burden in China. Injury Preven, 2010, 16(6): 417-419.

[4] Saldaña G, Puertolas E, Condon S, et al. Modeling inactivation kinetics and occurrence of sublethal injury of a pulsed electric field-resistant strain of *Escherichia coli* and *Salmonella Typhimurium* in media of different pH. Innovat Food Sci Emerg Technol, 2010, 11(2): 290-298.

[5] Zhao W, Yang R, Shen X, et al. Lethal and sublethal injury and kinetics of *Escherichia coli*, *Listeria monocytogenes* and *Staphylococcus aureus* in milk by pulsed electric fields. Food Control, 2013, 32(1): 6-12.

[6] Schwarz ES, Barra M, Liao MM. Successful resuscitation of a patient in asystole after a TASER injury using a hypothermia protocol. Am J Emerg Med, 2009, 27(3): 515-520.

[7] Davis C, Engeln A, Johnson E, et al. Wilderness medical society practice guidelines for the prevention and treatment of lightning injuries. Wilderness Environ Med, 2012, 23(7): 260-265.

[8] Bozeman WP, Teacher E, Winslow JE. Transcardiac conducted electrical weapon (TASER) probe deployments: incidence and outcomes. J Emerg Med, 2012, 43(5): 970-974.

(第一版:杨秀娣 宁建文)

(第二版:杨 梅)

第十三节　淹　溺

国际复苏联盟（International Liaison Committee on Resuscitation，ILCOR）将淹溺定义为一种于液态介质而导致呼吸障碍的过程。淹溺（drowning）可分为淹没（submersion）和浸泡（immersion）。淹没是指面部位于水平面以下或受到水的覆盖。浸泡是指头部露出于水平面之上，大多数情况下是借助于救生衣时的表现。发生淹溺时，大多数情况气道是开放的，且患者常会出现低体温。如果患者被救，淹溺过程则中断，称为"非致命性淹溺"；如果因为淹溺而在任何时候导致死亡，则称为"致命性淹溺"。

发生淹溺后，无论肺内水量多少，抑或是吸入海水还是淡水，其共同之处是缺氧。此时，逆转缺氧可以防止心搏骤停。淹溺急救的关键是通过有效的人工通气，迅速纠正缺氧。因此，无论是现场第一目击者还是专业人员，初始复苏都应该首先从开放气道和人工通气开始。欧洲复苏协会提出了淹溺生存链的概念，包括五个关键环节：预防，识别，提供漂浮物，脱离水面，现场急救。淹溺的诊治流程见图22-17。

注意事项

1.有关部门应根据水源地情况制订有针对性的淹溺预防措施，包括安置醒目的安全标识或警告牌、对救生员进行专业培训等。过饱、空腹、酒后、药后、身体不适者应避免下水或进行水上活动；儿童、老年人、伤残人士应避免单独接近水源。

2.淹溺时，第一目击者在早期营救和复苏中发挥关键作用，但非专业救生人员尽量不要下水实施营救。

3.现场营救应尽一切可能。除非有明显的不可逆死亡证据（尸僵、腐烂、断头、尸斑等），否则均应立即进行复苏，并在能够保证按压质量的前提下尽量转送到急诊室进一步治疗。

4.淹溺最主要的特征是缺氧。及时逆转缺氧可防止心搏骤停。因此，对呼吸停止者应尽早开始人工呼吸，增加复苏成功率。但不建议非专业救生人员在水中为淹溺者进行人工呼吸。

5.不建议在水中实施胸外按压。不建议实施不做通气的单纯胸外按压。

参考文献

［1］Idris AH，Berg RA，Bierens J，et al. Recommended guidelines for uniform reporting of data from drowning：the "Utstein style". Resusciation，2003，59：45-57.

［2］Monica E，Chair K，Brennan E，et al. Adult basic life support and cardiopulmonary resuscitation quality：2015 American Heart Association Guidelines updates for cardiopulmonary resuscitation and emergency cardiovascular care. Circulation,2015,132(18 supp 12):415-435.

［3］Anatolij Tr, Charles D, Deakin C, et al. European Resuscitation Council Guidelines for resuscitation cardiac arrest in special circumstances. Resuscitation, 2015,95:148-201.

［4］Szpilman D, Webber J, Quan L, et al. Creating a drowning chain of survival. Resuscitation, 2014,85(9):1149-1152.

［5］陈志,秦俭,张文中.淹溺急救专家共识.中华急诊医学杂志,2016,25(12):1230-1236.

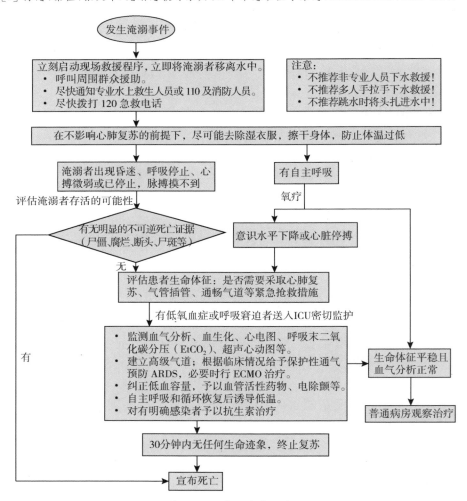

图 22-17　淹溺的诊治流程

（第一版:杨秀娣　宁建文）

（第二版:杨　梅）

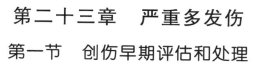

第二十三章 严重多发伤

第一节 创伤早期评估和处理

创伤是常见的急症之一。在我国,创伤是城市居民的第 5 位死因、农村居民的第 4 位死因,常由交通事故、高处坠落、钝器锐器损伤及工伤等所致。由于创伤发生的机制往往比较复杂,所以病情往往也比较复杂,诊断和处理都存在一定难度。创伤有其特殊的病理生理变化过程,病情变化快,如果早期不能给予快速、正确的处理,病情可能迅速恶化,甚至导致死亡。创伤高级生命支持(advanced trauma life support,ATLS)已在全球 60 多个国家推广,对提高创伤救治成功率具有重要的指导意义。基于 ATLS 的创伤早期评估和处理流程见图 23-1。多发伤救治流程见图 23-2。

注意事项

1.创伤处理应该强调时效性,患者的结局与损伤至确切治疗的时间直接有关。因此,"伤后 1 小时"又称"黄金 1 小时",创伤早期采取快速有效的评估和复苏措施,可以将可预防性死亡的比例从 35% 降至 10% 以下。

2.给创伤患者建立人工气道。当可疑气管断裂或合并颈椎损伤时,需要纤维支气管镜引导、颈托固定,由胸外科、麻醉科、急诊科、重症医学科等多学科合作进行。

3. 对于呼吸困难或低氧血症的患者,建议先除外张力性气胸;若合并张力性气胸,需在闭式引流后才可以进行机械通气。

4.老年人,尤其在服用 β 受体阻滞剂时,血容量丢失可能不会引起明显的心率加快。长期服用抗血小板药或抗凝剂可能导致出血加重。

5.儿童因为生理储备强,在血容量丢失时表现可能不明显,所以一旦出现休克表现,后果就会很严重。

6.运动员的代偿能力强,休克时可能不会出现心率加快的情况。

7.颅脑外伤患者病情可能突然恶化,需严密观察,及时做好再次评估。

8.创伤后低体温的发生率高,且后果严重。要预防或纠正低体温,首先要止血,其次是各种加温、保温措施。

9.当怀疑骨盆骨折时,要避免进行过度的体格检查,以免出血加重。

10.腹膜后器官损伤很容易被遗漏,包括胰腺、十二指肠。

11.有时,早期血红蛋白值正常,FAST 检查正常,但仍有可能存在胸腹腔大出血,需连续性监测观察有无变化。

12.创伤早期的凝血病以纤溶为主导,因此对进行性出血或有显著出血风险的患者应尽早抗纤溶治疗。推荐创伤后 3 小时内给予氨甲环酸,负荷剂量 1g,10 分钟输注;接下来 8 小时持续静滴 1g。

13.四肢骨折及关节软组织损伤常常在后期反复评估中才被发现。

14.脊柱保护一开始就要施行,直至完全排除损伤。

15.当病情再次恶化时,须重复评估 ABCDE。

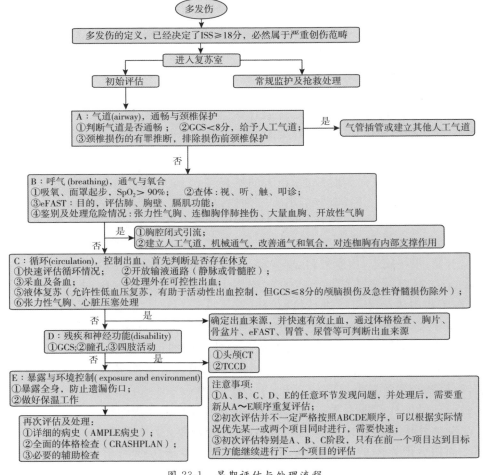

图 23-1　早期评估与处理流程

注:ISS,injury severity score,创伤严重程度评分;TCCD,transcranial color-coded duplex,经颅彩色多普勒

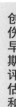

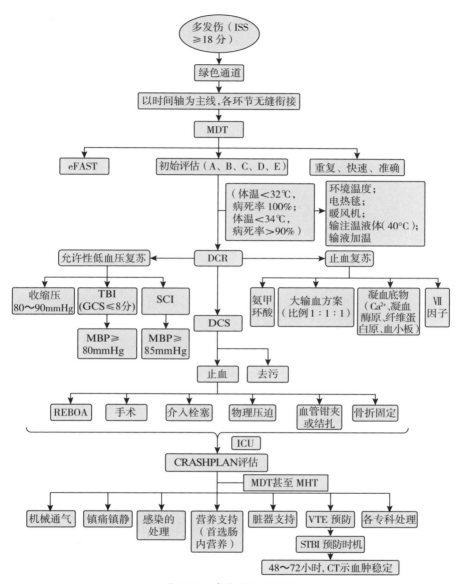

图 23-2　多发伤救治流程

注：MDT，multi-disciplinary treatment，多学科联合诊治；MHT，multiple hospital team，多医院协同救治团队；DCR，damage control resuscitation，损伤控制复苏；DCS，damage control surgery，损伤控制手术；TBI，traumatic brain injury，创伤性脑损伤；SCI，spinal cord injuries，脊髓损伤；CRASHPLAN评估，cardia，respiration，abdomen，spine，head，pelvis，limb，artery，nerve，心脏、呼吸、腹部、脊柱、头部、骨盆、肢体、动脉、神经等全面体检；VTE，venous thromboembolism，静脉血栓栓塞症；STBI，severe traumatic brain injury，重型颅脑创伤。

创
伤
早
期
评
估
和
处
理

参考文献

［1］American College of Surgeons Committee on Trauma. Advanced Trauma Life Support. 9th. Chicago：Betascript Publishing，2012.

（第一版：洪玉才）

（第二版：洪玉才　骆建军）

第二节 腹部损伤急诊处理

腹部是最容易受伤的部位之一。按损伤机制分类,腹部损伤分为腹部钝性损伤和腹部刺伤。腹部钝性损伤由于往往合并全身多处损伤,诊断和处理难度大,所以当血流动力学不稳定时,是行剖腹探查还是继续观察,需要在短时间内做出决策。当腹部损伤合并脑外伤而出现意识改变或同时合并酒精中毒时,病情变得更为复杂,诊断和处理就更加困难。腹部损伤的诊治流程见图 23-3。

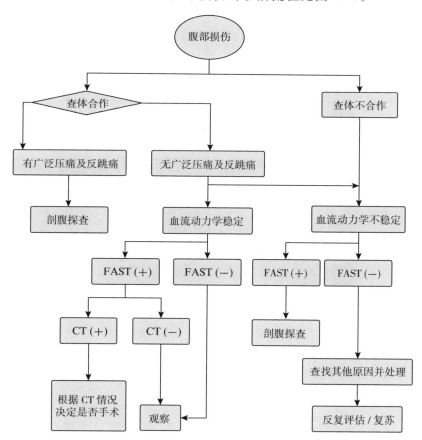

图 23-3 腹部损伤的诊治流程

严重腹部损伤常并发休克,出现严重的生理功能紊乱和机体代谢功能失调,在低温、酸中毒和凝血功能障碍三者之间出现恶性循环,患者处于生命极限状态,不能忍受长时间的确定性手术。此时应用损伤控制性外科的理念,不追求手术的一次性成功,而是通过各种暂时性措施维持患者最基本的生命状态,通过复苏纠正各种代谢紊乱,提高患者耐受确定性手术的能力,最后通过确定性手术或分次的确定性手术来挽救患者的生命,方可提高救治成功率。

一、腹腔实质性脏器损伤

(一)肝脏外伤

在腹腔脏器的多发伤中,肝脏是最常受累的一个器官。随着治疗策略的进步,目前的观点认为80%以上的肝外伤能保守治疗成功。最近十几年,肝外伤导致的死亡率明显下降。国外有学者归纳了近年来肝外伤死亡率下降的主要原因,其内容包括损伤控制性外科技术的推广和应用(肝周填塞,见图23-4)、动脉介入栓塞治疗、外科技术的进步等。绝大多数肝脏钝器伤导致的肝外伤较轻(Ⅰ或Ⅱ级),此类患者暂时不需紧急手术,而只需严密观察生命体征。保守治疗措施包括 CT 引导下穿刺引流、ERCP、血管造影栓塞等。另外,2/3 以上的严重肝外伤(Ⅱ,Ⅲ,Ⅴ级)伴血流动力学不稳定的患者仍需接受急诊剖腹止血。按照损伤控制性外科的原则,手术的主要目的是止血。

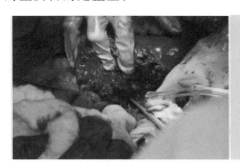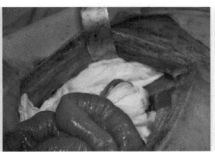

图 23-4　肝周填塞

(二)脾外伤

在钝挫伤中,脾脏是仅次于肝脏的易受累及的器官。在 20 世纪 50 年代以前,几乎所有的脾外伤均接受脾切除术。而此后,人们认识到,很多接受脾切除术后的婴幼儿发生以肺炎链球菌为主要病原菌的脾切除后凶险性感染(overwhelming post-splenectomy infection,OPSI)而致死,开始对脾脏的免疫功能有了进一步深刻的理解,保脾手术逐渐普及。通常来说,对血流动力学不稳定、怀疑或确诊脾外伤的患者,需急诊行脾切除术。在保守治疗中,随着动脉介入栓塞治疗的普及,脾外伤修补术的地位在下降。目前,脾外伤治疗的共识是,脾外伤后的非手术治疗需特别谨慎,远没有肝外伤后的保守治疗那么普及。

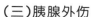

(三)胰腺外伤

由于胰腺解剖位置较深且隐蔽,前面有较多周围组织保护,所以胰腺外伤较易诊。胰腺外伤通常占腹部外伤的 5%～7%。腹部损伤后常并发胰液漏或胰瘘而致死亡率明显升高。按照损伤控制性外科的理念,有效的外科引流是胰腺外伤最主要的术式选择。在血流动力学不稳定、全身炎症反应很重的情况下,对胰腺外伤患者行胰十二指肠切除是非常冒险的。很多患者不能耐受如此大的手术创伤,而需要在简单止血、放置有效引流管后转入 ICU,积极纠正内环境紊乱,待生命体征得到改善后,再行确定性的手术治疗。如发现胰瘘,则应保证引流通畅,一般较少需再次手术。生长抑素衍生物可用于防止外伤性胰瘘。另外,宜禁食并给予全胃肠外营养治疗。

二、腹腔空腔脏器损伤

(一)结肠损伤

结肠损伤是较常见的空腔脏器损伤,具有症状迟发性,同时可伴随其他脏器损伤,危害性较大。在临床诊断中,结肠损伤的漏诊率和误诊率较高,治疗不及时可导致患者死亡。研究显示,结肠损伤的患者死亡率高达 10%～15%。因此,在治疗中根据患者具体情况选择合适的手术方法有着重要的意义。对复合伤合并结肠损伤的患者,在行结肠吻合前,应尽早地恢复患者的病理生理、维持生命体征和内稳态平衡、维持血流动力学稳定、避免患者在竭尽生理功能的情况下再次接受手术创伤,这对提高患者的存活率是非常重要的。在这种情况下,按照损伤控制性外科的理念,行肠造口术,开放腹腔,控制腹腔污染,后将患者转至 ICU 纠正生理功能紊乱,最后行确定性手术。目前,这种策略是严重结肠损伤后治疗的主流代表。

(二)小肠损伤

损伤控制性外科的首要任务是控制污染和出血。因此,对于较小的小肠损伤,可用可吸收线快速修补破口。我们单位既往的研究发现,当整个小肠多发破裂或横断时,可用肠钳、丝线或者胃肠闭合器封闭破损肠管,防止肠内容物继续污染腹腔。同时,为了避免发生夹闭肠管而可能造成的肠腔内压增加、菌群异位等一系列问题,可在闭合的肠管内放置减压管。而后,将患者送至 ICU 纠正生理功能紊乱,待 12～24 小时后再返回手术室行确定性手术。至于选择何种确定性手术方法,行一期肠切除吻合还是肠切除造口,目前尚有争议。

三、腹腔血管损伤

在腹部创伤中,腹部血管损伤是最为严重的一类创伤。腹部血管损伤常造成难以纠正的大出血,导致机体全身多器官功能急性衰竭。其致死率较高,必须尽快手术止血。但因为腹部血管性损伤出血量较多,继而出现凝血功能障碍、酸中毒、低体温等一系列问题。对于全身情况较差且伤情较为严重的患者,采取损伤控制性外科理念,可有效简化手术,及时控制患者出血症状,防止污染,且可早期将患者转入 ICU 进行救治,提高患者的生存率。待患者情况平稳后,再行确定性的血管吻合术,恢复解剖学的完整性。

注意事项

1.若腹腔内脏器损伤的诊断被延误,可能导致患者在早期因失血过多而死亡,在后期因空腔脏器损伤而死亡。

2.腹部若有切线伤、冲击伤及爆炸伤,则即使创口可能未穿透腹壁,也仍有腹内脏器损伤的可能。

3.腹壁完好并不能排除腹内脏器损伤。

4.胰腺等腹膜后脏器损伤患者可以没有腹膜刺激征。

5.膈肌破裂患者可以没有典型的临床表现。

6.一次体格检查正常不能排除腹内脏器损伤,必要时需反复检查,或进一步做其他辅助检查,以明确诊断。

7.肥胖、皮下积气或腹部手术史可影响超声的准确性。

8.即使早期超声及 CT 的检查结果为阴性,也并不能完全排除空腔脏器损伤。

9.对已经明确有严重损伤的患者,如果医院没有能力进行救治,应该尽快安排转院。

参考文献

[1] American Institute of Ultrasound in Medicine,American College of Emergency Physicians. AIUMractice guideline for the performance of the focused assessment with sonography for trauma (FAST)examination. J Ultrasound Med,2014,33(5):2047-2056.

[2] Badger SA,Barclay R,Campbell P,et al. Management of liver trauma. World J Surg,2009,33(12):2522-2537.

[3] Cirocchi R,Montedori A,Farinella E,et al. Damage control surgery for abdominal trauma. Cochrane Database Syst Rev,2013,28(3):CD007438.

[4] Ding W,Wu X,Li J. Temporary intravascular shunts used as a damage control surgery adjunct in complex vascular injury:collective review. Injury,2008,39(9):970-977.

[5] Ding W,Wu X,Pascual JL,et al. Temporary intravascular shunting improves survival in a hypothermic traumatic shock swine model with superior mesenteric artery injuries. Surgery,2010,147(1):79-88.

[6] 丁威威,黎介寿. 腹部战创伤后的损伤控制性复苏策略. 解放军医学杂志,2014,39(3):180-183.

［7］Liu PP，Chen CL，Cheng YF，et al. Use of a refined operative strategy in combination with the multidisciplinary approach to manage blunt juxtahepatic venous injuries. J Trauma，2005，59（4）：940-945.

［8］Malgras B，Douard R，Siauve N，et al. Management of left pancreatic trauma. American Surgeon，2011，77（1）：1-9.

［9］Neal MD，Peitzman AB，Forsythe RM，et al. Over reliance on computed tomography imaging in patents with severe abdominal injury：is the delay worth the risk? J Trauma，2011，70（3）：278-284.

［10］Nishijima DK，Simel DL，Wisner DH，et al. Does this adult patient have a blunt intra-abdominal injury? JAMA，2012，307（8）：1517-1527.

［11］Ott MM，Norris PR，Diaz JJ，et al. Colon anastomosis after damage control laparotomy：recommendations from 174 trauma colectomies. J Trauma，2011，70（3）：595-602.

［12］Pachter HL，Guth AA，Hofstetter SR，et al. Changing patterns in the management of splenic trauma：the impact of nonoperative management. Ann Surg，1998，227（5）：708-717；discussion 717-709.

［13］Pachter HL，Spencer FC，Hofstetter SR，et al. Experience with selective operative and nonoperative treatment of splenic injuries in 193 patients. Ann Surg，1990，211（5）：583-589；discussion 589-591.

［14］Stawicki SP，Schwab CW. Pancreatic trauma：demographics，diagnosis，and management. Am Surgeon，2008，74（12）：1133-1145.

［15］Stone HH，Fabian TC. Management of perforating colon trauma：randomization between primary closure and exteriorization. Ann Surg，1979，190（4）：430-436.

［16］Thomason M，Messick J，Rutledge R，et al. Head CT scanning versus urgent exploration in the hypotensive blunt trauma patient. J Trauma，1993，34（6）：40-45.

［17］Trunkey DD. Hepatic trauma：contemporary management. Surg Clin N Am，2004，84（2）：437-450.

［18］Wang P，Ding W，Gong G，et al. Temporary rapid bowel ligation as a damage control adjunct improves survival in a hypothermic traumatic shock swine model with multiple bowel perforations. J Surg Res，2013，179（1）：e157-e165.

［19］Weinberg JA，Griffin RL，Vandromme MJ，et al. Management of colon wounds in the setting of damage control laparotomy：a cautionary tale. J Trauma，2009，67（5）：929-935.

（第一版：洪玉才）

（第二版：洪玉才　骆建军）

腹部损伤急诊处理

第三节　骨盆损伤急诊处理

　　骨盆损伤为钝性损伤中较常见的损伤,严重的可危及生命。骨盆损伤包括骨盆环骨折、髋臼骨折及撕脱伤。大部分骨盆损伤由高能量外力作用所致;在年老体弱者则可以由低能量外力引起(如摔倒)。高能量外力所致损伤易导致其他合并伤,可累及腹腔及盆腔内脏器。出血是骨盆损伤早期死亡的主要原因。因此,早期正确处理至关重要。骨盆骨折的急诊处理流程见图23-5。

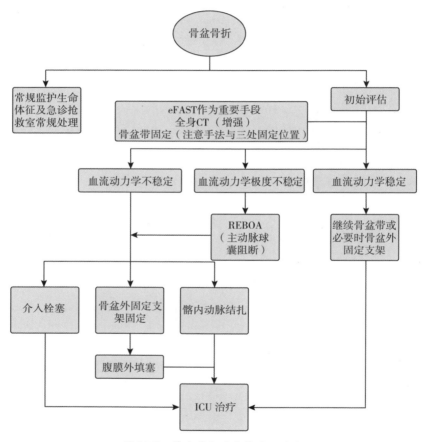

图 23-5　骨盆骨折的急诊处理流程

注意事项

1.在创伤早期评估怀疑骨盆骨折时,需立即行骨盆带(或床单)加压包扎,否则

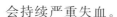

会持续严重失血。

2.当怀疑为骨盆骨折时,若反复对骨盆进行体格检查会加重出血。

3.创伤性凝血病防治需尽早开始,措施包括止血输血,包括输注浓缩红细胞、新鲜冰冻血浆和血小板,早期使用氨甲环酸。

4.骨盆骨折常并发各种复杂损伤,包括腹内脏器损伤、泌尿生殖系统损伤以及严重软组织损伤。因此,需早期多学科团队介入诊治。

5.当所在医院没有救治条件时,应在血流动力学短暂稳定时将患者转运至有相应条件和能力的医院。

6.注意防治挤压综合征、腹腔间隔室综合征及深静脉血栓形成等并发症。

血流动力学不稳定骨盆骨折急诊处理

严重骨盆骨折患者早期往往出现大出血、消耗性凝血病、血流动力学不稳定以及其他部位合并损伤,后期易出现各种并发症,导致患者死亡率、致残率居高不下。近年来,外固定支架、兜带固定、造影栓塞、腹膜外盆腔填塞以及主动脉球囊阻断技术取得了长足的进步,多学科协同规范治疗已成为处理严重骨盆骨折的共识。

1.院前与急诊室液体复苏策略

骨盆骨折伴血流动力学不稳定属有活动性出血的创伤失血性休克,建议损伤控制限制性液体复苏,通过控制液体输注的速度,使机体血压维持在一个较低水平,直至彻底止血。其目的是寻求一个复苏平衡点,既可适当地恢复组织器官的血流灌注,又不至于过多地扰乱机体的代偿机制和内环境。其依据是在存在活动性出血的情况下,提升血压可加重出血;液体复苏使血压升高后,可机械性破坏已形成的血凝块,使已停止的出血重新开始;随着血压的回升,保护性血管痉挛解除,使血管扩张,不利于止血;大量补液可以因稀释凝血因子、降低血液黏稠度而使出血加重。

限制性液体复苏强调在失血性休克期应尽快查明是否仍有活动性出血,并尽快处理,而在止血前仅输注少量液体以维持生命。血流动力学不稳定骨盆骨折患者的抗休克治疗要进行持续复苏,注意纠正凝血功能、酸中毒和维持体温正常。如需大量输血,要考虑早期执行大量输血的治疗方案。建议复苏开始就以 1:1 的比例输注浓缩红细胞和冰冻血浆,每 5~10U 浓缩红细胞输注 1U 新鲜浓缩血小板。凝血病在创伤后的极早期、接受大量液体治疗之前就可以发生,并且与预后密切相关,故尽早诊断和积极处理凝血病有助于更好地控制出血,这也是降低创伤病死率的关键。对大出血伤员,早期给予基因重组 Ⅶ 因子能减少红细胞输注量,且不影响死亡、感染、ARDS 和血栓的发生率,有较好的应用前景。虽然大量输血方案被越来越多的人所认同,但也必须注意到输注大量血浆可能带来的潜在不良后果,如增加 ARDS 与 MOF 的发生风险。监测复苏的效果,注意不仅是血压和心率,还需依靠碱剩余、血乳酸、组织血红蛋白氧饱和度(StO_2)等指标来纠正代谢的状态。

2. 高效规范的创伤评估与损伤控制外科策略

对多发伤合并血流动力学不稳定骨盆骨折患者的评估应根据 BTLS 与 ATLS 的要求规范进行。在严重创伤的早期救治中,紧急伤情评估是整个创伤小组的共同任务,必须强调时效性。及时发现泌尿生殖器等的隐匿性损伤,降低漏诊率的关键是遵循标准化、高效率的评估策略,包括对致伤机制、影像学、规范体检、动态评估及复苏无效时的重点评估。

3. 骨盆带

对有怀疑、有风险的患者,包括下腹肿胀,骨盆不对称、不稳,下肢不等长、对线不良等患者,立即使用骨盆带(见图 23-6)。骨盆带提供了一种方便、快速处理的手段。其目的是稳定骨折、缩小骨盆容积、止血等。其在稳定骨折、减小骨盆容积、控制出血方面的效果等同外支架,并且不影响死亡率,适于院前或急诊科急救。

操作方法:以大转子为中心,髂窝加棉垫,加压包扎,利用骶髂关节后侧"张力带"关书样作用,可缩小 10% 的骨盆容积。但需要注意力度及操作要点,骨折复位矫枉过正,导致神经血管损伤及骨盆内脏器损伤。骨盆带因为压迫皮肤,所以需要定时松解,使用时间一般小于 36 小时。在骨盆带加压包扎的同时,需要并拢双侧膝关节,双足内旋并同时固定这两个部位,以进一步减小骨盆容积。

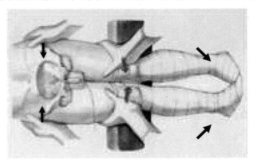

图 23-6　骨盆加压包扎的手法及固定部位

4. 外固定架

外固定架是院内控制骨盆静脉丛和骨折端出血的最佳方法。其具有以下特点。

（1）稳：稳定骨盆环，减少折块移动，防止凝血块脱落。

（2）紧：使骨折端相互挤压，促进凝血块形成。

（3）缩容：避免耻骨联合分离，限制盆腔和后腹膜间隙容积。

立即使用外固定架可降低患者休克发生率，死亡率从22％降至8％。其操作简单，可在床旁由有经验的医生快速完成；不影响腹部、下肢和开放伤口检查处理；有利于患者翻身和护理。

5.腹膜外骨盆填塞

对盆腔内部直接加压，联合外支架固定骨盆环（见图23-7），可加强容积压迫效应，达到止血目的，而不必等待出血自身填塞，造成过多输血和浪费时间。其不直接控制某根血管，对静脉源性出血的止血效果优于动脉源性。该方法在欧洲常用，但争议较大，多数作为外支架或（和）栓塞之后的补救措施。但可能造成以下不良后果：①破坏腹膜后血肿；②需二次取出，感染风险增加。

- 下腹正中8cm纵切口
- 第一块骶髂关节下方
- 第二块骨盆窝中部
- 第三块耻骨后窝

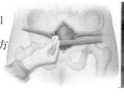
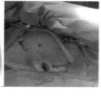

- 将膀胱拉向对侧，填另外一侧

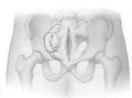
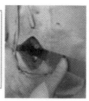

- 24~48h内去除或更换纱布
  不必清除血凝块，可作为动脉栓塞的筛选手段

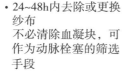
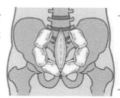
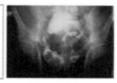

图 23-7　腹膜外填塞步骤及要点示意

6.髂内动脉结扎

髂内动脉结扎（见图23-8）适用于经复苏、骨盆固定、骨盆填塞后血流动力学仍不稳定，且无条件进行 DSA 下介入栓塞止血的患者，尤其适用于有股动脉及髂动脉严重损伤及断裂的血流动力学不稳定的开放性骨盆骨折患者。但可能耗费大量医疗资源且常不成功。

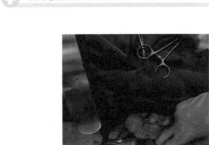
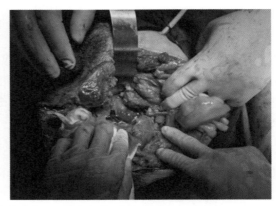

图 23-8　开放性盆骨骨折，股动脉断裂，髂内动脉结扎术

7. 血管造影和血管栓塞

对于针对创伤的胸腹部重点超声检查和诊断性腹膜腔穿刺结果为阴性的稳定患者，或经最低限度复苏而稳定的患者，可以进行 CT 扫描。如果 CT 检查提示肝或脾损伤，对合适的患者可采取保守治疗。多发伤合并骨盆骨折的患者，如果腹腔未发现游离液体，而血流动力学持续不稳定，CT 扫描提示有造影剂外渗，则有血管栓塞的指征，需行紧急血管造影和血管栓塞。血管栓塞后保留动脉置管 72 小时，以备再次造影和栓塞之需（见图 23-9 和图 23-10）。

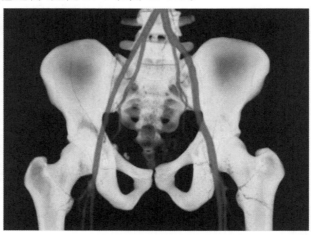

图 23-9　正常髂内与髂外动脉造影图像

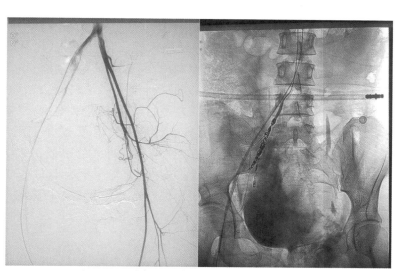

图 23-10　选择性血管造影(髂内动脉)和栓塞术

8. 经皮穿刺腹主动脉球囊阻断

对骨盆骨折合并动脉出血难控制的失血性休克患者,可选择经皮穿刺腹主动

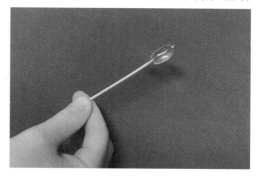

脉球囊阻断(见图 23-11)。球囊导管血管
阻断术主要是在肾动脉以下用乳胶气囊
阻断主动脉内血流,单次阻断时间原则上
不超过 60 分钟,可以作为急救的一种方
法,可以最大限度地控制动脉性出血,并
为接下来的血管造影或手术干预提供时
间。必须在创伤后尽快决定是否采用这
种技术,以便尽可能缩短动脉阻断的
时间。

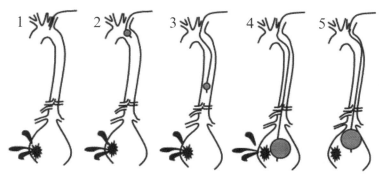

图 23-11　经皮穿刺腹主动脉阻断球囊导管

骨盆损伤急诊处理

9. 团队协作

对血流动力学不稳定骨盆骨折患者的处理需要多学科团队(包括顾问专家团队)。多学科团队能随时备战且熟悉损伤控制原则,患者的全程救治由急诊科或创伤外科主导与协调,在进行快速诊断性评估后应行紧急多学科床边会诊,建议会诊科室包括麻醉科、血管外科、骨科、DSA室,必要时请手术室和输血科(制定大量输血方案并决定是否行自体血回输)参与,其他会诊科室酌情而定。

对血流动力学不稳定骨盆骨折患者的处理仍然是重大的挑战。多学科协作治疗的效果最佳。基于已有的最好证据和专家观点,中华医学会急诊医学分会创伤学组提出上述专家处理共识,并建议通过更多的临床经验积累加以改进与提高。

参考文献

[1] 中华医学会急诊医学分会,中华医学会创伤学分会,中国医师协会急诊医师分会,等.2015血流动力学不稳定骨盆骨折急诊处理专家共识.中华急诊医学杂志,2015,24(12):1314-1318.

[2] Morrison JJ, Percival TJ, Markov NP, et al. Aortic balloon occlusion is effective in controlling pelvic hemorrhage. J Surg Res, 2012, 177: 341-347.

[3] Pizanis A, Pohlemann T, Burkhardt M, et al. Emergency stabilization of the pelvic ring: clinical comparison between three different techniques. Injury, 2013,44:1760-1764.

[4] Scott DJ, Eliason JL, Villamaria C, et al. A novel fluoroscopy-free, resuscitative endovascular aor-tie balloon occlusion system in a model of hemorrhagic shock. J Trauma Acute Care Surg, 2013,75:122-128.

[5] Stahel PF, Mauffrey C, Smith WR, et al. Extemal fixation for acute pelvic rining injuries: decision making and technical options. J Trauma Acute Care Surg, 2013, 75: 887.

[6] Verbeek DO, Zijlstra IA, van der Leij C, et al. Management of pelvic ring fracture patients with apelvic "blushon" early computed tomography. J Trauma Acute Care Surg, 2014, 76: 374-379.

(第一版:洪玉才)

(第二版:洪玉才　骆建军)

第四节　颅脑创伤急诊处理及颅内高压的处理

颅脑创伤(head trauma)是一种十分常见的损伤,其发病率和致死率极高。在当今社会,颅脑创伤已成为一个严重的全球性公共卫生问题,其高发病率和致死率给患者、医护工作者及全社会带来的负担日益加重。颅脑创伤急诊处理流程见图23-12。颅脑创伤的多模态监测评估及治疗流程见图23-13。颅内高压患者的分层治疗见图23-14。危重神经功能恶化及应对见图23-15。

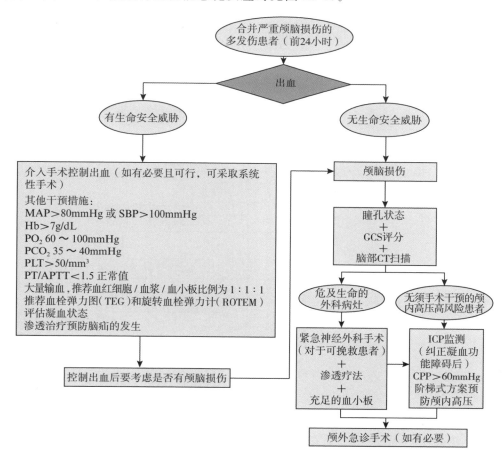

图 23-12　颅脑创伤急诊处理流程

注:TEG,thromboelastogram,血栓弹力图;ROTEM,rotational thromboelastometry,旋转血栓弹力计。

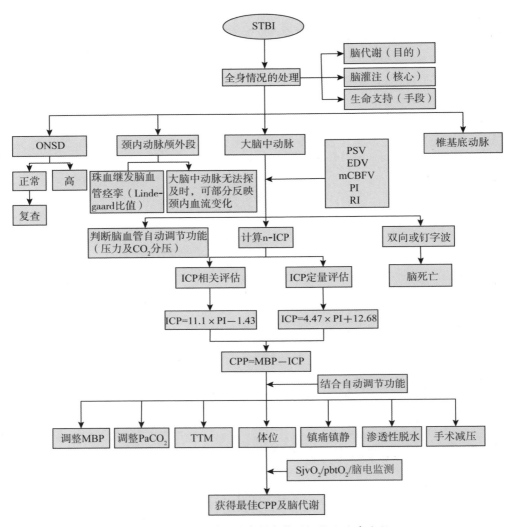

图 23-13 颅脑创伤的多模态监测评估及治疗流程

注：STBI, severe traumatic brain injury, 严重创伤性颅脑损伤；ONSD, optic nerve sheath diameter, 视神经鞘膜腔直径；TTM, targeted temperature management, 目标体温管理。

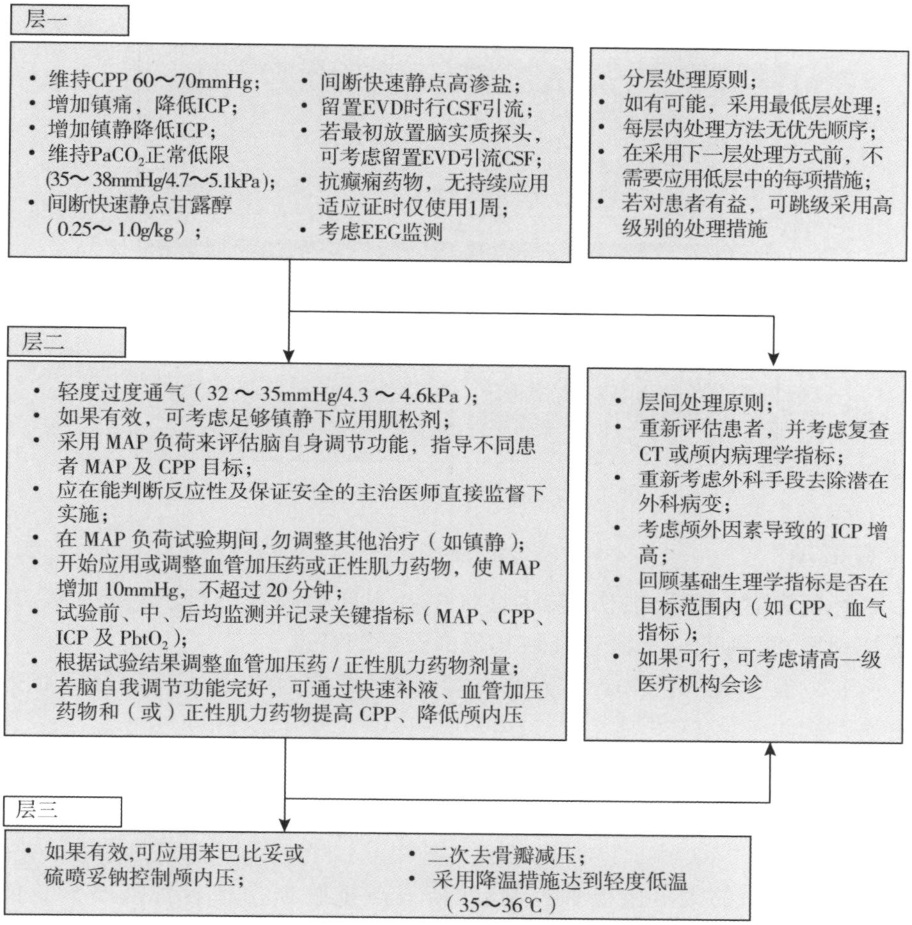

颅脑创伤急诊处理及颅内高压的处理

层一

- 维持CPP 60～70mmHg;
- 增加镇痛，降低ICP;
- 增加镇静降低ICP;
- 维持PaCO$_2$正常低限（35～38mmHg/4.7～5.1kPa）;
- 间断快速静点甘露醇（0.25～1.0g/kg）;

- 间断快速静点高渗盐;
- 留置EVD时行CSF引流;
- 若最初放置脑实质探头，可考虑留置EVD引流CSF;
- 抗癫痫药物，无持续应用适应证时仅使用1周;
- 考虑EEG监测

- 分层处理原则;
- 如有可能，采用最低层处理;
- 每层内处理方法无优先顺序;
- 在采用下一层处理方式前，不需要应用低层中的每项措施;
- 若对患者有益，可跳过采用高级别的处理措施

层二

- 轻度过度通气（32～35mmHg/4.3～4.6kPa）;
- 如果有效，可考虑足够镇静下应用肌松剂;
- 采用MAP负荷来评估脑自身调节功能，指导不同患者MAP及CPP目标;
- 应在能判断反应性及保证安全的主治医师直接监督下实施;
- 在MAP负荷试验期间，勿调整其他治疗（如镇静）;
- 开始应用或调整血管加压药或正性肌力药物，使MAP增加10mmHg，不超过20分钟;
- 试验前、中、后均监测并记录关键指标（MAP、CPP、ICP及PbtO$_2$）;
- 根据试验结果调整血管加压药/正性肌力药物剂量;
- 若脑自我调节功能完好，可通过快速补液、血管加压药物和（或）正性肌力药物提高CPP、降低颅内压

- 层间处理原则;
- 重新评估患者，并考虑复查CT或颅内病理学指标;
- 重新考虑外科手段去除潜在外科病变;
- 考虑颅外因素导致的ICP增高;
- 回顾基础生理学指标是否在目标范围内（如CPP、血气指标）;
- 如果可行，可考虑请高一级医疗机构会诊

层三

- 如果有效,可应用苯巴比妥或硫喷妥钠控制颅内压;

- 二次去骨瓣减压;
- 采用降温措施达到轻度低温（35～36℃）

我们推荐在应用甘露醇和高渗盐治疗时，血钠和渗透压的高限分别为155mmol/L和320mEq/L。

图 23-14 颅内高压患者的分层治疗

危重神经功能恶化

临床神经功能状态严重恶化，例如
- 自发GCS运动评分下降≥1分（与之前检查相比）；
- 新出现瞳孔对光反射下降；
- 新出现瞳孔不对称或双侧瞳孔散大；
- 新出现局部运动障碍；
- 脑疝征象或Cushing三联征需要紧急处理

危重神经功能恶化的应对

- 紧急评估，以确定神经功能恶化的可能原因；
- 如怀疑存在脑疝：
  - 经验性处理：
    - 过度通气；
    - 快速给予高渗液体；
  - 考虑紧急行影像学或其他检查；
  - 快速升级治疗措施

图 23-15　危重神经功能恶化及应对

注意事项

1.若怀疑患者有颅内损伤，应注意将患者头部抬高 30°以降低颅内压，并且颈部以颈托固定，直到进一步检查排除其颈部受损的情况。

2.所有危及生命的大出血都需要立即干预，必要时采用外科和（或）介入手段控制出血。

3.对于没有危及生命的大出血或采取措施控制出血（如危及生命的大出血）的患者，需要紧急行神经学评估（瞳孔＋格拉斯哥昏迷评分＋脑 CT 检查）以确定脑损伤的严重程度。

4.在危及生命的大出血得到控制后，所有严重脑损伤患者都需要紧急的神经外科会诊和干预。

5.若存在危及生命的大出血，无论出血是否已得到控制，对影像学提示颅内高压的昏迷患者都需要监测颅内压。

6.在对危及生命的大出血进行干预或行紧急神经外科手术时，维持收缩压＞100mmHg 或平均动脉压＞80mmHg。在术中出血难以控制的情况下，允许尽可能短时间的低压水平。

7.对危及生命的大出血或行紧急神经外科手术时，推荐若血红蛋白（Hb）水平＜7g/dL 则行输血治疗。对"危险"患者［即老年人和（或）因已存在心脏病而心血管储备有限的患者］，可应用更高的红细胞输血阈值。

8.对危及生命的大出血或需紧急神经外科手术的患者，推荐动脉血氧分压（PaO_2）水平在 60～100mmHg。

9. 对危及生命的大出血或紧急神经外科手术进行干预时,将动脉二氧化碳分压($PaCO_2$)维持在 35～40mmHg。

10. 对于等待或在紧急神经外科手术期间发生脑疝的患者,推荐使用渗透疗法和(或)低碳酸血症(暂时),二氧化碳分压维持在 30～35mmHg。

11. 在对危及生命的出血进行干预的情况下,建议至少维持血小板计数＞50000/mm^3。在需要紧急神经外科手术(包括植入 ICP 探头)的情况下,建议取更高的值。

12. 在对危及生命的大出血进行干预或行紧急神经外科手术(包括插入 ICP 探头)时,建议维持凝血酶原时间(PT)/激活部分凝血活酶时间(APTT)值＜正常范围均值/正常范围上限的 1.5 倍。

13. 在有条件的情况下,推荐床旁即时检测技术。如在危及生命的大出血或紧急神经外科手术(包括植入 ICP 探头)干预期间,血栓弹力图(TEG)和旋转血栓弹力计(ROTEM)可用于评估和优化凝血功能。

14. 在开始大量输血方案时,我们建议输血红细胞/血浆/血小板比例为 1：1：1。

15. 建议在可监测 ICP 时,维持脑灌注压(CPP)≥60mmHg。该值应根据神经监测数据和患者个体大脑的自动调节功能进行调整。

(第二版:骆建军)

第二篇

危重症相关问题及处理篇

第二十四章　低氧血症诊治流程

低氧血症的定义是动脉血氧分压（PaO_2）低于正常值（80～100mmHg）。但在临床工作中,低氧血症和呼吸衰竭的概念（即在海平面静息状态下吸空气时,PaO_2低于60mmHg）经常混用。因此,在吸氧的情况下,即便氧分压大于60mmHg,如果PaO_2/FiO_2小于300mmHg,仍需考虑患者存在呼吸衰竭。低氧血症的机制及病因见表24-1。

表 24-1　低氧血症的机制及临床常见病因

机制	常见病因
吸入气氧分压过低	主要见于高原环境、高空飞行、潜水工作等
肺泡通气不足	呼吸驱动不足、神经肌肉无力、气道梗阻、慢性阻塞性肺疾病、哮喘等
肺泡通气/血流比例（V/Q）失调	V/Q<0.8:分流,见于肺不张、急性呼吸窘迫综合征（acute respiratory distress syndrome,ARDS）、肺实变等; V/Q>0.8:无效腔通气,主要见于肺栓塞
右向左分流	肺内分流:严重肺炎、肝肺综合征等; 肺外分流:艾森曼格综合征等
弥散障碍	见于间质性肺炎、肺纤维化、尘肺等

识别低氧血症的机制和病因有助于制定针对性的治疗措施。低氧血症可参照图24-1进行病因诊断。但特定患者可能存在多种病因和机制。因此,需要综合考虑并经常再评估。需要注意的是,低氧血症不等于缺氧。低氧血症是指血氧含量降低;而缺氧是指因氧供减少、氧耗增加或氧利用障碍,使细胞发生代谢、功能和形态结构异常变化的病理过程。存在低氧血症,不一定存在缺氧;存在缺氧,也不一定存在低氧血症。

低氧血症诊治流程

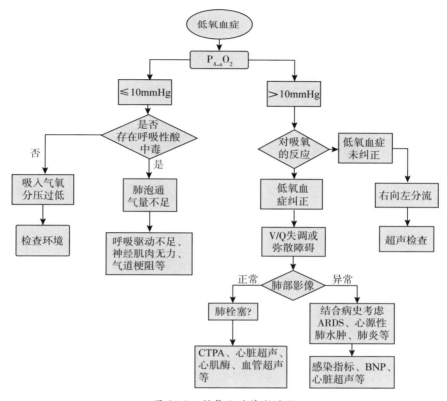

图 24-1 低氧血症诊断流程

一旦确定患者存在低氧血症,就需要积极明确导致低氧血症的原因,并及时纠正低氧血症,尤其是缺氧时。低氧血症处理流程可参照图 24-2。

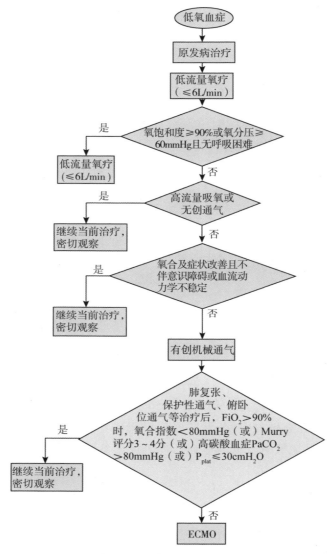

图 24-2 低氧血症处理流程

参考文献

［1］Sarkar M，Niranjan N，Banyal PK. Mechanisms of Hypoxemia. Lung India，2017，34（1）：47-60.

［2］lapham MC. Assessment of oxygenation in the critically ill. Ann Clin Biochem，1991，28（1）：27-33.

［3］Frat JP，Joly F，Thille AW. Noninvasive ventilation versus oxygen therapy in patients with acute respiratory failure. Current Opinion in Anaesthesiology，2019，32（2）：150-155.

［4］Fichtner F，Moerer O，Weber-Carstens S，et al. Clinical guideline for treating acute respiratory insufficiency with invasive ventilation and extracorporeal membrane oxygenation：evidence-based recommendations for choosing modes and setting parameters of mechanical ventilation. Respiration，2019，98（4）：357-372.

［5］Lucangelo U，Blanch L. Dead space. Intensive Care Medicine，2004，30（4）：576-579.

［6］ELSO guidelines. http：//www. elsonet. org. ［Accessed 14 September 2016］.

［7］Pipitone G，Camici M，Granata G，et al. Alveolar-arterial gradient is an early marker to predict severe pneumonia in COVID-19 patients. Infect Dis Rep，2022，14（3）：470-478.

（第一版：郭　丰　杨　梅）

（第二版：隆　毅　蒋正英　何蔼婷）

第二十五章 机械通气及并发症的处理

一、机械通气的实施和撤离

机械通气可提高氧输送、保护肺脏、改善内环境,是治疗多器官功能不全综合征的重要手段。

机械通气的目的:纠正急性呼吸性酸中毒、低氧血症,缓解呼吸肌疲劳,防止肺不张,为安全使用镇静剂和肌松剂提供通气保障,稳定胸壁。

机械通气的指征:经积极治疗后病情恶化;意识障碍;呼吸形式严重异常,如呼吸频率>35~40次/分钟或<6~8次/分钟,呼吸节律异常,自主呼吸微弱或消失;血气分析提示严重通气和(或)氧合障碍:PaO_2<50mmHg,尤其充分氧疗后仍<50mmHg;$PaCO_2$进行性升高,pH动态下降。

机械通气的禁忌证:机械通气无绝对禁忌证,有相对禁忌证。相对禁忌证包括:气胸及纵隔气肿未行引流;肺大疱和肺囊肿;低血容量性休克未补充血容量;严重肺出血;气管-食管瘘。无创正压通气(non-invasive positive pressure ventilation, NPPV)的基本条件:有较好的意识状态、咳痰能力和自主呼吸能力,血流动力学稳定,有良好的配合NPPV的能力。

NPPV可行性判断:延迟插管会加重患者病情,但NPPV何时切换为有创通气还没有公认标准。当患者通气和氧合改善、耐受性良好、导致急性呼吸衰竭的病因得到纠正和缓解,且没有出现意识障碍、咳痰能力变差及血流动力学不稳定等情况时,可继续尝试NPPV。

机械通气过程中,应根据不同病因设定机械通气的参数和目标。机械通气流程见图25-1,机械通气撤离流程见图25-2。

机械通气及并发症的处理

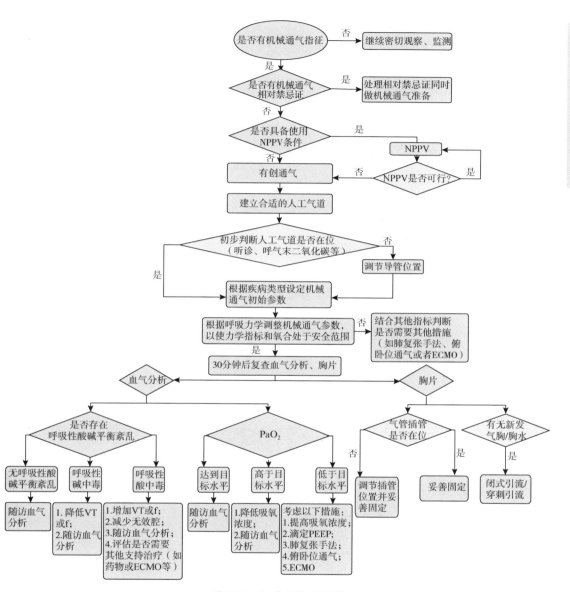

图 25-1 机械通气流程图

注:PaO₂,动脉血氧分压;VT,潮气量;f,频率;PEEP,呼气末正压;ECMO,体外膜肺氧合;NPPV,无创正压通气。

机械通气及并发症的处理

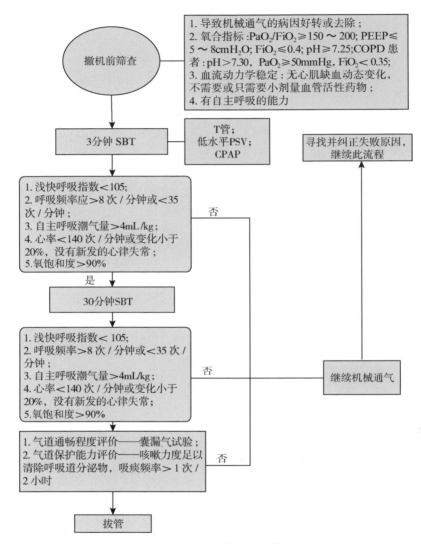

图 25-2　机械通气撤离及拔管流程

二、机械通气的并发症

机械通气是重要的生命支持手段之一,但机械通气也会带来一些并发症,有些甚至是致命的。机械通气的主要并发症包括人工气道相关并发症、正压通气相关并发症、机械通气对肺外器官的影响、镇静及肌松相关并发症等。机械通气本身导致的并发症及处理见表 25-1。

表 25-1 机械通气并发症及处理

名称	处理
气压伤	限制通气压力;对存在诱发气胸原发病的患者,选择合适的 PEEP 和压力支持水平;必要时镇咳;发生气胸时,应立即行胸腔闭式引流
通气过度	分析过度通气的原因,尽可能去除这些影响因素。若诱因已经去除,动脉血气分析仍存在通气过度,则应调整机械通气的参数(降低频率、潮气量及缩短吸气时间)
通气不足	分析通气不足的原因并去除这些影响因素。若原因已经去除,但血气分析仍提示存在通气不足所致的二氧化碳潴留,则应尝试通过增加呼吸频率或潮气量来提高每分钟通气量
呼吸机相关性肺炎	实施预防呼吸机相关肺炎的集束化治疗措施;在有感染征象时,需留取培养,做好抗菌药物管理
肺不张	及时翻身、拍背、湿化气道、充分吸痰;对肺不张的肺区,加强体位引流;纠正导管过深的情况;使用叹息通气,避免吸入氧浓度过高
氧中毒	尽量避免吸入氧浓度大于 60%,尽量控制高浓度吸氧的时间
低血压	采用确保有效通气的最低气道压;降低平均胸膜腔内压;补充血容量;必要时可适当使用血管活性药物
胃肠充气膨胀	多与先前使用无创正压通气和气管插管期间气体进入胃肠道有关,检查导管位置并对因处理,可进行胃肠减压
呼吸机相关膈肌功能不全	滴定通气支持至正常吸气努力水平,避免过度支持和支持不足,减少人机不同步,比例辅助通气可能有助于减少呼吸机相关膈肌功能不全的发生

参考文献

[1] 中华医学会重症医学分会. 机械通气临床应用指南(2006). 中华危重病急救医学,2007,19(2):65-72.

[2] Brochard L,Slutsky A,Pesenti A. Mechanical ventilation to minimize progression of lung injury in acute respiratory failure. AJRCCM,2017,195(4):438-442.

[3] Goligher EC,Fan E,Herridge MS,et al. Evolution of diaphragm thickness during mechanical ventilation. impact of inspiratory effort. AJRCCM,2015:1080-1088.

[4] Gayan-Ramirez G,Decramer M. Effects of mechanical ventilation on diaphragm function and biology. ERJ,2002,20(6):1579-1586.

[5] aporidi K. NAVA and PAV+for lung and diaphragm protection. Current Opinion in Critical Care,2019,26(1):41-46.

[6] Curtis JR,Cook DJ,White DB,et al. Noninvasive positive pressure ventilation in critical and palliative care settings:understanding the goals of therapy. Crit Care Med,2007,35(3):932-939.

(第一版:郭 丰 杨 梅)

(第二版:隆 毅 蒋正英 何蔼婷)

第二十六章　重症患者镇痛镇静流程

重症患者处于强烈的应激环境中,无论在躯体上还是在精神上都常常经历导致疼痛、焦虑和躁动的诱因,易出现人机对抗、意外拔管等情况而影响患者的器官功能及预后。通过镇痛镇静及人文关怀,可降低应激反应,舒缓患者紧张情绪,降低谵妄的发生率,且可能具有器官保护作用。

一、疼痛的评估与治疗

疼痛是因躯体损伤、炎症刺激或情感痛苦而产生的一种不适的躯体感觉及精神体验。指南推荐,对可交流者,应采用数字评分法(numeric rating scale,NRS)(见图 26-1);对不可交流者,常采用行为疼痛量表(behavioral pain scale,BPS)(见表 26-1)及重症监护疼痛观察工具(critical-care pain observation tool,CPOT)。初始治疗后 30 分钟,需进行再评估;在情况稳定后,可每 2~4 小时进行一次再评估。

重症患者镇痛目标:NRS 评分<4 分,BPS 评分≤5 分或 CPOT 评分<3 分。

对重症患者,一线镇痛治疗药物是阿片类镇痛药,建议联合非阿片类镇痛药及局麻药等进行多模式镇痛,以减少阿片类药物的不良反应。

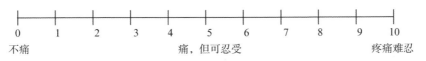

图 26-1　数字评分法

表 26-1　行为疼痛量表(BPS)

项目	分值	描述
面部表情	1	放松
	2	面部部分绷紧(比如皱眉)
	3	面部完全绷紧(比如眼睑紧闭)
	4	做鬼脸,表情疼痛

续表

项目	分值	描述
上肢	1	无活动
	2	部分弯动(移动身体或很小心地移动身体)
	3	完全弯曲(手指伸展)
	4	肢体处于一种紧张状态(permanently retracted)
呼吸机的顺应性	1	耐受良好
	2	大多数时候耐受良好,偶有呛咳
	3	人机对抗
	4	没法继续使用呼吸机

二、镇静的评估与治疗

评估:指南推荐使用 Richmond 镇静-躁动评分(Richmond agitation-sedation scale,RASS)、Riker 镇静躁动评分(Riker sedation-agitation scale,SAS)对重症患者进行镇静评估;但对特定的患者和需要使用神经肌肉阻滞剂的患者,可能需要使用脑电双频指数(bispectral index,BIS)等客观评估工具。初始治疗 15 分钟后需进行再评估,稳定后每 2～4 小时评估一次。

重症患者镇静目标:对无浅镇静禁忌证患者应予以浅镇静,镇静目标为 RASS=-2～+1 或 SAS=3～4。浅镇静禁忌证包括重度 ARDS、亚低温治疗、颅内压严重增高、使用肌松剂及癫痫持续状态等,其镇静目标为 RASS=-3～-4,SAS=2。

镇静药物选择:指南建议将非苯二氮䓬类药物作为重症患者的首选镇静药物,但在临床实践过程中可能需结合患者的情况、药物代谢及经济情况综合考虑。

三、ICU 镇痛镇静流程

指南建议制定镇痛镇静方案,以促进规范实施镇痛镇静。为便于医护人员有效实现镇痛镇静治疗目标,国内外有学者制定了多种不同的流程,笔者制定了重症患者镇痛镇静流程(见图 26-2)以供参考。

重
症
患
者
镇
痛
镇
静
流
程

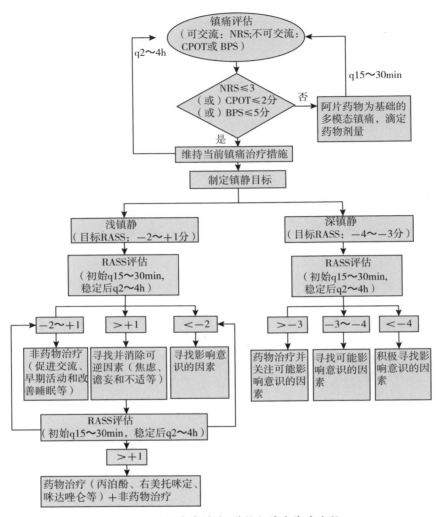

图 26-2　重症患者镇痛、镇静与谵妄诊疗流程

注：NRS，数字评定量表；CPOT，重症监护疼痛观察工具；BPS，行为疼痛量表；RASS，里士满躁动-镇静量表。

参考文献

[1] Devlin JW，Skrobik Y，Gélinas C，et al. Clinical Practice Guidelines for the Prevention and Management of Pain，Agitation/Sedation，Delirium，Immobility，and Sleep Disruption in Adult Patients in the ICU. Crit Care Med，2018，46(9)：e825-e873.

[2] 中华医学会重症医学分会.中国成人 ICU 镇痛和镇静治疗指南.中华重症医学电子杂志，

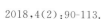

2018,4(2):90-113.

［3］Barr J，Fraser GL，Puntillo K，et al. Clinical practice guidelines for the management of pain，agitation，and delirium in adult patients in the intensive care unit. Crit Care Med，2013，41（1）：263-306.

［4］徐静媛,杨毅. 镇痛镇静的终极目的:为何且如何实现器官保护？中华重症医学电子杂志，2018,4(3):223-225.

［5］陈敏英,胡波,张丽娜,等.重症患者镇痛,镇静与谵妄诊治流程.中华重症医学电子杂志，2019,5（4）：353-358.

（第一版:郭　丰　杨　梅）

（第二版:隆　毅　蒋正英）

第二十七章　危重症患者的营养支持

重症患者早期体内代谢活跃,高分解代谢和肌肉蛋白的消耗可增加患者的并发症和病死率。充分的营养支持可以减少分解代谢、预防患者发生营养不良、加速患者康复并改善预后。故对危重症患者的营养支持显得尤为重要。本章通过阐述营养风险评估、计算能量需求、选择个体化的营养支持方式、选择营养配方及评估肠内营养耐受性等实施过程,探索相对规范化的营养支持流程。

一、营养风险筛查与评估

1. 营养风险筛查

通过营养风险筛查,判断个体是否已有营养不良或有"营养不良风险",以决定是否需要进行详细的营养评估。营养风险高的患者最可能从早期肠内营养获益,美国危重病医学会/美国肠外肠内营养学会(Society of Critical Care Medicine/American Society of Parenteral Enteral Nutrition,SCCM/ASPEN)重症患者营养指南(2016)建议对所有入住重症监护室(intensive care unit,ICU)、预计自主进食不足的患者评定其营养风险。目前没有特定的 ICU 营养评分,营养风险筛查(nutritional risk screening,NRS)评分表与重症营养风险(nutritional risk of critical illness,NUTRIC)评分表同时纳入营养状态评分与疾病状态评分,对 ICU 患者进行营养风险筛查具有优势。

2. 营养评估

营养评估包括患者病史、营养史、用药史、体格检查、人体测量学方法、实验室数据,其内涵囊括了饮食史、病史、目前临床状况、人体测量数据、实验室数据、物理评估信息、日常功能、经济信息、估计营养需求,营养评估方法包括营养评估量表、膳食调查、人体学测量和能量需求估算,目的是发现营养不良及严重程度,明确营养治疗适应证及方法。目前,计算能量需求的方法有两种——间接能量测定(indirect calorimetry,IC)及各类预测公式或简化的基于体重的算法[25～30kcal/(kg·d)]。无论是通过 IC 法测量还是通过简单公式估算,能量需求应每周至少重新评估一次,以优化能量和蛋白质摄入策略。目前,对能量需求的估计大多采用基于体重的算法。2018 年欧洲肠外肠内营养学会(European Society for Parenteral

Enteral Nutrition,ESPEN)重症营养治疗指南将理想体重界定为利用患者身高计算出体重指数(body mass index,BMI)为 $25kg/m^2$ 情况下的体重。对肥胖患者,建议使用理想体重计算能量需求;对 BMI 低于 $18.5kg/m^2$ 的患者,使用实际体重计算能量需求。

3.胃肠道功能评估

20%~85%危重症患者合并急性胃肠功能障碍,在启动肠内营养(enteral nutrition,EN)前均应评估胃肠道功能。临床常见的胃肠功能障碍包括胃肠动力障碍、消化吸收不良、黏膜屏障功能障碍及胃肠分泌功能障碍。急性胃肠道损伤(acute gastrointestinal injury,AGI)分级系统能初步评估患者的消化吸收功能。建议对 AGI Ⅰ~Ⅱ级患者可考虑启动肠内营养;对 AGI Ⅲ级患者,需谨慎地从小剂量肠内营养开始尝试;对 AGI Ⅳ级患者,需延迟启动肠内营养。

二、营养治疗方式、途径及时机选择

营养支持治疗包括经口营养补充(oral nutrition supplement,ONS)、肠内营养及肠外营养(parenteral nutrition,PN)三种方式。而肠内营养途径包括胃管喂养及经空肠管喂养。

目前多主张重症患者在24~48 小时内开始早期肠内营养治疗。对能自主进食的患者,首选经口喂养;对不能自主进食的危重症患者,需要进行早期(48 小时以内)肠内营养,早期肠内营养优于延迟肠内营养及早期肠外营养。如果不能经口或肠内营养,则在 3~7 天之内需要早期、逐步增加肠外营养,早期相对积极的肠外营养优于无任何营养治疗。

早期全热量喂养增加内源能量产生(500~1400kcal/d),会导致过度喂养。为了避免在第一个 48 小时出现过度喂养综合征,对危重症患者不能进行早期全肠内营养和肠外营养;入 ICU 前 3 天可以仅提供能量需求的 70%,3~7 天逐步加至能量需求的 80%~100%。若肠内营养不能达到目标热量,则需要予以补充性肠外营养(supplemental parenteral nutrition,SPN)。2016 年,SCCM/ASPEN 推荐无论患者是否存在高或低的营养风险,如果仅用肠内营养,7~10 天不能达到能量和蛋白质需求的60%,则考虑补充性肠外营养。而 2018 年 ESPEN 指南强调,对于 1 周内不能满足目标肠内喂养量的所有患者,需根据患者实际情况启动肠外营养。故对不能耐受足量肠内营养的患者,启动补充性肠外营养的时机需要根据实际情况而定。

针对特殊患者,需要适当调整肠内营养途径及时机。对有高误吸风险的患者或经胃喂养途径肠内营养不耐受的患者,应降低营养输注速度。对经胃喂养途径不耐受且促动力药物无效的患者,应使用经幽门后喂养。已在减少血管活性药用量的患者可以小心起始/再次起始肠内营养。对急性呼吸窘迫综合征、急性肺损伤以及预计机械通气时间≥72 小时的患者,更宜使用滋养性肠内营养(即 10～20kcal/h,不超过 500kcal/d),之后逐步过渡至足量喂养。如果肠内营养是禁忌,可以用肠外营养代替或补充。

下列情况需早期(48 小时内)启动肠内营养:①创伤性颅脑损伤;②缺血性或出血性卒中;③脊髓损伤;④重症急性胰腺炎;⑤胃肠道术后和腹主动脉术后;⑥无胃肠道损伤的腹部创伤;⑦接受神经-肌肉阻滞剂治疗;⑧俯卧位;⑨腹腔开放;⑩严重腹泻(无论肠鸣音存在与否),除外肠道缺血或梗阻所导致的。

下列情况需延迟启动肠内营养:①在休克未得到有效控制,血流动力学及组织灌注未达到目标时,推迟肠内营养时间;在使用液体复苏或血管活性药物控制休克情况后,需尽早使用低剂量肠内营养,此时需警惕是否存在肠道缺血的表现。②存在危及生命的低氧血症、高碳酸血症或酸中毒时,推迟肠内营养时间;在稳定性低氧血症以及代偿性或允许性高碳酸血症及酸中毒时,可开始肠内营养。③对于存在活动性上消化道出血的患者,需推迟肠内营养时间,直至出血停止或无证据表明存在再出血时,可开始肠内营养。④对于存在明显肠道缺血的患者,需推迟肠内营养时间。⑤肠瘘引流量大,且无法建立达到瘘口远端的营养途径时,需推迟肠内营养时间。⑥对存在腹腔间隔室综合征(abdominal compartment syndrome,ACS)的患者,需推迟肠内营养时间。⑦胃内残余容量大于 500mL/6h 时,需推迟肠内营养时间。

三、营养配方

1. 肠内营养

首选标准整蛋白配方肠内营养。对于存在胃肠不耐受的患者,在排除其他肠内营养不耐受原因后,可考虑使用短肽配方。对于需要限制容量的患者,建议采用高能量密度营养配方制剂。对于存在应激性高血糖的患者,建议采用糖尿病特异性配方。不建议常规应用富含纤维的配方制剂。

2. 肠外营养

糖类:推荐给予葡萄糖不超过 5mg/(kg·min),一般的 ICU 患者将血糖控制于 7.8(或 8.3)～10.0mmol/L。脂肪:在耐受范围内,静脉给予脂质(包括非营养性脂质)不超过 1.5g/(kg·d)。蛋白质:2016 年 SCCM/ASPEN 成年危重症患者营养支持治疗实施与评价指南建议,蛋白质需求预计为 1.2～2.0g/(kg·d)(实际体重);2018 年 ESPEN 重症营养治疗指南建议,在重症状态未得到改善期间,蛋白质摄入量为 1.3g/(kg·d)(实际体重)。通常,仅依靠商品化的肠内营养制剂很难实现充分的蛋白质补充,需要额外补充蛋白质。为了保证基础代谢,肠外营养常规加入微量元素和维生素。

3. ω-3 PUFA 在危重症患者中的应用

目前不推荐单次或常规大剂量使用富含 ω-3 多不饱和脂肪酸(polyunsaturated fatty acid,PUFA)的肠内营养制品。但可应用不超过营养剂量的富含 ω-3 PUFA 的肠内营养制品。对于接受肠外营养支持治疗的患者,可在肠外营养液中添加富含二十碳五烯酸(eicosapentaenoic acid,EPA)和二十碳六烯酸(docosahexaenoic acid,DHA)的脂肪乳制剂[相当于鱼油脂肪乳 0.1~0.2g/(kg·d)]。

4. 谷氨酰胺在危重症患者中的应用

对于烧伤面积>20%体表面积的患者,建议自肠内营养支持治疗启动之时即经肠道补充谷氨酰胺[0.3~0.5g/(kg·d)],并连续使用 10~15 天。对重症创伤患者,肠内营养支持治疗的前 5 天可经肠道补充谷氨酰胺[0.2~0.3g/(kg·d)]。在复杂伤口愈合期间,谷氨酰胺使用时间可适当延长至 10~15 天。除烧伤和创伤患者外,不建议对其他危重症患者额外补充谷氨酰胺。对病情复杂且不稳定的危重症患者,特别是出现肝衰竭和肾衰竭时,严禁静脉应用谷氨酰胺双肽。

四、监测肠内营养耐受性与处理

1. 肠内营养耐受性监测

在尝试喂养后 72 小时内不能通过肠内途径达到 20kcal/(kg·d)的喂养量,或除治疗原因外的其他原因导致肠内营养停止,则应认为存在喂养不耐受(feeding intolerance,FI)。喂养不耐受可导致营养不良发生率、ICU 住院天数、非机械通气时间及病死率增加。故在给予患者肠内营养后,建议每天监测患者肠内营养的耐受性。

肠内营养不耐受的临床表现多样,可以有恶心、呕吐、腹痛、腹胀、腹泻、肠鸣音亢进或减弱、误吸等。出现轻度喂养不耐受表现可密切观察,继续肠内营养;有条件监测腹腔压的患者,应密切关注腹腔压。

2. 处理方式

对于腹胀、呕吐、胃残留量>500mL、有误吸高风险等表现的肠内营养不耐受患者,可以采用以下方式进行改善:①使用肠内营养时应将床头抬高 30°~45°;②将肠内营养液体温度控制在 38~42℃;③肠内营养开始时可选择预消化配方(如短肽制剂),遵循低浓度到高浓度的原则;④严格无菌操作,降低喂养速度,加用促胃肠动力药物(如甲氧氯普胺、红霉素)或者更换为幽门后喂养;⑤积极救治原发病;⑥关注肠道微生态,可以补充益生菌、益生元;⑦使用助消化的消化酶制剂或回输消化液;⑧尽早开始康复训练,避免长期卧床。

对于腹泻患者,不建议立即停止肠内营养,而应该在继续肠内营养的同时评估腹泻的原因,以便采取合适的治疗。对于腹腔内压＞25mmHg 或出现腹腔间隙综合征及 AGI Ⅳ级的患者,立即暂停肠内营养。危重患者营养支持流程见图 27-1。

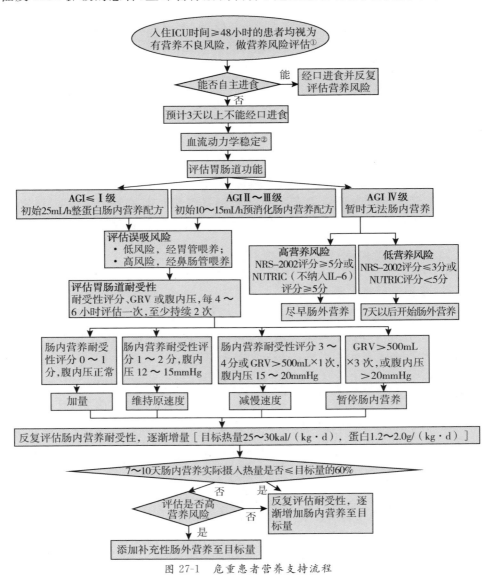

图 27-1　危重患者营养支持流程

附图注解：①营养风险评估：常用 NRS-2002 评分及 NUTRIC 评分；②血流动力学稳定：平均动脉压≥65mmHg，乳酸＜4mmol/L，血管活性药物减量或撤出过程中，一般减至去甲肾上腺素≤0.2μg/(kg・min)。

参考文献

[1] McClave SA，Taylor BE，Martindale RG，Society of Critical Care Medicine；American Society for Parenteral and Enteral Nutrition，et al. Guidelines for the provision and assessment of nutrition support therapy in the adult critically ill patient：Society of Critical Care Medicine（SCCM）and American Society for Parenteral and Enteral Nutrition（ASPEN）. J Parenter Enteral Nutr，2016，40(2)：159-211.

[2] Singer P，Blaser AR，Berger MM，et al. ESPEN guideline on clinical nutrition in the intensive care unit. Clin Nutr，2019，38(1)：48-79.

[3] Kondrup J. Nutritional-risk scoring systems in the intensive care unit. Current Opinion in Clinical Nutrition & Metabolic Care，2014，17(2)：177-182.

[4] Gostyńska A，Stawny M，Dettlaff K，et al. Clinical nutrition of critically ill patients in the context of the latest ESPEN guidelines. Medicina（Kaunas），2019，55(12)：770.

[5] 宋京翔，张再重，王烈. 胃肠外科危重症患者的营养支持治疗. 中华胃肠外科杂志，2016，19(3)：265-268.

[6] Berger MM；Reintam-Blaser A，Calder PC，et al. Monitoring nutrition in the ICU. Clin Nutr，2019，38(2)：584-593.

[7] 欧阳彬. ESPEN 2018 重症营养指南解读. 中华重症医学电子杂志，2019，5(3)：296-296.

[8] 解立新，徐建桥. 危重症患者营养支持治疗. 中华结核和呼吸杂志，2019，42(9)：641-644.

[9] 马新利，史媛媛，闫明，等. 重症患者肠内营养喂养流程在 ICU 中的应用. 中国实用护理杂志，2019，35(30)：2336-2341.

[10] Burgos R，Bretón I，Cereda E，et al. ESPEN guideline clinical nutrition in neurology. Clin Nutr，2018，37(1)：354-396.

[11] Warren M，McCarthy MS，Roberts PR. Practical application of the revised guidelines for the provision and assessment of nutrition support therapy in the adult critically ill patient：a case study approach. Nutr Clin Pract，2016，31(3)：334-341.

[12] Rice TW，Wheeler AP，Thompson BT，et al. Initial trophie vs full enteral feeding in patients with acute lung injury：the EDEN randomized trial. JAMA，2012，307(8)：795-803.

[13] 浙江省医学会重症医学分会. 浙江省重症急性胰腺炎诊治专家共识. 浙江医学，2017，39(14)：1131-1150,1161.

[14] 中华医学会老年医学分会. 老年医学（病）科临床营养管理指导意见. 中华老年医学杂志，2015，34(12)：1388-1395.

（第一版：郭　丰　杨　梅）

（第二版：张　安　秦娅蓝）

第二十八章　危重症患者的容量管理

　　危重症患者往往存在血流动力学紊乱。容量作为血流动力学的重要组成部分,也是最可控的部分。容量管理贯穿了危重症患者的治疗全过程。容量管理是指通过对血管内容量的干预,维持合适的心脏前负荷,保证有效心排血量和器官灌注。容量过多或容量不足均会导致预后不良。因此,寻找最优化的危重症患者容量管理策略有重要的临床价值。

一、容量基本概念

　　静脉系统血容量约占全身血容量的 70%,而动脉系统血容量仅占 $13\%\sim18\%$,毛细血管血容量占 7%。静脉系统是血液储存器,能够根据血流动力学的变化进行一定程度的收缩或扩张,从而保证回心血量。血管内的容量分成两部分。能使血管充盈但并不对血管壁产生压力的这部分容量为非张力容量(unstressed volume, V_u)。在非张力容量的基础上,容量进一步增加,则会对血管壁产生压力,使血管弹性扩张,对血管壁产生压力的这部分容量为张力容量(stressed volume, V_s)。血管扩张的程度取决于血管的顺应性(compliance,C)。心脏持续将血泵入主动脉,平均动脉压为 $80\sim100mmHg$。随着血液流入全身循环,压力逐渐降低,直至降低至右房压水平。当心脏停止跳动时,动脉压下降,右房压(right atrial pressure, P_{ra})上升,直至整个循环系统压力相等,血液停止流动,此时的压力即循环系统平均充盈压(mean circulatory filling pressure, P_{msf})。P_{msf} 是反映有效循环容量的一个指标。张力容量是循环系统平均充盈压的主要影响因素($P_{msf} = V_s/C$),而循环系统平均充盈压则是影响静脉回流(venous return,VR)的重要因素,VR$=(P_{msf}-P_{ra})/RVR$(RVR:resistance to venous return,静脉回流阻力)。静脉回流曲线反映了 P_{msf} 与静脉回流的关系(见图 28-1)。在生理状态下,非张力容量占全身容量的 70%,张力容量占 30%,张力容量和非张力容量在一定条件下可相互转化。交感神经兴奋或使用缩血管药物时,非张力容量一部分转换为张力容量增加回心血量,图 28-2 反映了补液、缩血管药物对张力容量和静脉回流的影响。

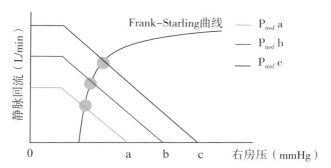

图 28-1 静脉回流和 Frank-Starling 曲线。a、b、c 代表不同容量状态。在心功能不变的情况下,改变容量状态会改变静脉回流(圆点)。

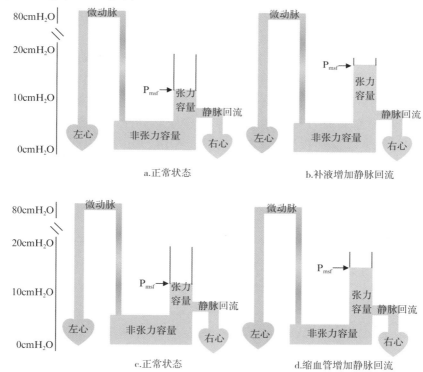

图 28-2 张力容量、非张力容量与静脉回流。y 轴表示血液压力。a 和 c 为正常状态;b 表示液体复苏后增加张力容量和 P_{msf},从而增加静脉回流;d 表示缩血管药物将非张力容量转换成张力容量,增加 P_{msf},从而增加静脉回流。

二、容量状态和容量反应性

容量管理的目的是保证有效心排血量和器官灌注。容量管理的核心内容是液体复苏(fluid resuscitation)。液体复苏是指通过快速调整心脏和血管内的容量,改善组织灌注的液体治疗过程。正向液体复苏是指增加容量,反向液体复苏是指减少容量。对容量状态的准确评估是做好容量管理的关键。

容量状态通常指心脏的前负荷。心脏的前负荷是心肌收缩之前所遇到的阻力或负荷,即心室在舒张末期所承受的容量负荷或压力负荷。患者的病史、症状、体征、入量、尿量、累计液体平衡等情况,是判断容量状态的基础。以下信息可为容量状态的判断提供帮助:明确的体液丢失、大量输液病史,有无口渴、颈静脉充盈情况,肺部湿啰音变化情况,皮肤弹性缺乏、水肿等体征。在根据临床信息不能准确判断容量状态时,就需要进一步的前负荷指标来判断。

前负荷的静态指标有压力指标和容积指标。压力相关前负荷指标主要包括中心静脉压(central venous pressure,CVP)、肺动脉嵌顿压(pulmonary artery wedge pressure,PAWP)、左心房压力(left atrial pressure,LAP)和左心室舒张末期压力。但在危重症患者中,各种原因导致胸部顺应性降低(肥胖、体液过多、胸骨切开术等)、机械通气、呼气末正压(positive end expiratory pressure,PEEP)、内源性PEEP或腹腔内高压(intraabdominal hypertension,IAH)都会导致这些压力相关前负荷指标升高。单一静态压力相关指标对患者容量反应性的预测价值有限,而"极端值"则可能对指导危重症患者液体复苏有一定作用。

与压力指标相比,容积前负荷指标可能可以提供更有意义的信息。在危重症患者胸腔内压力增加的情况下,容量指标能更加真实地反映心脏的充盈状态。部分容积相关的前负荷指标见表28-1。

表 28-1　静脉容量相关前负荷指标

静态容量指标	监测技术	参考范围
右室射血分数(RVEF)	肺动脉导管,热稀释	35%～45%
右室舒张末容积指数(REDVi)		80～120mL/m²
胸腔内血容积指数(ITBVi)	PiCCO	850～1000mL/m²
全心舒张末期容积指数(GEDVi)		680～800mL/m²
左室舒张末面积(LVEDA)	心脏超声	10～20cm²
左室舒张末面积指数(LVEDAi)		6～12cm²/m²
左室短轴切面面积变化率(FAC)		50%～75%
左房容积指数(LA volume/BSA)		20～29cm²/m²
下腔静脉宽度(IVC)	心脏超声(剑突下)	1～2cm
胸腔液体含量(TFC)	生物电阻抗(NICOM)	30～45L/Kohm

注：FAC，fractional area contraction，；GEDVi，global end-diastolic volume index，全心舒张末期容积指数；ITBVi，intrathoracic blood volume index，胸腔内血容积指数；LVEDAi，left ventricular end-diastolic area index，左室舒张末面积指数；RVEF，right ventricular ejection fraction，右室射血分数；RVEDVi，right ventricular end-diastolic volume index，右室舒张末容积指数；TFC，thoracic fluid content，胸腔液体含量。

三、容量反应性

容量反应性与容量状态是两个概念。容量反应性指输液后每搏输出量或者心排血量随之增加的能力。"容量反应性"一词起源于 Frank-Starling 机制，是前负荷和心功能的综合反应。通常把输液 500mL 增加前负荷使心排血量增加 10%～15% 作为有容量反应性的标准。目前，判断容量反应性最准确的方法是实时监测每搏量情况下的容量负荷试验和被动抬腿试验。

许多指标可以用来评估容量反应性，最常用的是中心静脉压。在传统的休克患者容量管理中有一个经典的"5-2"原则，即液体负荷后 $\Delta CVP \leqslant 2cmH_2O$，说明容量反应性良好，可继续补液；若 $\Delta CVP \geqslant 5cmH_2O$，则提示容量反应性差，说明液体已足够，需要停止快速补液；若 ΔCVP 在 2～5cmH_2O，则要暂停快速补液，10 分钟后再做评估，直至 $\Delta CVP \geqslant 5cmH_2O$。PAWP 的"3-7"法则与之类似。但用压力指标（主要是中心静脉压）预测扩容后的反应，其结果并不稳定。采用时间流速积分（velocity time integral，VTI），VTI 上升超过 10% 能可靠预测容量反应性。

被动抬腿试验（passive leg raising，PLR）是指患者从半卧位过渡到躯干平躺，下肢抬高到 45°，使静脉血从下肢和内脏向心脏转移。被动抬腿试验的诊断阈值是心排血量增加 10%。当被动抬腿试验结果呈阳性时，心排血量在达到最大值后会迅速下降，需要对心排血量进行连续实时的监测。超声监测 VTI 和动脉脉搏轮廓法可用于被动抬腿试验。如果通气条件完全稳定，呼气末二氧化碳增加 5% 以上，也能据此可靠地预测容量反应性。

心肺交互作用常用来判断容量反应性。每搏量变异度（variations of the stroke volume，SVV）和脉压变异度（variations of the arterial pulse pressure，PPV）是心肺交互作用下容量反应性指标。SVV 为 30 秒内最大每搏量与最小每搏量的变异程度。计算方法为呼吸周期内最大每搏量与最小每搏量之间的差除以两个值的平均值。PPV 为脉压的变异程度，计算方法同 SVV。SVV 和 PPV 的诊断阈值为 12%。下腔静脉的膨胀指数（distensibility index of inferior vena cava，dIVC）在机械通气时也常用来评估容量反应性，$dIVC = ([D_{max} - D_{min}]/D_{max}) \times 100\%$，IVC 的膨胀指数诊断阈值为 18%。在呼气相，经肝切面（距膈肌约 3cm）测量 IVC 直径和主动脉直径（aorta，Ao），计算 IVC/Ao 指数。IVC/Ao 指数小于 0.8，表明容量不足；大于 1.2，则表明容量过多。机械通气时进行潮气量负荷试验（潮气量从 6mL/kg 上升至 8mL/kg）、呼气末阻断试验和吸气末阻断试验，测量 PPV 和 VTI 的变化可以作为容量反应性的预测指标。部分容量反应性指标见表 28-2。容量反应性判断方法见图 28-3。

表 28-2　容量反应性相关指标

指标	诊断阳性阈值	限　制
CVP	$\Delta CVP \leqslant 2cmH_2O$	CVP 干扰因素多，进入体内的液体不可逆
补液试验	$\Delta CO > 15\%$	需直接测定心排血量，可能造成液体过负荷
迷你补液试验（100mL）	$\Delta CO > 6\%$	需直接测定心排血量，阈值可能小于超声检测的灵敏度
被动抬腿试验	$\Delta CO > 10\%$	需直接测定心排血量，部分外科患者不适合
每搏量变异度，脉压变异度	$>12\%$	自主呼吸、心律失常、小潮气量通气、肺顺应性下降时不适用
潮气量负荷试验（控制通气，无触发）	SVV 上升$>3.5\%$ PPV 上升$>2.5\%$	自主呼吸、心律失常、小潮气量通气、肺顺应性下降时不适用
下腔静脉膨胀指数（控制通气，无触发）	$>18\%$	自主呼吸、小潮气量通气、肺顺应性下降时不适用
呼气末阻断试验（控制通气，无触发）	$\Delta PPV > 5\%/\Delta VTI > 4\%$	必须机械通气患者，患者耐受程度差
呼气末阻断+吸气末阻断（控制通气，无触发）	$\Delta PPV > 15\%$	

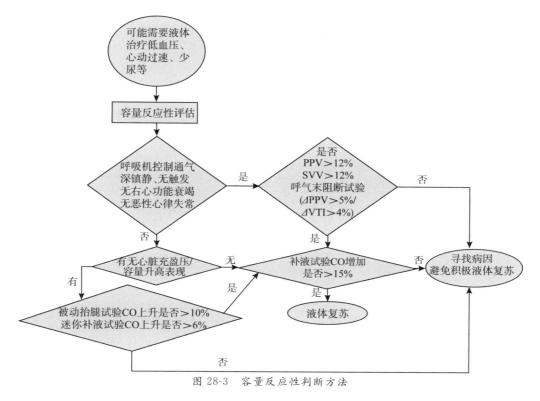

图 28-3 容量反应性判断方法

四、容量管理目标

对危重症患者,需要根据不同疾病状态、不同阶段、容量状态和容量反应性来制定不同的容量管理目标。容量管理的整个过程需要在血流动力学监测下进行,同时需要个性化以及反复评估修正治疗目标。循环衰竭患者的液体复苏可分为四个阶段——抢救、优化、稳定和撤退。在抢救阶段,治疗的目标是使血压和心排血量达到与维持生存的最低水平,抢救阶段还需要针对原发病因进行治疗。优化阶段的主要目标是增加细胞的氧利用,改善氧供需平衡,测量 $ScvO_2$、Lac、GAP(静动脉二氧化碳分压差)等有助于制定目标,指导治疗。稳定阶段的主要目标是防治器官功能障碍。撤退阶段的主要目标则是减少血管活性药物,清除体内多余液体。容量管理的方法有正向液体复苏、反向液体复苏、升压药、正性肌力药物、血管扩张剂、机械通气、镇痛镇静等。正向液体复苏不仅仅是补液,升压药将非张力容量转换成张力容量,正性肌力药物使用都是正向液体复苏方式。反向液体复苏则包括利尿、血液净化超滤、镇痛镇静、血管扩张剂降低张力容量及减少静脉回流等。危重症患者的容量管理流程见图28-4。

危
重
症
患
者
的
容
量
管
理

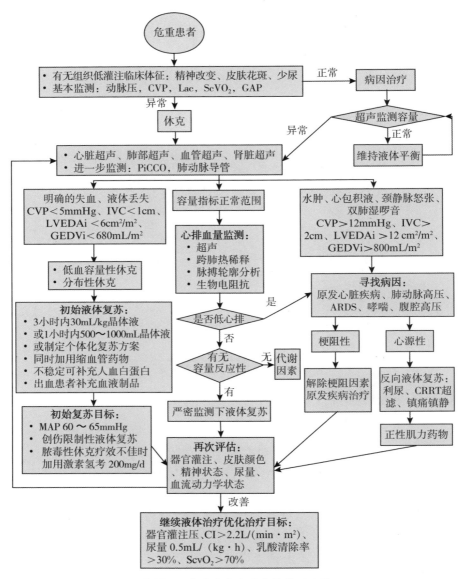

图 28-4　危重症患者的容量管理流程

参考文献

[1] Cecconi M，De Backer D，Antonelli M，et al. Consensus on circulatory shock and hemodynamic monitoring. Task force of the European Society of Intensive Care Medicine. Intensive Care Med，2014，40(12)：1795-1815.

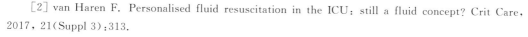

［2］van Haren F. Personalised fluid resuscitation in the ICU：still a fluid concept? Crit Care，2017，21（Suppl 3）：313.

［3］Piotrkowski J，Buda N，Januszko-Giergielewicz B，et al. Use of bedside ultrasound to assess fluid status：a literature review. Pol Arch Intern Med，2019，129（10）：692-699.

［4］Marik PE. Fluid responsiveness and the six guiding principles of fluid resuscitation. Crit Care Med，2016，44（10）：1920-1922.

［5］Monnet X，Marik PE，Teboul JL. Prediction of fluid responsiveness：an update. Ann Intensive Care，2016，6（1）：111.

［6］Magder S. Volume and its relationship to cardiac output and venous return. Crit Care，2016，20：271.

［7］Gordon D，Spiegel R. Fluid resuscitation：history，physiology，and modern fluid resuscitation strategies. Emerg Med Clin North Am，2020，38（4）：783-793.

［8］Finfer S，Myburgh J，Bellomo R. Intravenous fluid therapy in critically ill adults. Nat Rev Nephrol，2018，14（9）：541-557.

［9］Young P，Bailey M，Beasley R，et al. Effect of a buffered crystalloid solution vs saline on acute kidney injury among patients in the intensive care unit：the SPLIT randomized clinical trial. JAMA，2015，314（16）：1701-1710.

［10］Semler MW，Self WH，Wanderer JP，et al. Balanced crystalloids versus saline in critically ill adults. N Engl J Med，2018，378（9）：829-839.

［11］Antequera Martín AM，Barea Mendoza JA，Muriel A，et al. Buffered solutions versus 0.9% saline for resuscitation in critically ill adults and children. Cochrane Database Syst Rev，2019，7：CD012247.

［12］重症重症血流动力学治疗协作组. 血流动力学治疗—北京共识. 中华内科学杂志，2015，54（3）：248-271.

［13］重症血流动力学治疗协作组. 重症右心功能管理专家共识. 中华内科学杂志，2017，56（12）：962-973.

［14］刘大为. 临床血流动力学. 北京：人民卫生出版社，2013.

［15］Pinsky MR，Teboul JL，Vincent JL. Hemodynamic Monitoring. Switzerland：Springer Nature Switzerland AG，2019.

（第一版：郭　丰　杨　梅）

（第二版：张　安　黄文祺）

第二十九章　糖皮质激素在危重症患者中的应用

糖皮质激素具有抗炎、抗过敏、抗休克、非特异性免疫抑制作用,在临床上应用越来越广泛,本章总结归纳糖皮质激素的种类及在不同疾病中的应用,旨在为糖皮质激素治疗危重症患者提供多元化的思路。

一、临床常用糖皮质激素

1. 全身用糖皮质激素

全身用糖皮质激素包括内源性的可的松和氢化可的松,以及外源性的泼尼松(强的松)、泼尼松龙(强的松龙)、甲泼尼龙(甲基强的松龙)、倍他米松和地塞米松。

2. 雾化吸入用糖皮质激素

雾化吸入用糖皮质激素包括布地奈德、丙酸倍氯米松、氟替卡松。

二、激素使用的疗程

1. 短程治疗

疗程小于 1 个月,包括感染或过敏性疾病,如结核性脑膜炎、肺孢子菌肺炎、重症药疹等。停药时需逐渐减量至停药。

2. 长程治疗

疗程大于 1 个月,适用于自身免疫性疾病,如系统性红斑狼疮、溶血性贫血等。需逐渐减量,维持治疗可采用每日或隔日用药。

三、糖皮质激素在不同疾病中的应用

(一)感染性疾病

1. 脓毒性休克(septic shock)

对成年脓毒性休克患者(定义为给予充分液体复苏和血管加压药后,收缩压＜90mmHg 仍持续 1 小时以上),建议视患者具体情况静脉给予糖皮质激素治疗。

用法及剂量:氢化可的松 200mg/d,分次给药(每次 50mg,每 6 小时一次;或每次 100mg,每 12 小时一次)或连续输注;当不再需要血管活性药物维持血压时,逐渐减停糖皮质激素。

2. 重症社区获得性肺炎（severe community acquired pneumonia，SCAP）

重症社区获得性肺炎患者的宿主炎症反应过度或失调，建议辅助使用糖皮质激素。但若已知患者由流感病毒或真菌（如曲霉菌）引起，则应该谨慎使用糖皮质激素。

用法及剂量：疗程为 5 天；若患者不能口服药物，则静脉给予甲泼尼龙 0.5mg/kg，每 12 小时一次；若患者能够口服药物，则给予口服泼尼松 50mg/d。

3. 肺孢子菌肺炎（pneumocystis pneumonia，PCP）

对于 HIV 感染的中或重度肺孢子菌肺炎患者，推荐辅助使用糖皮质激素治疗。

用法及剂量：标准疗程为 21 天，具体为甲泼尼龙 40mg（2 次/天，使用 5 天）＋40mg（1 次/天，使用 5 天）＋20mg（1 次/天，使用 11 天）。

4. 慢性阻塞性肺疾病急性加重（acute exacerbation of chronic obstructive pulmonary disease，AECOPD）

全身激素可以改善慢性阻塞性肺疾病急性加重患者肺功能、提高氧合指数、缩短住院时间，疗程不超过 5～7 天。慢性阻塞性肺疾病全球倡议（Global Initiative for chronic obstructive lung disease，GOLD）2019 中提及，在雾化吸入支气管舒张剂的基础上，雾化吸入布地奈德与静脉注射甲泼尼龙具有相似的疗效。

用法及剂量：泼尼松 40～60mg，1 次/天，治疗持续时间为 5～7 天；布地奈德 1mg，雾化吸入，3 次/天，治疗持续时间为 5～10 天。疗程结束时，如果患者已明显恢复，则可直接停用糖皮质激素，而不是逐渐减量至停药。

5. 病毒性心肌炎（viral myocarditis，VM）

对严重的暴发性心肌炎患者，可以尝试使用糖皮质激素，以改善左室收缩功能，但不推荐对所有病毒性心肌炎患者常规使用糖皮质激素。

用法及剂量：氢化可的松 5～10 mg/（kg·d）或泼尼松 1.0～2.0mg/（kg·d），疗程 2～4 周，之后逐渐减量。

6. 急性细菌性脑膜炎（cute bacterial meningitis，ABM）

对怀疑急性细菌性脑膜炎的患者，在开始抗生素治疗前或首剂抗生素应用后的短时间内可给予地塞米松辅助治疗，一旦病原学确定不是肺炎链球菌感染，就应立即停止激素治疗。激素治疗不用于已经接受抗生素治疗的成年患者，因为它不太可能改善患者结局。

用法及剂量：地塞米松 0.15mg/（kg·d），每 6 小时一次，持续治疗 4 天。

7. 结核性脑膜炎(tuberculous meningitis,TBM)

所有 HIV 阴性的结核性脑膜炎患者,无论病情轻重,都应该接受糖皮质激素辅助治疗。

用法及剂量:①地塞米松:成人用量 0.3~0.4mg/(kg·d),持续 2 周,然后在第 3 周给予 0.2mg/(kg·d),第 4 周给予 0.1mg/(kg·d),此后 4mg/d,并且每周将日剂量减少 1mg;总疗程约为 8 周。②泼尼松:成人用量 60mg/d,初始剂量治疗 2 周后,在接下来的 6 周时间里逐渐减量至停药(即每周将日剂量减少 10mg);总疗程约为 8 周。

(二)过敏性疾病

1. 过敏性休克(anaphylactic shock)

糖皮质激素(如静脉应用氢化可的松、甲泼尼龙,或者口服泼尼松、泼尼松龙)可作为治疗过敏性休克的二线用药(一线用药为肾上腺素)。但其作用尚未被证实。

用法及剂量:如果选择给予糖皮质激素,则可给予氢化可的松 200~300mg/d 或甲泼尼龙 1~2mg/(kg·d)。在 1 天或 2 天后应无须逐渐减量即停用。

2. 哮喘急性发作(acute exacerbation of asthma)

急性哮喘发作时,应先予以吸入短效 β 受体激动剂,如不能完全缓解、症状持续,则应开始给予糖皮质激素。

用法及剂量:大幅增加吸入型糖皮质激素的剂量,急性发作期可以 2~4 小时给予 1 次。但哮喘急性发作时,吸入型糖皮质激素的剂量加倍往往不能有效替代口服糖皮质激素。全身性使用糖皮质激素,推荐对需要急诊处理的哮喘急性发作患者尽早全身性使用糖皮质激素。①哮喘急性发作:一般使用泼尼松,40~60mg/d,连用 5~7 天。无法口服的患者应静脉用糖皮质激素,可以考虑氢化可的松 100mg,每 6 小时一次。但当患者能够耐受和吸收口服药时,糖皮质激素可从胃肠外给予转为口服。②危及生命的重症哮喘发作:氢化可的松 400~1000mg/d,分 2~3 次给药;或甲泼尼龙 40~80mg,每 12 小时一次。急诊重症哮喘发作:序贯使用 5~10 天的口服糖皮质激素。大多数重度发作缓解需要 10~14 天。

(三)免疫相关疾病

1. 活动性系统性红斑狼疮(systemic lupus erythematosus,SLE)

用法及剂量:①急性狼疮活动:泼尼松 0.5~1mg/(kg·d),诱导缓解 6~8 周后,逐渐将激素减到维持量。②狼疮危象:通常需大剂量激素冲击治疗,甲泼尼龙 500~1000mg/d×3 天,序贯泼尼松 0.5~1mg/(kg·d),疗程 4~8 周。对重症神经精神狼疮,包括横贯性脊髓炎在内,在排除中枢感染的情况下,可鞘内注射地塞米松 10mg 或氨甲蝶呤 10mg,每周 1 次,共 3～5 次。

2. 自身免疫性溶血性贫血(autoimmune hemolyticanemia,AIHA)

用法及剂量:①急性 AIHA:泼尼松 0.5～1.5mg/(kg·d)。糖皮质激素用至红细胞比容大于 30% 或者 HGB 水平稳定于 100g/L 以上,才考虑减量。若使用推荐剂量治疗 4 周仍未达到上述疗效,则可考虑二线用药。②急性重型 AIHA:甲泼尼龙 100～200mg/d,使用 10～14 天。有效者在 4 周内逐渐将剂量减量,直至停用。

3. 重症肌肉无力

用法及剂量:对于肌肉无力危象,给予紧急冲击方案。在经良好医患沟通并做好充分机械通气准备的情况下,给予甲泼尼龙 1000mg/d×3 天,然后改为 500mg/d×2 天;或者地塞米松 10～20mg/d×1 周。冲击治疗后改为泼尼松或者甲泼尼龙,晨起顿服。

(四)其他疾病

1. 肾上腺危象(adrenal crisis)

对于肾上腺危象,需要立即使用糖皮质激素替代。可选用地塞米松、氢化可的松或者其他静脉注射用糖皮质激素制剂。

用法及剂量:氢化可的松 100mg/d 或地塞米松 4mg/d,静脉给药,在 1～3 天内逐渐减量,并改为口服维持剂量。口服维持替代治疗应选择短效糖皮质激素,如氢化可的松,20mg/d,分 2～3 次给药。

2. 甲状腺相关危象(thyroid crisis)

对于有严重甲状腺毒症临床表现的甲状腺危象临床特征的患者,推荐给予糖皮质激素。但对并未危及生命的重度甲状腺功能亢进患者,不常规使用糖皮质激素。

对于由严重甲状腺功能减退导致黏液性水肿昏迷的患者,在排除并存肾上腺皮质功能减退症之前,必须采用应激剂量的糖皮质激素治疗。需要注意的是,在垂体危象时,糖皮质激素必须在应用甲状腺激素之前给予,以免加重患者病情。

用法及剂量:甲状腺危象的激素用法为氢化可的松 100mg,每 8 小时一次,静脉给药;甲状腺危象好转后迅速停药。黏液性水肿昏迷的激素用法为氢化可的松 100mg,每 8 小时一次,静脉给药。

四、不良反应

长期应用糖皮质激素可引起一系列不良反应,其严重程度与用药剂量及用药时间呈正比。不良反应如下。

1.医源性库欣综合征，如向心性肥胖、满月脸、皮肤紫纹瘀斑、类固醇性糖尿病（或已有糖尿病加重）、骨质疏松、自发性骨折甚或骨坏死（如股骨头无菌性坏死）、女性多毛症、月经紊乱、男性阳痿等。

2.诱发或加重细菌、病毒和真菌等各种感染。

3.诱发或加剧胃十二指肠溃疡，甚至造成消化道大出血或穿孔。

4.高血压、充血性心力衰竭、动脉粥样硬化、血栓形成。

5.高脂血症，尤其高甘油三酯血症。

6.肌肉无力、肌肉萎缩、伤口愈合迟缓。

7.激素性青光眼和白内障。

8.精神症状，如焦虑、兴奋、欣快或抑郁、失眠、性格改变，严重时可诱发精神失常、癫痫发作。

9.儿童长期应用影响生长发育。

10.长期外用糖皮质激素类药物可出现局部皮肤萎缩变薄、毛细血管扩张、色素沉着、继发感染等不良反应；面部长期外用时，可出现口周皮炎、酒渣鼻样皮损等。

11.吸入型糖皮质激素的不良反应包括声音嘶哑、咽部不适和念珠菌定植、感染。长期使用较大剂量吸入型糖皮质激素也可能导致全身不良反应。

五、需避免使用或慎用糖皮质激素的情况

下列病理状况下需避免使用或慎用糖皮质激素：①对糖皮质激素类药物过敏；②严重精神病史；③癫痫；④活动性消化性溃疡；⑤新近胃肠吻合术后；⑥骨折；⑦创伤修复期；⑧单纯疱疹性角膜炎、结膜炎，及溃疡性角膜炎、角膜溃疡；⑨严重高血压；⑩严重糖尿病；⑪未能控制的感染（如水痘、真菌感染）；⑫活动性肺结核；⑬较严重的骨质疏松；⑭妊娠初期及产褥期；⑮寻常型银屑病。若必须用糖皮质激素类药物才能控制疾病、挽救患者生命，可在积极治疗原发疾病、严密监测病情变化的同时，慎重选用。糖皮质激素使用流程见图 29-1。

糖皮质激素在危重症患者中的应用

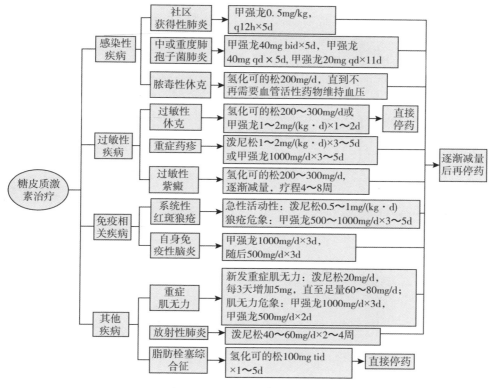

图 29-1 糖皮质激素使用流程

注:激素减量:应用泼尼松 30mg/d×2 周者,可以每 3～5 天减少泼尼松 5mg/d 的剂量;应用泼尼松 50mg/d×(4～8)周者,则需要每 1～2 周减少泼尼松 5mg/d 的剂量,至 20mg 左右后每 2～4 周减 5mg。若在减药过程中病情反复,可酌情增加剂量。

参考文献

[1] 糖皮质激素急诊应用共识专家组. 糖皮质激素急诊应用专家共识. 中华急诊医学杂志,2020,29(6):765-772.

[2] 郝星,侯晓彤,曾辉. 糖皮质激素在危重症患者中的应用. 中华实验和临床感染病杂志(电子版),2010,4(1):46-48.

[3] 赵赫,刘忠民. 糖皮质激素在急危重症中的临床应用进展. 中国急救复苏与灾害医学杂志,2016,11(3):303-306.

[4] Akker ELTVD, Koper JW, Joosten K, et al. Glucocorticoid receptor mRNA levels are selectively decreased in neutrophils of children with sepsis. Intensive Care Medicine, 2009, 35(7):1247-1254.

　　[5] López-Campos JL，Soler-Catalua JJ，Miravitlles M. Global strategy for the diagnosis，management，and prevention of chronic obstructive lung disease 2019 report：future challenges. Archivos de Bronconeumología，2020，56(2)：65-67.

　　[6] Jacobs JWG，Hair MJHD，Welsing PMJ，et al. Effect on efficacy and safety trial outcomes of also enrolling patients on ongoing glucocorticoid therapy in rheumatoid arthritis clinical trials of tocilizumab or adalimumab or methotrexate monotherapy. Annals of the Rheumatic Diseases，2020，79(4)：460.

　　[7] 中华医学会神经病学分会. 中国自身免疫性脑炎诊治专家共识. 中华神经科杂志,2017,50(2):91-98.

(第一版:杨　梅　郭　丰)

(第二版:张　安　秦娅蓝)

糖皮质激素在危重症患者中的应用

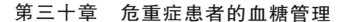

第三十章　危重症患者的血糖管理

对于危重症患者,入院时和平均血糖水平都与随后的死亡风险密切相关。大量观察性研究表明,血糖浓度与危重患者预后之间呈 J 形关系(见图 30-1)。目前的证据表明,在 ICU 中高血糖、低血糖以及血糖变异度都与患者的预后相关。

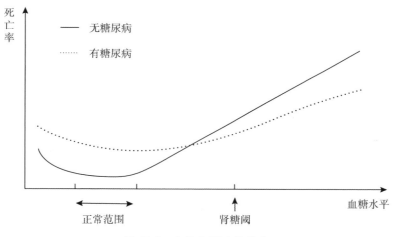

图 30-1　血糖与预后的关系

［图片来源:Gunst J, De Bruyn A, Van den Berghe G. Glucose control in the ICU. Curr Opin Anaesthesiol, 2019, 32(2):156-162.］

一、血糖相关概念

高血糖(hyperglycaemia)是指血糖水平＞7.8mmol/L。应激性高血糖(stress hyperglycemia)是重症患者血糖升高的主要原因。应激性高血糖通常指没有糖尿病表现的患者在疾病急性期(应急状态下)出现短暂血糖升高。应激性高血糖分为两类:①没有糖尿病病史的患者 2 次或 2 次以上空腹血糖≥7.0mmol/L 或随机血糖＞11.1mmol/L;②有糖尿病病史伴血糖控制恶化。

对重症患者,还应关注低血糖。无论何种原因导致的低血糖,血糖低于3.9mmol/L,患者死亡风险都会明显增加。在糖尿病患者中,还使用相对性低血糖(relative hypoglycemia)的概念来反映住 ICU 之前的血糖控制水平与血糖异常之间的关系。使用入院糖化血红蛋白来评估基线血糖浓度,并在基线血糖基础上下降大于 30％时定义相对低血糖。

对血糖的管理除监测血糖的绝对值外，还需要注意血糖变异度。血糖变异度（glycemic variability，GV）是指血糖水平的波动。对重症患者，更多采用短期 GV来反映治疗期间的血糖控制水平。短期 GV 的特征是血糖在一天内或几天之内突然或快速地升高或降低。衡量 GV 的指标包括：血糖波动的平均幅度（血糖最低点到最高点的平均值）；血糖平均值的标准差（standard deviation，SD）；变异系数（coefficient of variation，CV），CV＝SD/mean；低/高血糖指数（对血糖值进行对数变换以对称显示血糖水平的偏态分布）。SD 和 CV 是最常用的衡量 GV 的方法。基于目前的研究结果，认为 CV＜36％为稳定的血糖。

二、血糖管理目标

在重症患者中，连续静脉注射胰岛素已被证明是实现血糖控制的最佳方法，但是关于重症患者血糖控制的目标一直存在争议。目前普遍的观点是，对于大多数重症患者和非重症患者，建议的血糖控制范围为 7.8～10.0mmol/L，但是也要根据患者的病情、治疗方案，制定个体化的目标（见图 30-2）。

三、血糖监测方法

在 ICU 中可以使用动脉血、静脉血、毛细血管和间质液来检测血糖。可以将标本送到中心实验室检测，也可以使用即时血糖仪（point of care，POC）和血气分析仪在床旁快速检测。目前，多数指南及专家共识建议重症患者应首先选择从动脉导管中采样进行血糖检测。如果无法从动脉导管中抽取血液，则从静脉导管中抽取血样。只有在没有动静脉导管的情况下，才采集末梢血用血糖仪进行检测。在临床研究论文中涉及血糖的部分，应使用实验室或血气分析仪的检测结果，而不是即时血糖仪的检测结果。

连续葡萄糖监测（continuous glucose monitoring，CGM）可以更快速、更准确地进行胰岛素输注剂量的调整，有利于预防严重的高血糖和低血糖。CGM 包括实时CGM（rtCGM）和间歇性扫描 CGM（isCGM），通过测定组织间液中的葡萄糖浓度来反映血糖水平。但是在美国和欧洲，CGM 还未被批准在 ICU 中使用，其准确性、可靠性还有待进一步提高。

血糖的管理需要考虑诸多因素的影响，例如胰岛素的输注速度、监测频率、葡萄糖摄入量等。因此，一些考虑了多种影响因素的数学模型被用来帮助制订血糖管理计划，包括 Stochastic TARgeted 法、LOGIC-Insulin 算法、重症监护患者血糖调节模型（glucose regulation for intensive care patient，GRIP）等。这些数学模型算法较为复杂,并且利用数学模型指导的胰岛素给药算法还需要进一步的研究证实。

目前,重症患者的血糖管理是一个复杂的过程。理想的血糖目标、监测方法、治疗方案等仍有待进一步的研究,而血糖个体化管理也是必然的趋势。

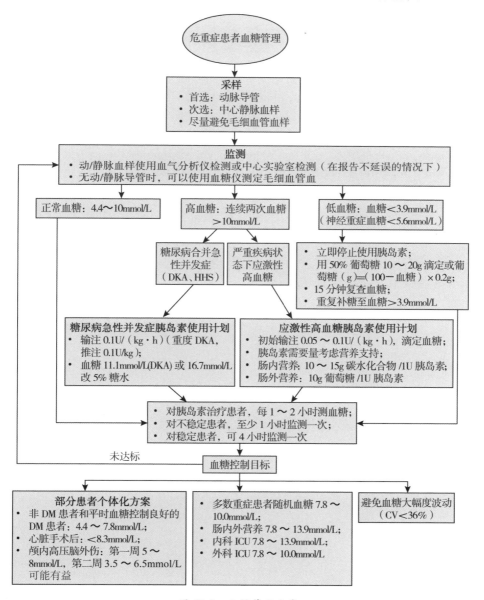

图 30-2　血糖管理方案

危重症患者的血糖管理

危重症患者的血糖管理

参考文献

[1] American Diabetes A. 15. Diabetes care in the hospital: standards of medical care in diabetes-2019. Diabetes Care, 2019, 42(Suppl 1):S173-S181.

[2] Finfer S, Wernerman J, Preiser JC, et al. Clinical review: consensus recommendations on measurement of blood glucose and reporting glycemic control in critically ill adults. Crit Care, 2013, 17(3):229.

[3] Gunst J, De Bruyn A, Van den Berghe G. Glucose control in the ICU. Curr Opin Anaesthesiol, 2019, 32(2):156-162.

[4] Jacobi J, Bircher N, Krinsley J, et al. Guidelines for the use of an insulin infusion for the management of hyperglycemia in critically ill patients. Crit Care Med, 2012, 40(12):3251-3276.

[5] Kovatchev B. Glycemic Variability: risk factors, assessment, and control. J Diabetes Sci Technol, 2019, 13(4):627-635.

[6] Krinsley JS, Preiser JC. Is it time to abandon glucose control in critically ill adult patients? Curr Opin Crit Care, 2019, 25(4):299-306.

[7] Lheureux O, Prevedello D, Preiser JC. Update on glucose in critical care. Nutrition, 2019, 59:14-20.

[8] Salinas PD, Mendez CE. Glucose management technologies for the critically ill. J Diabetes Sci Techno, 2019, 13(4):682-690.

[9] Zhou Z, Sun B, Huang S, et al. Glycemic variability: adverse clinical outcomes and how to improve it? Cardiovasc Diabetol, 2020, 19(1):102.

(第一版:郭　丰　杨　梅)

(第二版:张　安　黄文祺)

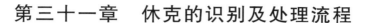

第三十一章　休克的识别及处理流程

休克(shock)是因各种致病因素的作用,使机体有效循环血量大量减少,组织灌注不足,导致全身微循环功能障碍,从而引发各器官严重障碍的综合征候群。

一、临床特征

休克患者临床表现为血流动力学异常及氧代动力学异常,即心功能、有效循环容量、外周血管阻力出现异常,体循环低氧,以及因组织灌注不足导致血乳酸升高,最终导致多脏器功能障碍。

二、分　类

休克状态可以由很多种原因造成,如低血容量、出血、心源性、感染性和神经源性。按照病因与血流动力学特点,休克可分为以下几类:①低血容量性休克;②分布性休克;③梗阻性休克;④心源性休克。

休克的过程大致分可分为三个阶段:①休克早期(微循环收缩期);②休克进展期(瘀血缺氧期);③休克晚期(微循环衰竭期)。早期识别休克的发生并及时处理,可明显改善患者预后,降低病死率。

休克的识别流程见图31-1,感染性休克、低血容量性休克、心源性休克、过敏性休克及梗阻性休克的处理流程分别见图31-2至图31-6。

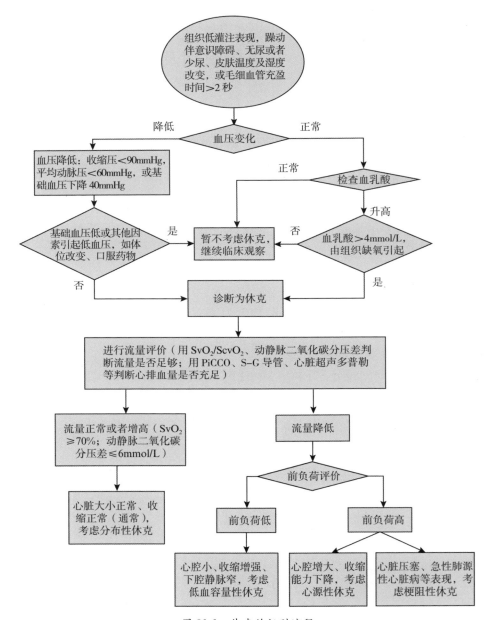

图 31-1　休克的识别流程

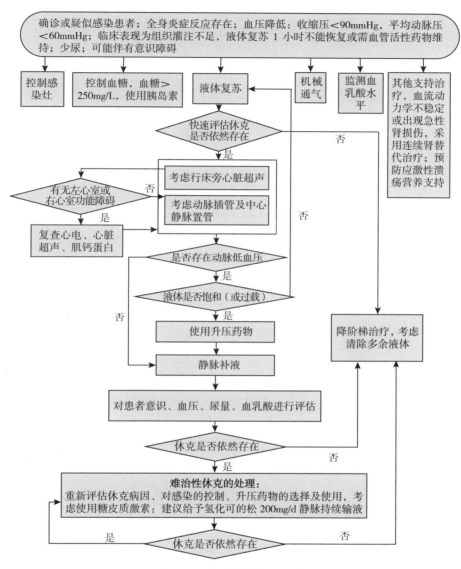

图 31-2　感染性休克处理流程

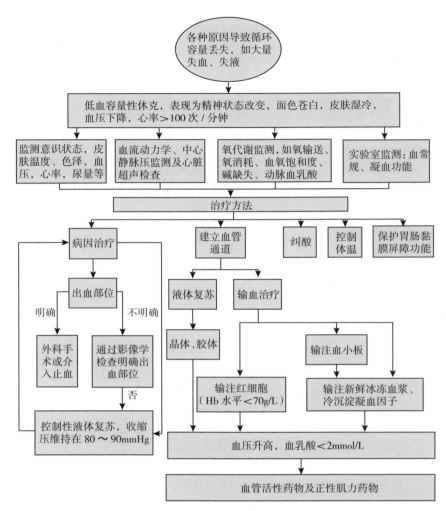

图 31-3 低血容量性休克处理流程

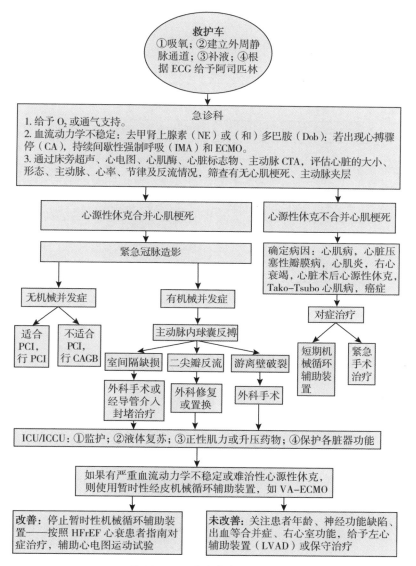

图 31-4　心源性休克处理流程

注：HFrEF，heart failure with reduced ejection fraction，射血分数降低性心衰；LVAD，left ventricular assist device，左心辅助装置。

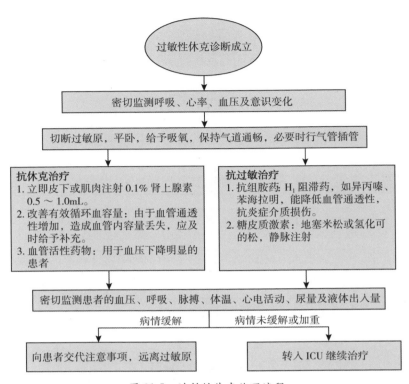

图 31-5　过敏性休克处理流程

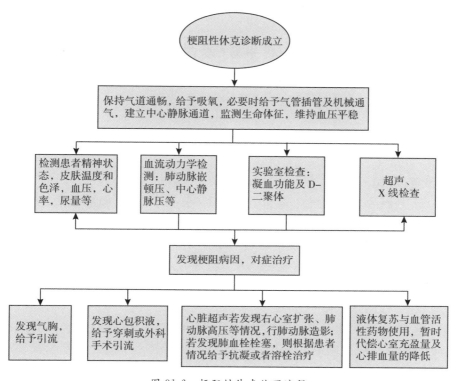

图 31-6 梗阻性休克处理流程

参考文献

[1] 史迪,张秋彬,曹广慧.不明原因休克急诊超声临床实践专家共识.中华急诊医学杂志,2017,26(5):498-506.

[2] 曹钰,柴艳芬,邓颖,等.中国脓毒症/脓毒性休克急诊治疗指南(2018).感染、炎症、修复,2019,20(1):3-22.

[3] 吴健锋,管向东.欧洲重症协会"休克与血流动力学共识"解读.中华重症医学电子杂志,2016,2(2):110-114.

[4] 屠国伟,罗哲,王春生,等.复旦大学附属中山医院心源性休克 VA-ECMO 治疗规范(V1.2019).中国临床医学,2019,26(4):667-672.

（第一版:张军伟 郭 丰）

（第二版:张军伟 郭 丰 尚莉莉）

第三十二章　酸碱平衡紊乱及电解质紊乱的诊断和治疗

一、酸碱平衡紊乱的诊断方法

【六步解读法】

第一步:判断患者存在酸中毒还是碱中毒(根据 $PaCO_2$、碳酸氢盐、阴离子间隙是否正常)? 见图 32-1 至图 32-4。

第二步:判断患者主要存在呼吸性紊乱还是代谢性紊乱(引起 pH 改变的是 $PaCO_2$ 的改变还是 HCO_3^- 的改变)?

第三步:如果现存代谢性酸碱平衡紊乱,呼吸代偿是否完全? 如果现存呼吸性酸碱平衡紊乱,代谢代偿是否完全?

第四步:阴离子间隙是否升高? 如果阴离子间隙是升高的,那么阴离子间隙的改变是否约等于血清中碳酸氢盐浓度的改变? 如果不是,那么应考虑额外的非阴离子间隙性酸中毒或碱中毒。

第五步:确定分析结果是否支持临床状况。

第六步:应用 Henderson-Hasselbach 公式计算检测到的参数,说明任何非预期的或无法解释的发现: $[H^+] = 24 \times PaCO_2 / [HCO_3^-]$

代谢性酸中毒	预期 $PaCO_2 = (1.5 \times [HCO_3^-]) + 8 \pm 2$
代谢性碱中毒	预期 $PaCO_2 = (0.7 \times [HCO_3^-]) + 21 \pm 1.5$
急性呼吸性酸中毒	预期 $HCO_3^- = 24 + (PaCO_2 - 40) / 10$
慢性呼吸性酸中毒	预期 $HCO_3^- = 24 + (PaCO_2 - 40) / 3$
急性呼吸性碱中毒	预期 $HCO_3^- = 24 + (40 - PaCO_2) / 5$
慢性呼吸性碱中毒	预期 $HCO_3^- = 24 + (40 - PaCO_2) / 2$

图 32-1　酸碱平衡紊乱的代谢与呼吸代偿

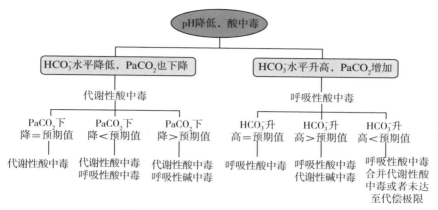

图 32-2　酸碱失衡的判断流程(pH↓)

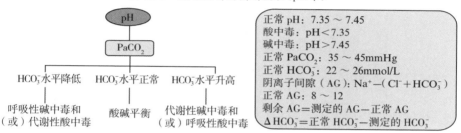

图 32-3　酸碱失衡的判断流程(pH 正常)

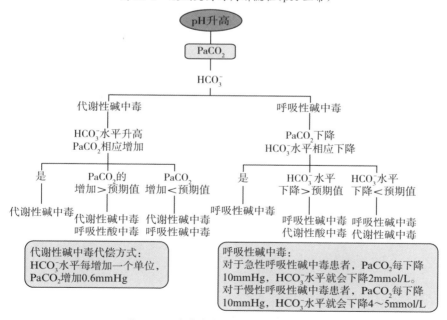

图 32-4　酸碱失衡的判断流程(pH↑)

酸碱平衡紊乱及电解质紊乱的诊断和治疗

二、电解质紊乱的处理流程(见图 32-5 至图 32-11)

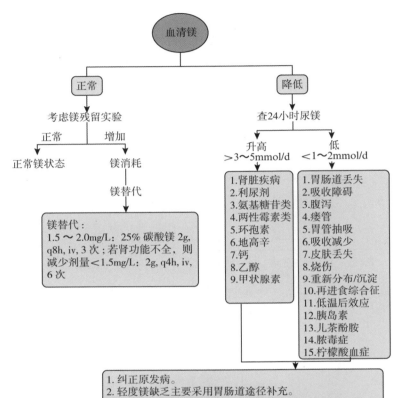

血清镁

正常 ——— 降低

考虑镁残留实验 ——— 查24小时尿镁

正常　增加

正常镁状态　镁消耗

镁替代

镁替代：
1.5 ～ 2.0mg/L：25% 碳酸镁 2g,
q8h, iv, 3 次；若肾功能不全, 则
减少剂量<1.5mg/L：2g, q4h, iv,
6 次

升高　　　　低
>3～5mmol/d　<1～2mmol/d

1.肾脏疾病
2.利尿剂
3.氨基糖苷类
4.两性霉素类
5.环孢素
6.地高辛
7.钙
8.乙醇
9.甲状腺素

1.胃肠道丢失
2.吸收障碍
3.腹泻
4.瘘管
5.胃管抽吸
6.吸收减少
7.皮肤丢失
8.烧伤
9.重新分布/沉淀
10.再进食综合征
11.低温后效应
12.胰岛素
13.儿茶酚胺
14.脓毒症
15.柠檬酸血症

1. 纠正原发病。
2. 轻度镁缺乏主要采用胃肠道途径补充。
对症状明显或不能进食者, 采用静脉途径。
常用氯化镁较为安全, 1g 氯化镁含镁元素 115mg 或 4.8mmol。
初剂可给予 600mg 元素镁, 稀释于 5% 葡萄糖溶液 200 ～
250mL 中, 静脉滴注 3 ～ 4 小时。随后, 以 900mg 元素镁
稀释后连续静滴 24 小时。次日剂量减半, 以后的补充剂量
根据血清镁浓度决定, 使血清镁浓度维持在 12mmol/L。由
于血清镁与细胞内镁平衡缓慢, 故宜在 5 ～ 7d 逐步矫正。
3. 情况紧急有癫痫发作, 可用 500mg 硫酸镁静脉注射, 每
分钟不超过 15mg。低镁、低钙和低钾关系紧密, 若单纯补
钾难以纠正低钾时, 必须考虑存在低镁的可能

图 32-5　镁代谢紊乱的处理流程

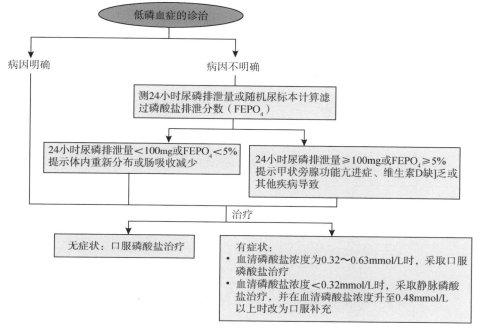

图 32-6　低磷血症的诊治流程

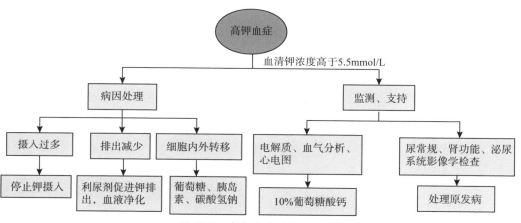

图 32-7　高钾血症的诊治流程

酸碱平衡紊乱及电解质紊乱的诊断和治疗

299

酸碱平衡紊乱及电解质紊乱的诊断和治疗

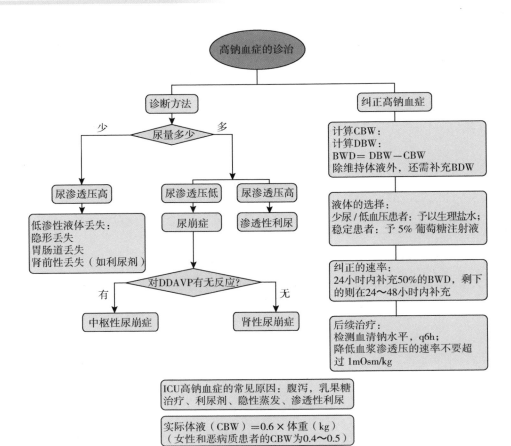

图 32-8　高钠血症的诊治流程

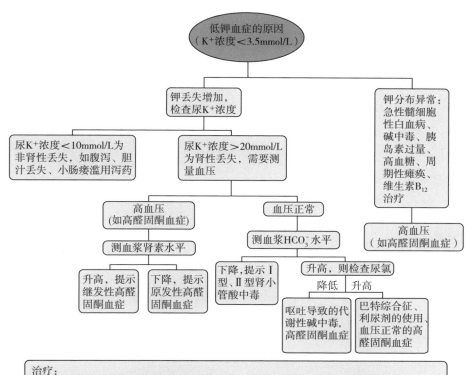

图 32-9 低钾血症的诊治流程

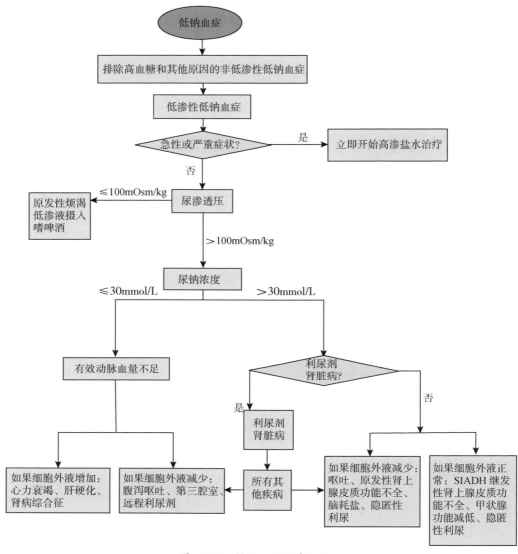

图 32-10 低钠血症的诊治流程

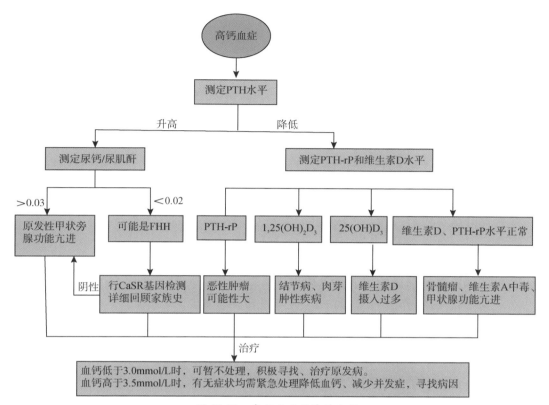

图 32-11 高钙血症的诊治流程

注：PTH：甲状旁腺激素；PTH-rP：甲状旁腺激素相关肽；FHH：家族性低尿钙高钙血症。

注意事项

1.在处理水、电解质紊乱时，建议每隔2～4小时检测一次，直至症状消失或恢复正常。

2.在纠正水、电解质紊乱时，注意对原发病的治疗，并纠正酸碱平衡紊乱。

3.为诊断复合型酸碱平衡紊乱，必须在充分了解原发病及病情变化的基础上，结合实验室检查结果，从原发病出发，进行综合分析，才能得到正确的结论。

参考文献

[1]邱海波.重症医学高级教程.北京:中华医学电子音像出版社,2016.

[2]姚永明.急危重症病理生理学.北京:科学技术出版社,2013.

（第一版：张军伟　郭　丰）

（第二版：张军伟　郭　丰　尚莉莉）

第三十三章　深静脉血栓的相关问题

静脉血栓栓塞性疾病(venous thromboembolism,VTE)包括深静脉血栓形成(deep venous thrombosis,DVT)与肺栓塞(pulmonary embolism,PE),两者是同一疾病在不同发病阶段和不同组织器官的表现方式。深静脉血栓形成是血液在深静脉内不正常凝结引起的静脉回流障碍性疾病,常发生于下肢。血栓脱落可引起肺动脉栓塞。由于长期卧床、制动、血管损伤和(或)血液高凝状态等因素,ICU患者是发生深静脉血栓形成的高危人群。

一、危险因素

1.深静脉血栓形成的原发性危险因素

- 抗凝血酶缺乏;
- 蛋白 C 缺乏;
- 先天性异常纤维蛋白原血症;
- Ⅴ因子 Leiden 突变(活化蛋白 C 抵抗);
- 高同型半胱氨酸血症;
- 纤溶酶原缺乏;
- 抗心磷脂抗体阳性;
- 异常纤溶酶原血症;
- 纤溶酶原激活物抑制剂过多;
- 蛋白 S 缺乏;
- 凝血酶原 20210A 基因变异;
- Ⅻ因子缺乏;
- Ⅷ、Ⅸ、Ⅺ因子增高。

2.深静脉血栓形成的继发性危险因素

- 髂静脉压迫综合征;
- 血小板异常;
- 损伤/骨折;
- 手术与制动;
- 脑卒中、瘫痪或长期卧床;
- 长期使用雌激素;
- 高龄;
- 恶性肿瘤、化疗;
- 中心静脉留置导管;
- 肥胖;
- 下肢静脉功能不全;
- 心、肺功能衰竭;
- 吸烟;
- 长时间乘坐交通工具;
- 妊娠/产后;
- 口服避孕药;
- 克罗恩病;
- 狼疮抗凝物;
- 肾病综合征;
- 人工血管或血管腔内移植物;
- 静脉血栓栓塞性疾病病史;
- 重症感染;
- 血液高凝状态(红细胞增多症,Waldenstrom 巨球蛋白血症,骨髓增生异常综合征)。

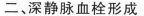

二、深静脉血栓形成

(一)深静脉血栓形成的诊断

患者近期有手术、严重外伤、骨折或肢体制动、长期卧床、肿瘤等病史，出现下肢肿胀、疼痛、小腿后方和(或)大腿内侧有压痛时，提示下肢深静脉血栓形成的可能性大；但若患者无明显血栓发生的诱因，仅表现为下肢肿胀或症状不典型，则易出现漏诊、误诊。

对于下肢深静脉血栓形成的诊断，无论临床表现典型与否，均需进行进一步的实验室检查和影像学检查，明确诊断，以免漏诊和误诊。

根据发病时间，深静脉血栓形成分为急性期、亚急性期和慢性期。急性期是指发病14天以内；亚急性期是指发病15～30天；发病30天以后进入慢性期；早期深静脉血栓形成包括急性期和亚急性期。

急性下肢深静脉血栓形成的主要表现为患肢突然肿胀、疼痛等，体检患肢呈凹陷性水肿、软组织张力增高、皮肤温度增高，在小腿后侧和(或)大腿内侧、股三角区及患侧腘窝有压痛。发病1～2周后，患肢可出现浅静脉显露或扩张。严重的下肢深静脉血栓形成，患者可出现股青肿，是下肢深静脉血栓形成中最严重的情况。深静脉血栓形成诊断流程见图33-1。

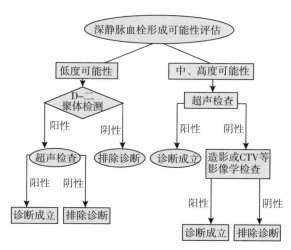

图33-1　深静脉血栓形成诊断流程

对于髂静脉腔内病变显示、血管内膜观察、血管壁厚度测量及腔外压迫检测，血管内超声(intravascular ultrasound,IVUS)均比彩色超声更具优势。

（二）深静脉血栓形成的早期治疗（见图 33-2）

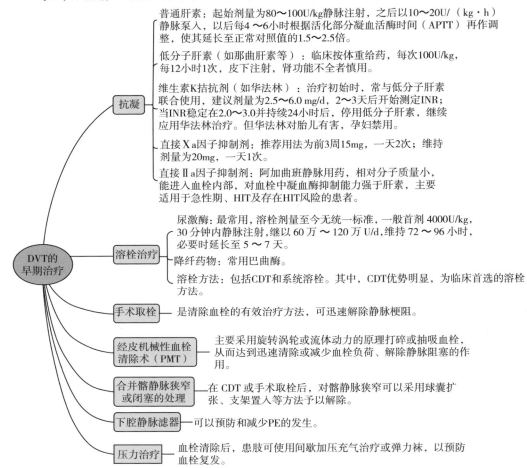

注：PMT，percutaneous mechanical thrombectomy，经皮机械性血栓清除术；CDT，catheter-directed thrombolysis，导管接触性溶栓。

图 33-2　深静脉血栓形成的早期治疗

急性期深静脉血栓形成介入术后，推荐应用沙班类新型口服抗凝剂，如：利伐沙班 15mg（每日 2 次），3 周后 20mg（每日 1 次），持续至 3 个月；此后可桥接口服肠溶阿司匹林 100mg（每日 1 次），至 6 个月。也可以应用低分子量肝素皮下注射，每12 小时 1 次，应用 5～7 天；第 4 天开始，口服华法林，至 6 个月。

（三）深静脉血栓形成的慢性期治疗

1.抗凝治疗。

2.其他治疗：静脉活性药，包括七叶皂苷类、黄酮类等；类肝素抗栓药物，如舒洛地特。

3. 物理治疗：间歇气压治疗、弹力袜治疗。

深静脉血栓形成的主要不良后果有肺栓塞和血栓形成后综合征（postthrombotic syndrome，PTS），可以显著影响患者的生活质量，甚至导致患者死亡。

三、肺栓塞

主要治疗目标是预防肺栓塞的再发。对于血流动力学稳定的患者，进一步治疗还包括清除血栓。预防肺栓塞再发的手段有抗凝血、放置下腔静脉滤器、应用预防深静脉血栓形成的机械方法等。进一步的治疗包括溶栓、介入或手术清除血栓。肺栓塞的诊断和治疗流程分别见图 33-3 和图 33-4。

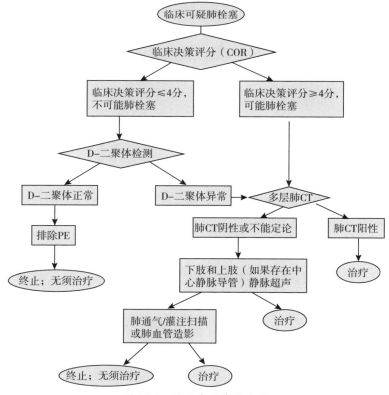

图 33-3　肺栓塞的诊断流程

深静脉血栓的相关问题

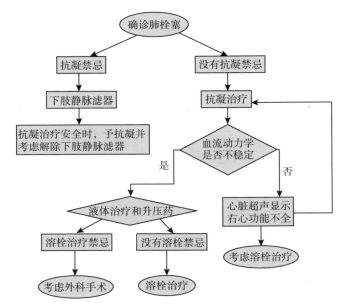

图 33-4　肺栓塞的治疗流程

参考文献

[1] 中国研究型医院学会心肺复苏专业委员会.《中国心肺复苏专家共识》之静脉血栓栓塞性 CA 指南.中华危重病急救医学,2018,30(12):1107-1116.

[2] 中国医师协会介入医师分会,中华医学会放射学分会介入专业委员会,中国静脉介入联盟. 下肢深静脉血栓形成介入治疗规范的专家共识.介入放射学杂志,2019,28(1):1-10.

[3] 中华医学会外科学分会血管外科学组.深静脉血栓形成的诊断和治疗指南.中国血管外科杂志,2017,9(4):250-257.

(第一版:张军伟　郭　丰)

(第二版:张军伟　郭　丰　尚莉莉)

第三十四章　脓毒症和脓毒性休克诊断处理流程

脓毒症是感染引起宿主反应失调导致的危及生命的器官功能障碍。脓毒性休克定义为脓毒症合并严重的循环、细胞和代谢紊乱，其死亡风险较单纯脓毒症更高。对于感染或疑似感染的患者，当脓毒症相关序贯器官衰竭评分（SOFA 评分）较基线上升≥2 分时，可诊断为脓毒症。SOFA 评分操作复杂，临床也可采用床旁快速 SOFA（qSOFA）识别重症患者（见表 34-1）。脓毒性休克在脓毒症的基础上，出现持续性低血压，在充分容量复苏后仍需血管活性药来维持平均动脉压（MAP）≥65mmHg（1mmHg＝0.133kPa）以及血乳酸浓度＞2mmol/L。脓毒症及脓毒性休克的临床诊断流程见图34-1。

表 34-1　床旁快速 SOFA（qSOFA）标准

项目	标准
呼吸频率	≥22 次/分钟
意识状态	改变
收缩压	≤100mmHg

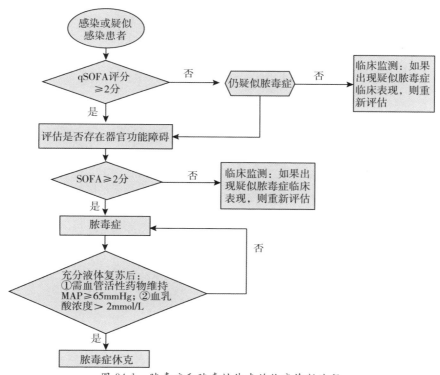

图 34-1　脓毒症和脓毒性休克的临床诊断流程

　　尽管国内外已经发布了多篇指南以指导脓毒症和脓毒性休克的规范化治疗，但脓毒症和脓毒性休克的管理仍然是临床医生面临的重大挑战，还需要进行更多研究以改善脓毒症和脓毒性休克患者预后。笔者参照指南制定了脓毒症及脓毒性休克治疗流程(见图34-2)。

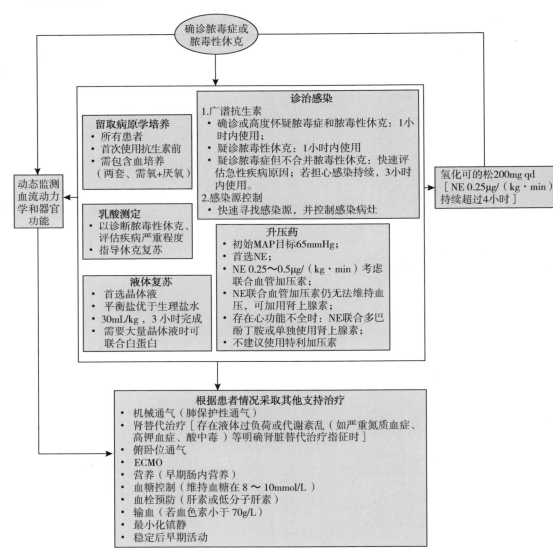

图 34-2　脓毒症及脓毒性休克治疗流程

参考文献

［1］Rudd KE，Johnson SC，Agesa KM，et al. Global，regional，and national sepsis incidence and mortality，1990—2017：analysis for the Global Burden of Disease Study. Lancet，2020，395(10219)：200-211.

［2］Global Report on Epidemiology and Burden of Sepsis. Geneva：World Health Organization，2020.

［3］Evans L，Rhodes A，Alhazzani W，et al. Surviving sepsis campaign：international guidelines for management of sepsis and septic shock 2021. Intensive Care Med，2021，47(11):1181-1247.

［4］Thompson K，Venkatesh B，Finfer S. Sepsis and septic shock：current approaches to management：Sepsis and septic shock. Internal Medicine Journal，2019，49(2):160-170.

（第二版：隆　毅　蒋正英）

第三十五章　重症相关评分

一、疾病严重程度评估

APACHE-Ⅱ评分系统

急性生理和慢性健康状况评分（acute physiology and chronic health evaluation，APACHE）Ⅱ为三个部分评分的总和，分别为急性生理评分（acute physiology score，APS）、年龄评分和慢性健康状况评分，总评分范围为0～71分，分值越高，提示疾病越重。APACHE Ⅱ评分系统可用于评估重症患者的疾病严重程度，在ICU中应用较为广泛。

A. 急性生理评分（APS）

APS包括14项参数的评分（均为进入ICU之后第一个24小时最差者），每项分值为0～4分，具体评分方法见表35-1。

表35-1　急性生理评分

变量	4分	3分	2分	1分	0分	1分	2分	3分	4分	得分
体温（℃）	≥41	39.0～40.9		38.5～38.9	36.0～38.4	34.0～35.9	32.0～33.9	30.0～31.9	≤29.9	
平均动脉压（mmHg）	≥160	130～159	110～129		70～109		50～69		≤49	
心率（次/分钟）	≥180	140～179	110～139		70～109		55～69	40～54	≤39	
呼吸频率（次/分钟）	≥50	35～49		25～34	12～24	10～11	6～9		≤5	
PaO_2（mmHg）（$FiO_2 < 50\%$）					>70	61～70		55～60	<55	
$AaDO_2$（mmHg）（$FiO_2 \geq 50\%$）	≥500	350～499	200～349		<200					
动脉血 pH	≥7.7	7.60～7.69		7.50～7.59	7.33～7.49		7.25～7.32	7.15～7.24	<7.15	
血浆 HCO_3^-	≥52	41.0～51.9		32～40.9	22～31.9		18～21.9	15～17.9	<15	

续表

变量	4分	3分	2分	1分	0分	1分	2分	3分	4分	得分
血浆钠 （mmol/L）	≥180	160～179	155～159	150～154	130～149		120～129	111～119	≤110	
血浆钾 （mmol/L）	≥7.0	6.0～6.9		5.5～5.9	3.5～5.4	3.0～3.4	2.5～2.9		<2.5	
肌酐（μmol/L） （急性肾衰竭加倍）	≥309.4	176.8～300.6	132.6～167.9		53～123.7		<53			
HCT（%）	≥60.0		50.0～59.9	46.0～49.9	30.0～45.9		20.0～29.9		<20.0	
WBC （×10^9/L）	≥40		20.0～39.9	15.0～19.9	3.0～14.9		1.0～2.9		<1.0	
GCS（见表35-2）	睁眼（E）:语言（V）:运动（M）;GCS=（ ）　　　　15－GCS=									
总急性生理评分（APS）=14项评分之和										

格拉斯哥评分（GCS）

　　格拉斯哥评分（Glasgow coma scale,GCS）是由英国 Glasgow 于 1974 年首创的昏迷程度评定表,主要包括睁眼动作、语言反应和运动反应三项,简单易行,通过 GCS 能快速判定昏迷程度,有一定临床价值。GCS 见表35-2。

表 35-2　格拉斯哥评分（GCS）

睁眼（E）		语言（V）		运动（M）	
自主睁眼	4	语言正常	5	遵嘱动作	6
语言刺激睁眼	3	语言混乱	4	疼痛定位	5
疼痛刺激睁眼	2	用词不恰当	3	疼痛刺激屈曲	4
不睁眼	1	语言无法理解	2	疼痛异常屈曲	3
		无语言	1	疼痛伸展	2
				疼痛无反应	1

B. 年龄评分（表35-3）

表 35-3　年龄评分

参数		分值				
年龄评分	＿＿＿岁	≤44岁	45～54岁	55～64岁	65～74岁	≥75岁
	分值＿＿	0分	2分	3分	5分	6分

C.慢性健康状况评分

进行慢性健康状况评分的前提条件为：入院前满足慢性器官功能不全或免疫抑制状态的诊断。相关诊断标准见表35-4。

表 35-4　慢性器官功能不全或免疫抑制状态的诊断标准

系统	诊断标准
心血管系统	休息或轻微活动时出现心绞痛或心功能不全的表现，如心悸、气急、水肿、肝大、肺部啰音等；或符合美国纽约心脏协会制定的心功能Ⅳ级标准；不能从事任何体力活动，休息时亦有充血性心衰或心绞痛症状，任何体力活动后加重（亦称Ⅲ度或重度心衰）
呼吸系统	慢性限制性、阻塞性或血管性疾病导致患者活动严重受限，如不能爬楼梯、不能进行日常家务劳动等；或有明确诊断的慢性低氧血症、高碳酸血症、继发性红细胞增多症、严重肺动脉高压（>40mmHg）或呼吸机依赖
肝	肝脏活检证实的肝硬化伴确切诊断的门静脉高压（portal hypertension，PH）；曾因门静脉高压引起上消化道出血；或曾患肝衰竭或肝性昏迷
肾脏	接受长期透析治疗
免疫抑制	患者接受了降低宿主抵抗感染能力的治疗，如免疫抑制、化疗、放疗、长期或最近使用大剂量激素，或者患者患有明显抑制抗感染能力的疾病（如白血病、淋巴瘤、艾滋病等）

注：1.符合慢性器官功能不全或免疫抑制诊断的患者才有慢性健康评分。若不符合上述诊断，则无论入院时情况如何，均无慢性健康状况评分，即慢性健康状况评分为 0 分。

2.慢性健康状况评分标准：择期手术后入 ICU，为 2 分；急诊手术或非手术后入 ICU，为 5 分。

APACHE Ⅱ 评分＝A＋B＋C 的和

A：APS

B：年龄评分

C：慢性健康状况评分

二、全身性感染相关器官功能衰竭评分

全身性感染相关器官功能衰竭评分（sequential organ failure assessment，SOFA）由欧洲重症医学会于 1994 年提出，强调早期动态监测，包括 6 个器官，每项 0～4 分，每日记录最差值（见表 35-5）。目前研究显示，最高评分和评分动态变化对评价病情更有意义。此评分方法后来也被称为序贯器官功能衰竭评分，临床及临床研究较为广泛。

表 35-5　全身性感染相关器官功能衰竭评分(SOFA)

器官或系统	变量	0分	1分	2分	3分	4分
呼吸系统	PaO_2/FiO_2 (mmHg)	>400	≤400	≤300	≤200 (有呼吸机支持)	≤100 (有呼吸机支持)
凝血系统	血小板计数 ($\times10^9$/L)	>150	≤150	≤100	≤50	≤20
肝脏	胆红素 (μmol/L)	<20.5	≤34.1	≤102.5	≤205.1	>205.2
心血管系统	平均动脉压 (mmHg)	≥70	<70			
	多巴胺 μg/(kg·min)			≤5	>5	>15
	多巴酚丁胺 μg/(kg·min)	任何剂量				
	肾上腺素 μg/(kg·min)				≤0.1	>0.1
	去甲肾上腺素 μg/(kg·min)				≤0.1	>0.1
中枢神经系统	GCS	15	13～14	10～12	6～9	<6
肾脏	血肌酐(μmol/L)	<106	≤176	≤308	≤442	>442
	尿量(mL/d)				≤500	≤200

三、多器官功能障碍综合征(MODS)诊断评估系统

多器官功能障碍综合征(multiple organ dysfunction syndrome,MODS)诊断评估系统由 Marshall 于 1995 年提出,并由 Richard 于 2001 年进行改良(见表 35-6)。其特点为参数少,评分简单,对病死率和预后预测准确。多器官功能障碍综合征评分的不足有:只反映 6 个常见器官(或系统)功能,每个器官功能仅有 1 个指标,不能全面反映器官功能状态;没有考虑其他影响预后的因素。

器官功能障碍逻辑性评价系统(LODS)

器官功能障碍逻辑性评价系统(logistic organ dysfunction system,LODS)由 LeGall 于 1996 年创建,其中每个变量都经过 Logistic 回归筛选,权重经过 Logistic 回归方程计算,包括 6 个器官(或系统),每项 0～5 分,最高 22 分,每日记录单个器官中的最差值,其总分数与病情严重程度密切相关(见表 35-7)。

表 35-6　多器官功能障碍综合征(MODS)诊断评估系统

器官或系统	器官评分				
	0分	1分	2分	3分	4分
呼吸系统(PaO$_2$/FiO$_2$,mmHg)	≥301	226～300	151～225	76～150	<76
肾(血清肌酐,μmol/L)	<100	101～200	201～350	351～500	>500
肝(血清胆红素,μmol/L)	≤20	21～60	61～120	121～240	>240
循环(PAR,mmHg)	≤10.0	10.1～15.0	15.1～20.0	20.1～30.0	>30.0
血液(血小板,×10^9/L)	≥150	<150	<100	<50	<20
中枢神经(GCS,分)	15	13～14	10～12	7～9	≤6

注:压力校正心率(pressure-adjusted heart rate,PAR)＝心率×右心房压(或中心静脉压)/平均动脉压;如应用镇静剂或肌松剂,除非存在神经功能障碍的证据,否则应视作正常计分。

表 35-7　器官功能障碍逻辑性评价系统(LODS)

器官	变量	0分	1分	3分	5分
呼吸系统	PaO$_2$/FiO$_2$(mmHg) MV 或 CPAP(机械通气或持续气道正压通气)	无 MV 或 CPAP	≥150	<150	
血液系统	血小板(×10^9/L)	≥50	<50		
	白细胞(×10^9/L)	2.5～49.9	1.0～2.4 或 ≥50.0	<1	
肝	胆红素(μmol/L)	<584.82	≥584.82		
	PT 超过标准值(s) 或百分比	≤3s(≥25%)	>3s(<25%)		
心血管系统	收缩压(mmHg)	90～239	70～89 或 240～269	40～69 或 ≥270	<40
	心率(次/分钟)	30～139	≥140		<30
中枢神经系统肾	GCS(分)	14～15	9～13	6～8	<6
	肌酐(μmol/L)	<106	106～140	≥141	
	血清尿素或尿素氮(mmol/L)	<6	6～6.9	7～19.9	≥20
	尿量(L/d)	0.75～9.99		0.5～0.7≥10	<0.5

四、心搏骤停心肺复苏后患者预后评分及标准(表 35-8)

表 35-8　心搏骤停心肺复苏后患者预后评分及标准

评分	标准
1 分	死亡
2 分	植物状态:苏醒但无意识;不能通过任何途径感知周围环境;眼球不固定或不存在跟随活动;营养机制存在
3 分	重度失能:能完成指令动作,但不能独立生活,日常生活需要帮助
4 分	中度失能:能完成日常生活需要,但因精神或身体残疾而不能参加社会活动或工作
5 分	恢复良好:能够重返工作岗位或学校

五、疼痛评估(表 35-9 和表 35-10)

表 35-9　术后疼痛评分法

评分	描述
0 分	咳嗽时无疼痛
1 分	咳嗽时有疼痛
2 分	安静时无疼痛,深呼吸时有疼痛
3 分	安静状态下有较轻疼痛,可以忍受
4 分	安静状态下有剧烈疼痛,难以忍受

表 35-10　重症监护室疼痛观察工具法(critical care pain observation tool,CPOT)

指标	描述	分值
面部表情	放松的(无特殊面部表情)	0
	眼眶紧或提肌收缩,绷紧的(皱眉、眉毛低垂)	1
	所有以上面部表情伴眼睑紧闭,面部扭曲	2
肢体活动	没有活动	0
	防卫状态(蜷缩、缓慢谨慎地运动、触摸或摩擦痛点)	1
	试图坐起、爬出床、辗转反侧、烦躁不安、牵拉管子	2

续表

指标		描述	分值
肌肉紧张程度		松弛的(弯曲四肢时无抵抗)	0
		紧张僵硬(弯曲四肢时有抵抗)	1
		非常紧张、僵硬(在弯曲四肢时剧烈抵抗)	2
通气依从性或者发声(拔管患者)	辅助通气者	与呼吸机没有抵抗,没有警报	0
		断断续续地警报,有咳嗽	1
		抵抗呼吸机不同步,频繁警报	2
	发声(拔管患者)	安静、正常音调	0
		叹气、呻吟	1
		哭泣、喊叫	2
活动时疼痛情况		提供护理时没有疼痛症状	0
		拒绝活动、反抗普通活动	1
		在进行基础护理或者提供治疗时有疼痛表现	2

六、镇静状态评估

Ramsay 评分见表 35-11；Riker 镇静躁动评分(SAS)见表 35-12；Richmond 躁动镇静评分(RASS)见表 35-13；肌肉活动评分(MAAS)见表 35-14。

表 35-11　Ramsay 评分

评分	状态
1 分	患者焦虑、躁动不安
2 分	患者配合,有定向力,安静
3 分	患者对指令有反应
4 分	嗜睡,对轻叩眉间或大声听觉刺激反应敏捷
5 分	嗜睡,对轻叩眉间或大声听觉刺激反应迟钝
6 分	嗜睡,无任何反应

表 35-12　Riker 镇静躁动评分(SAS)

评分	定义	描述
7 分	危险躁动	拉拽气管内插管,试图拔除各种导管,翻越床栏,攻击医护人员,在床上辗转挣扎

续表

评分	定义	描述
6 分	非常躁动	需要保护性束缚并反复进行语言提示劝阻,避免或阻止患者咬气管插管
5 分	躁动	焦虑或身体躁动,经言语提示劝阻可安静
4 分	安静合作	安静,容易唤醒,服从指令
3 分	镇静	嗜睡,语言刺激或轻轻摇动可唤醒并能服从简单指令,但迅即又入睡
2 分	非常镇静	对躯体刺激有反应,不能交流及服从指令,有自主运动
1 分	不能唤醒	对恶性刺激或仅有轻微反应,不能交流及服从指令

注:恶性刺激指吸痰或用力按压眼眶、胸骨或甲床 5 秒。

表 35-13　Richmond 躁动镇静评分(RASS)

得分	定义	描述
+1	有攻击性	有暴力行为,对工作人员构成危险
+2	非常躁动	有试图拔除插管或导管的行为
+3	躁动	有频繁的无目的的动作,与呼吸机对抗
+4	不安、焦虑	焦虑紧张,但动作不激烈
0	清醒安静	自觉配合医护人员
−1	浅睡	没有完全清醒,但声音刺激能够使其保持觉醒(睁眼,对视≥10 秒)
−2	轻度镇静	声音刺激能够使其保持短时觉醒并有短暂对视(≤10 秒)
−3	中度镇静	声音刺激后有反应或睁眼(无眼睛对视)
−4	深度镇静	对身体刺激有反应或睁眼
−5	不能唤醒	对声音和身体刺激均无反应

表 35-14　肌肉活动评分(MAAS)

分值	定义	描述
6 分	危险躁动	无外界刺激就有活动,不配合,拉扯气管插管及各种导管,在床上翻来覆去,攻击医务人员,试图翻越床栏,不能按要求安静下来
5 分	躁动	无外界刺激就有活动,试图坐起或将肢体伸出床沿,不能始终服从指令(如能按要求躺下,但很快又坐起来或将肢体伸出床沿)
4 分	烦躁但能配合	无外界刺激就有活动,摆弄床单或插管,不能盖好被子,能服从指令
3 分	安静、配合	无外界刺激就有活动,有目的地整理床单或衣服,能服从指令
2 分	触摸,叫名字有反应	可睁眼、抬眉、向刺激方向转头,触摸或大声叫名字时有肢体运动

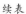

续表

分值	定义	描述
1分	仅对恶性刺激有反应	可睁眼、抬眉、向刺激方向转头,当有恶性刺激时有肢体运动
0分	无反应	当有恶性刺激时无运动

七、谵妄的评估(表 35-15)

表 35-15 谵妄诊断的意识状态评估法(CAM-ICU)

临床特征	评价指标
特征 1:精神状态突然改变或起伏不定	患者出现精神状态的突然改变
	过去 24 小时内有反常行为,时有时无,或时而加重、时而减轻
	过去 24 小时镇静评分(SAS 或 MKAAS)或昏迷评分(GCS)有波动
特征 2:注意力散漫	患者注意力集中困难
	患者保持或转移注意力的能力下降
	患者注意力筛查>2 个错误。具体方法为:对 10 个画面的回忆准确度或对一串随机字母读音中出现"A"时点头或捏手示意
特征 3:思维无序	患者存在思维无序或不连贯。常表现为对话散漫离题、思维逻辑不清或主题变化无常。可嘱患者回答以下问题或执行指令,>1 个错误即可判断。 问题: ①石头会浮在水面上吗? ②海里有鱼吗? ③一磅比两磅重吗? ④你能用锤子砸烂一颗钉子吗? 执行指令: ①举这几个手指(检查者在患者面前举 2 个手指做示范) ②现在换只手做同样的动作(检查者不用再重复)
特征 4:意识程度变化(指清醒以外的任何意识状态,如警醒、嗜睡、木僵或昏迷)	清醒:正常、自主地感知周围环境,反应适度
	警醒:过于兴奋
	嗜睡:瞌睡但易于唤醒,对某些事物没有意识,不能自主、适当地进行交谈,给予轻微刺激就能完全觉醒并应答适当
	昏睡:难以唤醒,对外界部分或完全无感知,对交谈无自主、适当的应答。当给予强烈刺激时,有不完全清醒和不恰当的应答,强刺激一旦停止,又重新进入无反应状态
	昏迷:不可唤醒,对外界完全无意识,给予强烈刺激也无法进行交流

注:若患者有特征 1 和 2,或特征 3,或特征 4,就可诊断为谵妄。SAS, sedation analgesic score, 镇静镇痛评分;MAAS, motor activity assessment scale, 肌肉活动评分;GCS, Glasgow coma scale, 格拉斯哥昏迷评分。

八、Murray 急性肺损伤评分(表 35-16)

表 35-16 Murray 急性肺损伤评分

项目	内容	评分
1.胸部 X 线	无肺泡浸润	0
	肺泡浸润限于第 1 象限	1
	肺泡浸润限于第 2 象限	2
	肺泡浸润限于第 3 象限	3
	肺泡浸润限于第 4 象限	4
2.低氧血症(PaO_2/FiO_2)	$PaO_2/FiO_2 \geqslant 300mmHg$	0
	PaO_2/FiO_2 在 $225\sim299mmHg$	1
	PaO_2/FiO_2 在 $175\sim224mmHg$	2
	PaO_2/FiO_2 在 $100\sim174mmHg$	3
	$PaO_2/FiO_2 < 100mmHg$	4
3.PEEP(机械通气时)	$PEEP \leqslant 5cmH_2O$	0
	PEEP 在 $6\sim8cmH_2O$	1
	PEEP 在 $9\sim11cmH_2O$	2
	PEEP 在 $12\sim14cmH_2O$	3
	$PEEP \geqslant 15cmH_2O$	4
4.顺应性	$\geqslant 80mL/cmH_2O$	0
	$60\sim79mL/cmH_2O$	1
	$40\sim59mL/cmH_2O$	2
	$20\sim39mL/cmH_2O$	3
	$\leqslant 19mL/cmH_2O$	4
最终评分为总分除以参与评分项目数		
项目	内容	评分
肺损伤程度	无肺损伤	0
	轻度至中度肺损伤	$0.1\sim2.5$
	重度肺损伤（ARDS）	> 2.5

九、临床肺部感染评分(clinical pulmonary infection score,CPIS)(表 35-17)

表 35-17　临床肺部感染评分(CPIS)

项目	内容	分值
1.体温 (12 小时平均值,℃)	36.5～38.4℃	0
	38.5～38.9℃	1
	≤36℃ 或≥39℃	2
2.白细胞计数 (×10⁹/L)	$(4～11)×10^9/L$	0
	11～17	1
	<4 或>17	2
3.气道分泌物 (24 小时吸出物性状数量)	无痰或少许	0
	中—大量,非脓性	1
	中—大量,脓性	2
4.氧合指数(PaO_2/FiO_2)	>240mmHg 或存在 ARDS	0
	≤240mmHg 且无 ARDS 证据	2
5.胸片	无浸润影	0
	呈弥漫性(或斑片状)浸润	1
	呈局限性浸润	2
6.气道吸取标本的半定量培养	无致病菌生长	0
	有致病菌生长	1
	两次培养得到同一种细菌或革兰染色与培养一致	2

十、肾功能评估

急性肾功能损伤的 RIFLE 分层诊断标准见表 35-18;急性肾功能损伤的 AKIN (acute kidney injury network)分层诊断标准见表 35-19;慢性肾功能损害分期:CKD 分期见表 35-20。

表 35-18　急性肾功能损伤的 RIFLE 分层诊断标准

分级	肾小球滤过率标准	尿量标准
急性肾损伤危险（risk）	血清肌酐水平升高≥基础值的 1.5 倍或肾小球滤过率（GFR）>25%	尿量<0.5mL/(kg·h)，持续 6 小时
急性肾损伤（acute kidney injury）	血清肌酐水平升高≥基础值的 2 倍或肾小球滤过率（GFR）>50%	尿量<0.5mL/(kg·h)，持续 12 小时
急性肾衰竭（acute renal failure）	血清肌酐水平升高≥基础值的 3 倍，或血清肌酐水平≥335μmol/L；伴血清肌酐水平急性上升>44.2μmol/L，或肾小球滤过率（GFR）>75%	尿量<0.3mL/(kg·h)，持续 24 小时或 12 小时无尿
肾功能完全丧失（loss）	急性肾衰竭持续时间超过 4 周	
终末期肾病（end-stage renal disease，ESRD）	肾功能完全丧失时间超过 3 个月	

表 35-19　急性肾损伤的 AKIN 分层诊断标准

分级	血肌酐	尿量标准
1 期	升高≥26.5μmol/L(0.3mg/mL)或升高 1.5～2 倍	<0.5mL/(kg·h)时间>6 小时
2 期	升高 2～3 倍	<0.5mL/(kg·h)时间>12 小时
3 期	升高>3 倍，或升高>353.6μmol/L(4mg/dL)伴急性升高≥44.2μmol/L(0.5mg/dL)，或需要肾替代治疗	<0.3mL/(kg·h)时间>24 小时或无尿>12 小时

表 35-20　慢性肾功能损害分期：CKD 分期

分级	肾小球滤过率下降程度 [mL/(min·1.73m²)]	肾功能损害程度
1 期	≥90	正常或 GFR 轻微下降
2 期	60～89	肾功能下降期
3 期	30～59	氮质血症期
4 期	15～29	肾衰竭期
5 期	<15	尿毒症期

十一、急性胰腺炎评分

Ranson 评分见表 35-21。

表 35-21　Ranson 评分

时间	项目	非结石性胰腺炎	胆结石性胰腺炎	分值
入院时	年龄（岁）	＞55	＞70	1
	胆红素（mg/dL）	＞220	＞220	1
	白细胞计数（×10⁹/L）	＞16	＞18	1
	乳酸脱氢酶（U/L）	＞350	＞400	1
	谷草转氨酶（U/L）	＞250	＞250	1
入院 48 小时内	血细胞比容下降（%）	＞10		1
	尿素氮升高（mmol/L）	＞1.79	＞0.71	1
	血清钙（mmol/L）	＜2.0	＜2.0	1
	PaO₂（mmHg）	＜60		1
	碱剩余（mmol/L）	＞4	＞5	1
	液体潴留（L）入量—出量	＞6	＞4	1

注：每一项为 1 分。总分≥3 分即可诊断为重症急性胰腺炎(SAP)。

十二、胃肠道功能衰竭评分

胃肠道功能衰竭评分见表 35-22；基于 SOFA 评分的洛桑肠衰竭评估(LIFE)见表 35-23。

表 35-22　胃肠道功能衰竭评分

评分	临床症状
0 分	肠道功能正常
1 分	所需能量通过肠内给予的小于 50% 或腹部术后禁食 3 天
2 分	不能耐受食物(因胃潴留多、呕吐、肠胀气或严重腹泻不能行肠内营养)或腹高压
3 分	不能耐受食物和腹高压同时存在
4 分	腹腔间隔室综合征

表 35-23　基于 SOFA 评分的洛桑肠衰竭评估(LIFE)

项目	0 分	1 分	2 分	3 分	4 分
腹内压（mmHg）	＜12	12～15	15～20	20～25	＞25
pH＜7.25 时的乳酸值（mmol/L）	＜2	2.0～3.0	3.0～4.0	4.0～5.0	＞5.0
每 6 小时胃潴留（mL）	＜100	200～300	＞300	＞400 或反复呕吐	—

续表

项目	0分	1分	2分	3分	4分
肠内营养喂养进度	正常	—	3天时,肠内营养<60%总需	—	4天时,肠内营养<60%总需
便秘	1次/1～3天	4天无大便	5天无大便	腹腔胀气	Ogilvie综合征(麻痹性肠梗阻)
腹泻(每天的次数)	—	—	4～6次	6～10次	>10次
肠鸣音	正常	无	—	鼓音	

十三、营养状态评分(表35-24)

表35-24　NUTRIC评分表

变量	区间	得分(分)
年龄(岁)	<50	0
	50～74	1
	≥75	2
APACHE Ⅱ 评分(分)	<15	0
	15～19	1
	20～27	2
	≥28	3
SOFA 评分(分)	<6	0
	6～9	1
	≥10	2
合并症(个数)	0～1	0
	≥2	1
从住院到入住 ICU 的时间(天)	0～1	0
	≥1	1
IL-6 水平(ng/L)	<400	0
	≥400	1
总分		

　　注:NUTRIC评分为危重症营养风险评分;APACHE Ⅱ 评分为急性生理及慢性健康状况评分;SOFA评分为序贯器官功能障碍评分;IL-6为白细胞介素-6;NUTRIC评分≥6分(不包含IL-6则应≥5分)视为具有高营养风险。

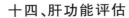
重症相关评分

十四、肝功能评估

Chid-Pugh 肝脏疾病严重程度分级见表 35-25;肝性脑病分级见表 35-26。

表 35-25 Chid-Pugh 肝脏疾病严重程度分级

指标	异常程度计分		
	1 分	2 分	3 分
肝性脑病	无	1~2	3~4
腹水	无	轻	中度及以上
血清胆红素(μmol/L)	<34.2	34.2~51.3	>51.3
人血清白蛋白(g/L)	≥35	28~34	<28
凝血酶原时间(秒)	≤14	15~17	≥18

注:A 级为 5~6 分;B 级为 7~9 分;C 级为 10~15 分。

表 35-26 肝性脑病分级

分级	主要症状
Ⅰ	精神活动迟钝,性格、行为改变,意识恍惚
Ⅱ	定向力障碍,行为失常(精神错乱、欣快)或嗜睡,可能有扑翼样震颤
Ⅲ	明显意识不清,语无伦次,嗜睡,但是外界声音能唤醒患者
Ⅳ	昏迷,对疼痛刺激无反应,去皮质状态或大脑僵直

十五、深静脉血栓(DVT)相关评分表(表 35-27 至表 35-33)

表 35-27 深静脉血栓(DVT)Autar 评分表

评估项目		分值	评估项目			分值	评估项目	分值
年龄	10~30 岁	0 分	体重指数(BMI)(kg/m²)	低体重	<18.5	0 分	运动能力	自由活动	0 分
	31~40 岁	1 分		平均体重	18.5~22.9	1 分		运动受限(需辅助工具)	1 分
	41~50 岁	2 分		超重	23~24.9	2 分		运动严重受限(需他人协助)	2 分
	51~60 岁	3 分		肥胖	25~29.9	3 分		使用轮椅	3 分
	61~70 岁	4 分		过度肥胖	≥30	4 分		绝对卧床	4 分
	>70 岁	5 分							

评估项目		分值	评估项目			分值	评估项目		分值
创伤风险（术前评估项目）	头部受伤	1分	特殊风险	口服避孕药	20～35岁	1分	评估时机 高风险人群入院24小时内，术后患者即刻完成；≥15分者根据活动内容的改变及时评估（每天>3次）<14分者每周评估一次		
	胸部受伤	1分			>35岁	2分			
	脊柱受伤	2分		激素治疗		2分			
	骨盆受伤	3分		怀孕/产褥期		3分			
	下肢受伤	4分		血栓形成		4分			
高危疾病	溃疡性结肠炎	1分	外科手术（只选择一个合适的手术）	小手术≤30分钟		1分	评估指引		
	红细胞增多症	2分		择期大手术		2分	分值范围	危险等级	
	静脉曲张	3分		急诊大手术		3分	≤10	低风险	
	慢性心脏病	3分		胸部手术		3分			
	急性心肌梗死	4分		腹部手术		3分	10～14	中风险	
	恶性肿瘤	5分		泌尿系手术		3分	≥15	高风险	
	脑血管疾病	6分		神经系统手术		3分	总分		
	静脉栓塞病史	7分		妇科手术		3分	评估人		
				骨科（腰部以下）手术		4分	评估日期		

表 35-28　Wells 肺栓塞评分法

项目	分数
深静脉血栓的临床症状和体征：下肢肿胀和深静脉触痛	3
肺栓塞的可能性大于其他疾病	3
心率>100次/分钟	15
最近4周内有手术史或制动史	15
既往有深静脉血栓史或肺栓塞史	15
咯血	1
恶性肿瘤史：正在治疗，或近6个月内治疗过，或姑息治疗	1

注：Wells 肺栓塞评分法<2分，为低度临床可能；2～6分，中度临床可能；>6分，高度临床可能。Wells 肺栓塞评分法≤4分，为不大可能；>4分，很可能。

表 35-29　Geneva 预后评分

项目	分数
肿瘤	2
收缩压<100mmHg	2
深静脉血栓病史	1
心力衰竭	1
动脉血 PaO_2<8kPa	1
超声检查示存在深静脉血栓	1

注:≤2 分,低风险;>2 分,高风险。1mmHg=0.133kPa。

表 35-30　Geneva 评分

项目	内容	分数
年龄	60~79 岁	1
	≥80 岁	2
脉搏	>100 次/分钟	1
既往史	最近手术史	3
	既往有深静脉血栓或肺栓塞史	2
未吸氧时	$PaCO_2$<4.8kPa(36mmHg)	2
	$PaCO_2$4.8~5.19kPa(36~38.9mmHg)	1
	PaO_2<6.5kPa(48.7mmHg)	4
	$PaCO_2$6.5~7.99kPa(487~59.9mmHg)	3
	$PaCO_2$8~9.49kPa(60~71.2mmHg)	2
	$PaCO_2$9.5~10.99kPa(71.3~82.4mmHg)	1
胸片	示片状肺不张	1
	示一侧膈肌抬高	1

注:近期手术史指最近 1 个月内的整形外科手术,或髋部、膝部、广泛骨盆、腹部手术史等。≤4 分,低危;5~8 分,中危;≥9 分,高危。1mmHg=0.133kPa。

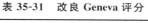

表 35-31　改良 Geneva 评分

项目	分数
年龄＞65 岁	1
既往有深静脉血栓史或肺栓塞史	3
1 个月内手术史(全麻下)	2
活动性恶性肿瘤:实体或血液恶性肿瘤活动性或接受治疗在 1 年内	2
单侧下肢疼痛	3
咯血	2
心率 75～94 次/分钟	3
心率＞95 次/分钟	5
单侧下肢深静脉触痛伴下肢水肿	4

注:评分≤3 分,低危;4～10 分,中危;≥11 分,高危。

表 35-32　肺栓塞严重程度指数(分)

分数	项目
年龄	年龄数值
男性	10
女性	0
心率＞110 次/分钟	20
肿瘤或正在接受化疗	0
心力衰竭	10
慢性肺疾病	10
收缩压＜100mmHg	30
呼吸频率＞30 次/分钟	30
体温＜36℃	20
神志改变	0
动脉血气分析氧饱和度＜90%	20

注:＜65 分为 1 级,66～85 分为 2 级,86～105 分为 3 级,106～125 分为 4 级,126 分以上为 5 级。
1mmHg＝0.133kPa。

重症相关评分

表 35-33　简化的肺栓塞严重程度指数

项目	分数
年龄＞80 岁	1
恶性肿瘤史	1
心力衰竭及慢性肺病史	1
收缩压＜110mmHg	1
脉率＞11 次/分钟	1
氧饱和度＜90％	1

注:0 分为低危,任意一项阳性为高危;1mmHg＝0.133kPa。

参考文献

[1] 中华医学会重症医学分会专家组.中国重症加强治疗病房(ICU)建设与管理指南(2016). 中国危重症急救杂志,2016,18:387-388.

[2] 邱海海,刘大为,郭凤梅,等.ICU 主治医生手册.南京:江苏科学技术出版社,2013.

[3] James GR. Cardiac management in the ICU. Chest,1999,115:138S-144S.

[4] Hiuman KM,Bristow PJ,Chey T,et al. Duration of life-threatening antecedents prior to intensive care admission. Intensive Care Med,2002,28:1629-1634.

[5] Wells PS,Anderson DR,Rodger M,et al. Derivation of a simple clinical model to categorize patients probability of pulmonary embolism increasing the models utility with the Simplired D-dimer. Thromb Haemost,2000,83(3):416-420.

[6] Wicki J,Perrier A,Perneger TV,et al. Predicting adverse out come in patients with acute pulmonary embolism:a risk score. Thromb Haemost,2000,84(4):548-552.

[7] Wicki J,Perneger TV,Junod AF,et al. Assessing clinical probability of pulmonary embolism in the emergency ward:a simple score. Arch Intern Med,2001,161(1):92-97.

[8] Le G,Righini M,Roy PM,et al. Prediction of pulmonary embolism in the emergency department:the revised Geneva score. Ann Intern Med,2006,144(3):165-171.

[9] Aujesky D,Obrosky DS,Stone RA,et al. Derivation and validation of aprognostic model for pulmonary embolism. Am J Resp Crit Care,2005,172(8):1041-1046.

[10] Jiménez D,Aujesky D,MooresL,et al. Simplification of the pulmonary embolism severity index for prognostication in patients with acute symptomatic pulmonary embolism. Arch Intern Med,2010,170(15):1383-1389.

(第一版:张军伟　郭　丰)

(第二版:张军伟　郭　丰　尚莉莉)

第四篇

技能和操作篇

第三十六章　气管插管术

　　气管插管术是 ICU 最常见和最重要的操作技能之一,所有 ICU 医师都必须掌握。由于 ICU 患者往往生理储备功能有限且并存多种疾病,操作前难以实施彻底的气道评估,所以在 ICU 中行紧急气管插管的并发症发生率要远远高于择期手术的气管插管。对气管插管过程实施流程化,可以规范操作,减少失误,降低并发症的发生率。

　　气管插管流程和困难气管插管流程分别见图 36-1 和图 36-2。气管插管的适应证及禁忌证、困难气管插管的评估分别见表 36-1 和表 36-2。

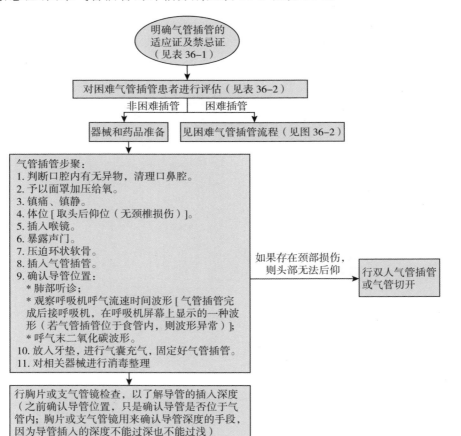

图 36-1　气管插管流程

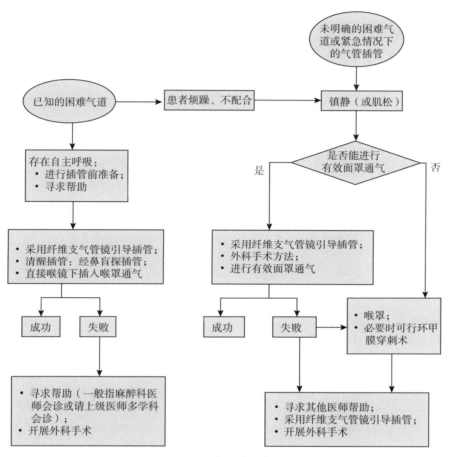

图 36-2　困难气管插管流程

表 36-1　气管插管的适应证及禁忌证

气管插管的适应证	气管插管的禁忌证(相对禁忌)
1.气道保护能力受损;	1.张口困难或口腔空间小;
2.气道梗阻;	2.无法经口气管插管;
3.需要机械通气治疗;	3.头颈部无法后仰(如怀疑存在颈椎骨折)
4.呼吸心跳停止;	
5.严重循环功能障碍	

表 36-2　困难气管插管的评估

评估项目	非困难气管插管	困难气管插管
颈部活动度（排除可能存在颈椎损伤的患者）	＞90°	＜80°
张口度（见图 36-3）	≥3cm	＜3cm
舌咽部组织的可见度（Mallampati 分级，见图 36-4）	Ⅰ级：可见软腭、腭垂、咽后壁；Ⅱ级：可见软腭、咽峡弓、腭垂	Ⅲ级：可见软腭、腭垂根部；Ⅳ级：可见软腭
Cormack 及 Lehane 分级	Ⅰ级：声门可见完全显露；Ⅱ级：仅能见到声门后联合	Ⅲ级：仅能见到会厌的顶缘；Ⅳ级：看不到喉头的任何结构
甲颏间距（见图 36-5）	≥6.5cm	＜6.0cm（三横指）

注：困难气道是指气道解剖异常或病理改变而导致经过常规训练的麻醉医师在常规喉镜下插管时间大于 10 分钟或尝试 3 次以上仍未能成功插管。

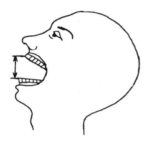

图 36-3　张口度

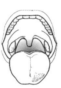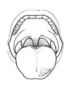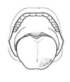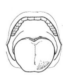

Ⅰ级　　　　Ⅱ级　　　　Ⅲ级　　　　Ⅳ级

图 36-4　舌咽部组织的可见度

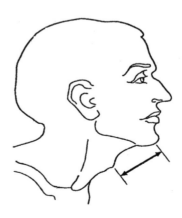

图 36-5　甲颏间距

气管插管所需要的器械和药品

1.气管插管:对于儿童,气管插管导管直径为年龄÷4+4;对于成年女性,气管插管导管直径为 6.5～7.0mm;对于成年男性,气管插管导管直径为 7.0～7.5mm(若要做经气管插管的支气管镜检查,则气管插管尽量选择直径在 7.0mm 以上的导管)。

2.气管插管导丝及插管钳。

3.喉镜,包括弯喉镜、直喉镜及喉镜片。

4.无菌液状石蜡,10mL 注射器,牙垫。

5.气管插管固定装置、胶布。

6.氧气、加压给氧面罩和简易呼吸囊。

7.手套、面罩、口罩。

8.心电、血压及经皮血氧饱和度监测装置。

9.吸引器或负压吸引装置。

10.镇痛镇静药、肌松药和急救药品。

11.心肺复苏抢救设备。

注意事项

1.各种疾病有其气管插管指征,但临床医生不应拘泥于各种气管插管标准,应根据患者具体情况动态观察其病情变化,灵活把握气管插管机械通气时机,既要避免气管插管过迟而延误治疗,又要防止无指征气管插管,避免增加患者的痛苦。

2.在气管插管过程中,注意监测患者的生命体征,防止意外发生。

3.在气管插管过程中,动作一定要轻柔,减少患者气道损伤。

4.在气管插管过程中,注意无菌操作,防止发生院内感染。

参考文献

[1] 刘大为. 实用重症医学. 北京:人民卫生出版社,2010.

[2] 邱海波,杨毅. 重症医学:规范·流程·实践. 北京:人民卫生出版社,2011.

[3] 秦志强,谢灿茂.常见呼吸系统疾病气管插管机械通气指征.新医学,2011,42(7):421-425.

[4] 王建设,梁蒙,于继强.困难气管插管及其预测.中国医学工程,2011,19(1):163-164.

[5] 韩传,宝周钦.纤维支气管镜在困难气管插管中的应用.临床麻醉学杂志,2014,30(1):90-92.

(第一版:张军伟　郭　丰)

(第二版:张军伟　郭　丰)

第三十七章　环甲膜穿刺术

环甲膜穿刺术是用于解除急性喉梗阻的急救技术,尤其当声门区梗阻、严重呼吸困难、来不及行普通气管切开时,或需行气管切开但缺乏必要器械时,可先行环甲膜穿刺,以暂时建立人工气道、给氧,也可用于注射表面麻醉药(如气管支架置入术的环甲膜下麻醉,实现气管上部、咽、喉下部局麻作用)及其他治疗用药(紧急经气道给药:如 CPR 时,若静脉通路、骨髓通路均无法建立,则可经气道给予肾上腺素)等。环甲膜穿刺流程见图 37-1。

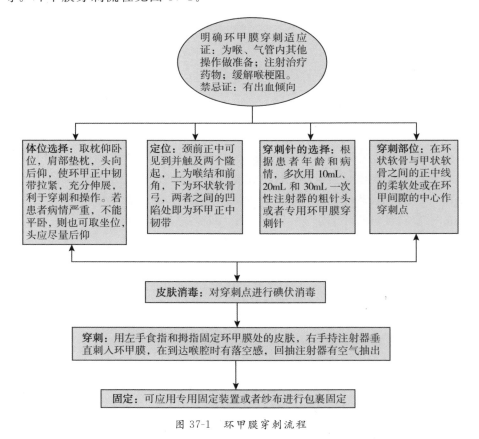

图 37-1　环甲膜穿刺流程

注意事项

1.穿刺时,进针不要过深,避免损伤喉后壁黏膜。

2.必须在回抽有空气、确定针尖在喉腔内之后,才能注射药物。

3.在注射药物时,嘱患者勿吞咽和咳嗽,注射速度要快;注射完毕后,迅速拔出注射器和针头,以无菌干棉球压迫穿刺点片刻。在拔出针头前,应防止喉部上下运动,否则容易损伤喉部黏膜。

4.所注入的药物应以等渗生理盐水配制,pH 要适宜,以减少对气管黏膜的刺激。

5.注意穿刺过程中的无菌操作。

参考文献

[1] 姚元章.严重创伤院前急救中值得探讨的几个问题.创伤外科杂志,2012,14(4):297-298.

[2] 何忠杰,冯海,程芳.环甲膜穿刺通气新方法介绍.中国全科医学,2011,4(11):1268.

[3] 王学民,徐冬梅,刘莉,等.环甲膜穿刺术教学方法的探讨.白求恩军医学院学报,2012,10(1):60-61.

[4] 何忠杰,彭国球,张宪,等.急诊呼吸支持抢救流程指南——呼吸阶梯化管理.中国危重病急救医学,2005,17(8):492.

[5] 刘洪,庞玲,辛培尧,等.环甲膜穿刺置管术治疗急性喉梗阻.山东大学耳鼻喉眼学报,2006,20(5):447-448.

[6] 张国良,郭军,周树夏.环甲膜的解剖学测量及其临床意义.第四军医大学学报,2002,23(15):1419-1421.

(第一版:张军伟 郭 丰)

(第二版:张军伟 郭 丰)

第三十八章　经皮扩张气管切开术

一、适应证

1. 上呼吸道梗阻。
2. 长期存在气道误吸的风险。
3. 需长时间留置气管导管。

二、绝对禁忌证

1. 特别紧急的气道处理（在特别紧急的情况下，应采取环甲膜穿刺术）。
2. 儿童。
3. 在气切部位有预先存在的感染。
4. 在气切部位有预先存在的恶性肿瘤。
5. 无法确定解剖学标志。

三、相对禁忌证

1. 甲状腺肿大。
2. 曾在气切部位进行过外科手术（如甲状腺切除术）。
3. 凝血功能障碍。
4. 预先存在的气管软化。
5. 病态肥胖症（皮肤至气管的距离过大，可能使气管切开导管长度不够）。

四、操作步骤

1. 手术器械准备。采用充气测试法检查气切套管气囊，确保气切导管导芯可自由移动，并易于从插管上移除。检查内插管是否可以插入气切套管，并从气切套管上移除。

2. 患者准备。让患者仰卧，用枕头支撑颈部和肩部，使颈部完全伸展（见图 38-1）。

将甲状软骨定位于拇指与食指之间，在导管插入的推荐位置进行标记，可选择在第一、二气管软骨环或第二、三气管软骨环之间（见图 38-2）。

在进行手术前，先将吸入的氧浓度增高至 100％，并经由血氧定量、二氧化碳描记、心电图和血压测定监测患者情况。调整呼吸机参数设置，以弥补手术过程中的氧泄漏。

3. 手术部位准备。对手术部位的皮肤进行消毒、铺巾。触摸甲状软骨并在预定切开部位注射局麻药。注射含有肾上腺素的局麻药可能有助于减少切口部位渗血。

4. 在选定的手术部位切开一个水平或垂直的切口，切口需有足够的尺寸以容纳气管切开插管（以 1.5~2.0cm 为宜），钝性分离（见图 38-3）。

5. 注射器内抽入适量液体（2~3mL）接上套管针进行穿刺，注射器尾端稍朝向胸骨上凹方向，以减少导丝被送到咽部的可能性。推进针头直到可经注射器自由地抽出空气，确定套管针已进入气管内（见图 38-4）。

6. 若患者有经口气管插管，则将气管插管轻轻地推进、退出，以明确穿刺套管针是否刺扎在经口气管插管上。在经口气管插管进出滑动时，穿刺针也会上下摆动。若发生此情况，应取出穿刺套管针，并把经口气管插管移出至少 2cm 后再重新穿刺。

7. 将套管针保持在原位，撤出针头和注射器。将注射器连接至套管并抽吸空气再次确认套管是否位于气管中，移除注射器。将导丝导入器从其鞘中轻轻拔出并将"J"形端拉直，将外面的导丝留出足够长度（2~3cm）使得食指和拇指可以操作（见图 38-5）。将导入器插入套管并从鞘中送出导丝，直至导丝的第一个标记定位于皮肤上（见图 38-6）。在移除套管前，确定导丝可以在套管中自由移动，将导丝保持在原位。

8. 将短扩张器套在导丝上，穿过软组织，直至感觉到来自气管壁的阻力。轻轻地扭转移动短扩张器，向前推动短扩张器至穿过气管前壁后，同时扩张组织和气管壁。移除短扩张器，将导丝留在原位（见图 38-7）。

9. 将长的导引导管经导丝插入气管（见图 38-8）。

10. 将大扩张器末端浸没在无菌水或生理盐水中，以活化扩张器表面的润滑涂层。将扩张器通过导引导管，直至到达其安全制动位置。重复几次插入和部分移出扩张器，使其在气管中轻微扩张到适合气切套管插入的尺寸。移除扩张器而将导丝和导引导管保留在气管内，空气将从气切造口中放出，证实扩张器、导引导管和导丝均已被正确地置入气管中（见图 38-9 和图 38-10）。

11. 将装在插管芯上的气切套管套在导引导管上，插入气管中（见图 38-11）。

12. 移除插管芯、导引导管和导丝，将气切套管留在原位。

13. 对气管和气切套管进行吸痰，以建立一个清洁的气道。将呼吸机管路移接到气切套管上。对气切套管气囊进行充气。采用听诊、支气管镜等方法确定导管是否成功置入。用气切套管固定绷带固定气切套管。将经口气管插管套囊放气并移除插管。

五、注意事项

1. 在插入穿刺针前,确保气管插管已经退出至气切部位上方,以免穿刺针和套管刺破套囊或刺穿插管尖端。

2. 手术期间,通过确保导丝在组件和气管间自由移动,检查导丝未出现扭结。

3. 在插入气管套管前,采用充气测试法检查套囊密封性。应避免套囊与锐利边缘接触,以防止套囊破损。

4. 为保证安全,尽量在气管切开全程中使用气管镜观察引导。

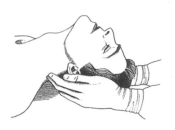

图 38-1 患者准备

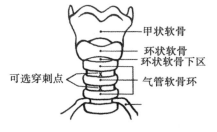

图 38-2 穿刺点选择

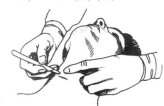

图 38-3 气管切开

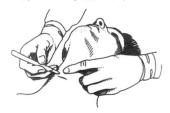

图 38-4 套管针进入气管内

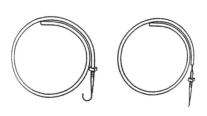

图 38-5 "J"形和拉直的导丝导入器

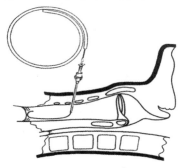

图 38-6 将导入器插入套管

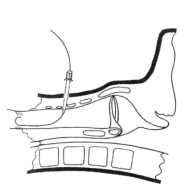

图 38-7 移除扩张器,将导丝留在原位

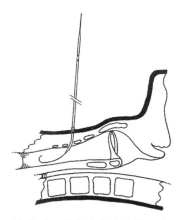

图 38-8 将长的导引导管经导丝插入气管

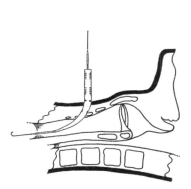

图 38-9 将扩张器通过导引导管进行扩张

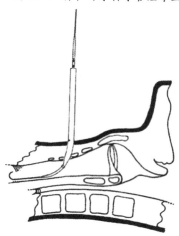

图 38-10 移除扩张器

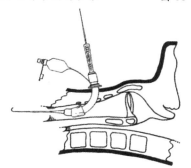

图 38-11 置入气切套管

（第一版:潘 鋆 洪玉才）

（第二版:潘 鋆 洪玉才）

第三十九章　深静脉穿刺置管术

深静脉穿刺置管术的适应证如下:

1.需长期输液而外周静脉穿刺困难或禁忌使用者。

2.强刺激性化疗药物需经静脉给药者。

3.行胃肠外营养支持者。

4.病情不稳定、急救等需随时用药及测量中心静脉压者。

5.需心导管造影、放置心内起搏器及急诊血液透析者。

6.在体外循环下,各种心脏手术以及估计术中可能出现血流动力学变化的大手术。

深静脉穿刺置管术包括锁骨下静脉穿刺置管术、股静脉穿刺置管术及颈内静脉穿刺置管术。

一、锁骨下静脉穿刺置管术

1.穿刺方向

按穿刺部位划分,锁骨下静脉穿刺置管术可分为锁骨上和锁骨下两种进针方法。①锁骨上进针法:于胸锁乳突肌外缘与锁骨交界的顶角,在角的平分线上,以距顶点 0.5～1.0cm 处为进针点,穿刺方向朝向对侧胸锁关节。②锁骨下进针法:以锁骨下缘的中外侧 1.0～2.0cm(中、外 1/3 交界处)为进针点,穿刺方向朝向同侧胸锁关节。

2.操作步骤

准备步骤如下。①取肩高头低位,头转向对侧,显露胸锁乳突肌外形。②建立消毒区,根据无菌操作程序进行局部消毒,铺手术巾。③检查中心静脉导管是否完好并排气备用。

锁骨上穿刺法:针尖指向对侧胸锁关节,进针角度为 30°～40°,一般进针 2.5～4.0cm 即达锁骨下静脉。

锁骨下穿刺法:针尖指向头部,与胸骨纵轴呈约 45°角,贴近胸壁平面呈 15°角,以恰能穿过锁骨与第 1 肋骨的间隙为准。

应用一次性中心静脉导管包内自带的穿刺针,保持负压进针,见静脉回血后,左手固定穿刺针,以免针尖在呼吸或活动时滑出血管;右手持导丝推送架置入导丝,固定导丝,退出穿刺针,沿导丝置入血管鞘,扩张穿刺通道后退出。沿导丝置入中心静脉导管,退出导丝。用生理盐水冲洗导管(先回抽血液,排尽空气),与可来福接头(一种无针密闭输液接头)连接,也可连接输液系统及导管。用专用固定器固定导管并将其与皮肤缝合固定,用无菌贴膜保护穿刺点,如渗血明显则可局部压迫 24 小时。

二、股静脉穿刺置管术

1. 穿刺部位

穿刺部位可选用任一侧股静脉,但因右侧股静脉与下腔静脉连接处夹角小,所以更常选用右侧股静脉,且右利手操作者选右侧股静脉插管更顺手。触诊股动脉最明显点,可采用双指法,即用食指与中指分开触诊股动脉,可确定股动脉位置及走行。股静脉位于股动脉内侧 0.5~1.0cm,以腹股沟韧带下方 2.0~3.0cm 处为穿刺点。

2. 操作步骤

患者取仰卧位,膝稍曲,髋关节外旋外展 45°。穿刺点:一般选用右侧股静脉,与皮肤呈 30°~45°角,经选定穿刺点,针尖指向肚脐方向进针。

应用一次性中心静脉导管包内自带的穿刺针,保持负压进针,见静脉回血后,左手固定穿刺针,以免针尖在呼吸或活动时滑出血管;右手持导丝推送架置入导丝,固定导丝,退出穿刺针,沿导丝置入血管鞘,扩张穿刺通道后退出。沿导丝置入中心静脉导管,退出导丝。用生理盐水冲洗导管(先回抽血液,排尽空气),与可来福接头连接,也可连接输液系统及导管。用专用固定器固定导管并将其与皮肤缝合固定,用无菌贴膜保护穿刺点,如渗血明显则可局部压迫 24 小时。

三、颈内静脉穿刺置管术

颈内静脉穿刺置管术无绝对禁忌证。相对禁忌证有:①局部皮肤破损、感染;②局部血管畸形;③上腔静脉综合征。

1. 常用穿刺置管途径

(1)前路:将左手食指和中指放在胸锁乳突肌中点、颈总动脉外侧,右手持针,针尖指向同侧乳头,针轴与冠状面呈 30°~40°角,常于胸锁乳突肌的中点前缘入颈内静脉。

(2)中路:胸锁乳突肌的胸骨头、锁骨头与锁骨上缘构成颈动脉三角,在此三角形顶点穿刺。针轴与皮肤呈 30°角,针尖指向同侧乳头,一般刺入 2~3cm 即入颈内静脉。此路径较常用。

(3)后路:在胸锁乳突肌外侧缘的中下 1/3 交点,锁骨上约 5cm 处进针,针轴一般保持水平位,针尖于胸锁乳突肌锁骨头的深部指向胸骨上切迹。

2. 操作方法

(1)体位:患者取仰卧位,头颈后仰 20°~30°(需要去枕头或在肩下垫薄枕头),以保持静脉充盈和减少发生空气栓塞的风险,头转向对侧。

(2)穿刺点定位:胸锁乳突肌后缘的中点、胸锁乳突肌前缘的中点或颈静脉三角的顶端。

(3)消毒麻醉:穿刺点周围旁开 10~15cm 消毒,铺无菌洞巾。对没有去发者,最好在戴消毒帽后再消毒。用 1% 利多卡因溶液或 1% 普鲁卡因溶液,于穿刺点局部浸润麻醉。

(4)试探性穿刺:继续持麻醉针头(细针)做试探性穿刺(简称试穿),即由穿刺点向下后方刺入(指向胸锁关节的下后方),边进针、边抽吸,见有明显暗红色回血即表示针头已进入颈内静脉。麻醉用针头回血后,保持试穿针的指引方向。

(5)穿刺:继以标准穿刺针沿试穿方向和深度进针。前进时,在标准穿刺针尾端接 10mL 注射器,针头斜面朝上,沿试穿方向穿刺,并轻力回抽注射器,见暗红色回血即表示针头已在颈内静脉内,用导丝导管进行置换。

(6)导丝导管置换:关键是用左手固定穿刺针,使针尖保持在颈内静脉内,防止其退出血管。经穿刺成功的针尾放置"J"形引导导丝,退出穿刺针,沿导丝置入血管鞘,扩张穿刺通道后退出。沿导丝置入中心静脉导管,退出导丝。

(7)导管固定。

四、颈内静脉穿刺常见并发症的防治

1. 气胸

尽管颈内静脉穿刺的常见并发症比锁骨下静脉穿刺少,但颈内静脉穿刺仍有穿破胸膜和肺尖的可能。其主要是由穿刺时针干的方向和深度不当所致的。有时针尖过于偏外(担心穿刺颈总动脉),往往会穿破胸膜顶和肺尖。小量气胸不需特殊处理,可自行吸收。如果针尖在胸膜表面划伤为破口,对于原有肺气肿特别是正压机械通气的患者,气胸会快速加重形成张力性气胸,此时需要外科医师协助处理。

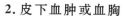

2. 皮下血肿或血胸

颈内静脉穿刺时意外损伤颈动脉,在多数情况下只要局部压迫 10 分钟即可止血。主要问题是要根据针尾回血的情况,及时意识到是否穿破了颈动脉。

3. 气栓

在患者低血容量的情况下,穿刺时或穿刺后若穿刺针或导管意外与大气相通,则可引起气栓。心脏舒张期导致的负压可将空气吸入心脏。少量空气进入,若无心内分流(先天性心脏病),气栓经右心进入肺循环,少量空气可自行吸收,不致引起严重并发症;但若有先天性心内分流(右向左分流),气体经右心直接进入左心,进而发生栓塞事件,则可能引起严重的后果。在拔管或发生脱管时,空气可经隧道进入血液,此时应使用湿纱布在压迫情况下拔除穿刺针。

4. 感染

感染的主要原因是导管滞留过久,易引起皮肤感染或菌血症。因此,尽量短期放置导管或及时更换导管,对预防感染非常重要。

(第一版:张　可　陈　环　张美齐)

(第二版:张　可　陈　环　张美齐)

深静脉穿刺置管术

第四十章　中心静脉压测定

中心静脉压(central venous pressure,CVP)是指右心房及上、下腔静脉胸腔段的压力。中心静脉压有别于周围静脉压,通过中心静脉压的测定,可判断患者血容量、心功能与血管张力的综合情况。周围静脉压受静脉腔内瓣膜与其他机械因素的影响,故不能确切反映血容量与心功能等状况。

一、适应证

1.对于急性循环衰竭的患者,中心静脉压的测定可用以鉴别是否有血容量不足,抑或心功能不全。

2.当需要大量补液、输血时,中心静脉压的测定可用以监测血容量的动态变化,以减少发生循环负荷超重的风险。

3.对拟行大手术的危重患者,中心静脉压的测定可用以监测血容量,使其维持在最适当水平,使患者能更好地耐受手术。

4.当血压正常而伴少尿或无尿时,中心静脉压的测定可用以鉴别少尿为肾前性因素抑或肾性因素。

二、禁忌证

1.穿刺或切开处局部有感染。

2.凝血功能障碍。

三、操作步骤

(一)开放式测量法

1.洗手,戴口罩、帽子。

2.准备物品,如标有"cmH$_2$O"的 CVP 尺、CVP 尺固定架、三通管、测压管、弯盘、胶布、纱布、生理盐水及输液器。

3.查对患者的姓名、床号。患者取平卧位。

4.安装 CVP 测定简易装置(见图 40-1)。

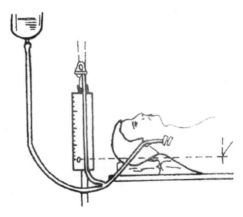

40-1　CVP 测定简易装置

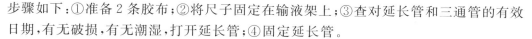

步骤如下：①准备2条胶布；②将尺子固定在输液架上；③查对延长管和三通管的有效日期，有无破损，有无潮湿，打开延长管；④固定延长管。

5.将生理盐水插入输液器，排气备用；置弯盘于床头，接三通管排气。

6.确定零点位置。暴露患者的胸部，零点位置在患者取仰卧位时的第4肋间腋中线处（相当于右心房水平）。

7.固定好CVP尺，与木尺呈直角，尺尖与患者第4肋间腋中线平齐（即右心房水平）。

8.用三通管连接CVP导管、输液器和测压管。

9.测压时，先将三通管转向生理盐水和测压管（阻断CVP导管），待测压管内液体流至高于预计的CVP之上时，阻断生理盐水并放松CVP导管，使测压管内液体下降，当降至一定水平不再下降时，测压管液面在CVP尺上的刻度数即为CVP值。

10.再将三通管的箭头朝向输液管与深静脉置管，调节输液速度。

11.停止测压时，在测压软管末端盖上盖子。

(二)密闭式测量法

1.洗手，戴口罩、帽子。

2.准备物品，如一次性压力传感器、压力导连线、肝素稀释液或无菌生理盐水、弯盘、无菌巾、碘酒、酒精、无菌棉签、无菌持物镊、加压包及10mL注射器。

3.将导线连接于压力模块，设置监护仪CVP通道、报警限及标度。

4.将肝素稀释液或生理盐水放置于压力包内，加压150～300mmHg，并悬挂于输液架上。消毒肝素稀释液或生理盐水瓶口，将一次性压力传感器冲管端插入液面下，打开冲管阀排气。

5.连接一次性压力传感器与导线。患者取平卧位，暴露中心静脉导管。关闭CVP管道开关，打开CVP接口，消毒管端。接生理盐水的注射器，打开开关，抽回血，判断CVP导管是否通畅，检查CVP导管的深度。将一次性压力传感器与CVP导管连接，并冲管。将传感器置于患者右心房水平（即第4肋间腋中线）。

6.归零。步骤如下：先将传感器通向患者端关闭，使传感器与大气相通，按归零键；屏幕显示归零结束，关闭大气端，将传感器与CVP导管相通，观察屏幕CVP典型波形，稳定后记录参数。

7.整理用物，归位，洗手。

中心静脉压测定

四、注意事项

1.测压管零点必须与右心房中部在同一水平，体位变动时应重新调整两者关系。

2.导管应保持通畅，否则会影响测压结果。

3.CVP应联合血压、尿量进行综合判断，且必须结合临床实际情况，不能完全依赖CVP。

（第一版：李　刚　张美齐）

（第二版：李　刚　张美齐）

第四十一章　三腔二囊管操作技巧

一、目　的

1.用于食管静脉曲张破裂出血的局部压迫止血。

2.用于检测压迫止血效果和抽吸胃内积液(血)、积气,减轻胃肠道扩张。

二、适应证

1.经常规药物治疗、输注血浆治疗等仍无法控制的出血。

2.经贲门食管周围血管离断术,内镜下注射硬化剂和套扎后短期内再出血,一般药物治疗效果不佳的。

3.内镜下注射硬化剂或套扎失败出现的消化道大出血。

三、禁忌证

1.严重的冠心病、高血压和心律失常。

2.同时合并胸腹主动脉瘤。

3.咽喉部和食管肿瘤病变或有手术史。

4.患者躁动、不合作。

四、操作前准备

1.患者准备

(1)向患者或其家属交代三腔二囊管的目的、过程和可能存在的风险。

(2)检测患者生命体征(体温、呼吸、血压、脉搏),评价患者的意识状态。

(3)嘱患者插管过程中配合进行吞咽动作,让其头偏向一侧,及时清除其口腔中残留的血液,减少发生误吸的风险。

(4)签署知情同意书。

2.材料准备

配备三腔二囊管(提前充气测压,胃囊 250mL,食管囊 150mL),50mL 注射器 2 个,止血钳 3 把,治疗碗 2 个,无菌液状石蜡,无菌纱布,沙袋或盐水瓶。同时,配备血压计、听诊器、压舌板和电筒。

五、操作步骤

1. 患者取平卧位,头偏向一侧。

2. 将三腔二囊管前端 70cm 涂以液状石蜡,用注射器抽尽囊内残余气体并夹闭导管;铺放治疗巾,润滑鼻腔。

3. 将三腔二囊管经已润滑处理的鼻孔插入,插进 12～15cm 检查口腔内管腔有无反折;继续下插,同时让患者做吞咽动作;当插至 65cm 处时,助手用注射器抽吸胃管,如有内容物抽吸出,则表明管头端已经进入胃内。

4. 用 50mL 注射器往胃囊内注气 200～220mL,使胃气囊膨胀。再通过测压计测压,将压力维持在 40mmHg。用血管钳夹住胃气囊管口,将三腔二囊管向外牵引,直至感到有中等阻力为止,再将 0.5kg 生理盐水瓶拉于床前的牵引架上。

5. 用注射器经胃管吸出全部胃内容物后,将胃管连接于胃肠减压器内,可动态观察止血效果。如果抽吸出的液体是无血迹、淡黄色的,则表示压迫止血有效。

6. 每隔 24 小时放气 15～30 分钟,避免压迫过久而引发黏膜糜烂。

7. 如果胃囊充气压迫后仍持续有血液吸引出,则可向食管气囊内注射 100～150mL 气体,测定压力在 40mmHg 左右,管口用止血钳夹住。注意每隔 12 小时放气 30～60 分钟,避免压迫过久而引发黏膜糜烂。

8. 持续监测患者。在成功止血 24 小时后,可考虑先口服液状石蜡 20mL,后放尽食管囊气体,观察胃管内无血液抽吸出后再放松牵引生理盐水瓶;抽出胃囊气体后继续观察 24 小时,如果抽吸出的胃液仍为淡黄色,则可考虑在口服液状石蜡 20mL 后缓慢拔出三腔二囊管。

9. 在拔出三腔二囊管后,约 40％的患者会再次发生出血,应该尽快行胃镜下曲张静脉硬化剂注射、套扎、外科手术或 TIPS 减压,降低发生再次出血的风险。

（第一版：宁建文）

（第二版：宁建文）

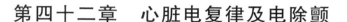

第四十二章 心脏电复律及电除颤

心脏电复律（cardioversion）是指在严重快速型心律失常时，利用外加的高能量脉冲电流通过心脏，使全部或大部分心肌细胞在瞬间同时除极，造成心脏短暂的电活动停止，然后由最高自律性的起搏点（通常为窦房结）重新主导心脏节律的治疗过程。心脏电复律可分为同步电复律和非同步电复律两类。①同步电复律：是以患者自身心电图中的 R 波触发同步信号进行放电，使直流电落在 R 波下降支（即心动周期的绝对不应期），达到转复的目的。适用于室性心动过速、室上性心动过速、心房扑动、心房颤动等 R 波清晰可辨的异位快速心律。②非同步电复律：即电除颤（defibrillation），适用于 QRS 波和 T 波分辨不清或不存在时，不启用同步触发装置，除颤仪可在任何时间放电。

一、心脏电复律

(一)室性心动过速

患者发生室性心动过速后，如果经药物治疗后无法纠正，或血流动力学受到严重影响，应立即采取同步电复律，注意不要因反复选用药物处理而延误抢救。如果室性心动过速不能成功转复或转复后反复发作，应注意有无缺氧、水、电解质紊乱或酸碱紊乱等因素。该类型包括加速性室性自主节律和尖端扭转型室速。

(二)心房颤动

1. 心房颤动出现下列情况可考虑电转复

①心房颤动病史大于 1 年者（既往窦性心率不低于 60 次/分钟）；②心房颤动后心力衰竭或心绞痛恶化和不易控制者；③心房颤动伴心室率较快且药物控制不佳者；④原发病已得到控制，心房颤动仍持续存在者，例如甲状腺功能亢进患者；⑤风湿性心脏病瓣膜置换或修复后 3～6 个月及以上、先天性心脏病修补术后 2～3 个月及以上仍有心房颤动者。

2. 心房颤动出现下列情况不适合电转复或需延期电转复

①病情危急且不稳定，如严重心功能不全或风湿活动、严重电解质紊乱和酸碱不平衡；②心房颤动发生前心室率缓慢，疑诊病窦综合征或心室率可用药物控制，尤其是老年患者；③洋地黄中毒引起的心房颤动；④不能耐受预防复发的药物，如胺碘酮、普罗帕酮等。

（三）心房扑动

心房扑动是一种用药物难以控制的快速型心律失常。当心房扑动以 1∶1 比例下传时，由于心室率加快，会导致血流动力学迅速恶化甚至危及生命。这时若进行电复律往往会取得成功，因而有人认为心房扑动是同步电复律的最佳适应证，成功率几乎达 100%，且所需电能较小。

（四）室上性心动过速

绝大多数室上性心动过速患者不需要首选电复律，应根据当时具体情况选用其他非电转复方法。如果以上处理不能使室上性心动过速得到纠正且因发作持续时间长而使血流动力学受到影响，则可考虑选择电复律。

（五）电复律禁忌证

电复律禁忌证如下。①风湿性心脏病导致二尖瓣狭窄未经手术治疗的心房颤动，复律后多数无法维持，转回心房颤动。②风湿性心脏病严重瓣膜病变和（或）巨大左心房，心功能差，转复律低，并发症多。③房颤持续 5 年以上。④冠心病、心肌病的心室率缓慢者或者有房室传导者。⑤病窦综合征患者只有发生异常快的心律失常才考虑电复律，但要有起搏器保驾。⑥完全性房室传导阻滞，发生室速而出现阿-斯综合征的，也需要有起搏器保驾后再进行电复律。⑦洋地黄中毒、严重的水电解质、酸碱失衡者，都不宜进行电复律。

对任何快速型心律失常患者，如导致血流动力学障碍或心绞痛发作加重且对药物不能起反应，则应考虑电复律或电除颤。但对于异位兴奋灶、快速型心律失常，如伴有或不伴有房室传导阻滞的房性心动过速、非阵发性交界区心动过速和加速性室性自主心律等，对电复律的反应较差并有可能增加自律性和触发激动，一般不主张电转复。

（六）电复律能量选择

对于心房颤动，建议双相波能量首剂量为 120～200J，单相波首剂量为 200J。成人心房扑动和其他室上性心律使用单相波或双相波时，一般采用 50～100J 的首剂量。如果首次电复律电击失败，则再次电击时应逐渐提高能量级别。

室性心动过速：选择首剂量能量为 100J 的单相波或双相波。如果对第一次电击没有反应，则应逐步增加剂量。

二、心室颤动(ventricular fibrillation，VF)与无脉搏室性心动过速(pulseless ventricular tachycardia，pVT)电除颤

（一）波形能量与首次电击成功

2015 年 AHA 指南对除颤波形能量选择提出了如下更新推荐意见。①推荐使

用除颤器治疗心房与心室心律失常（Ⅰ级）。②使用双相波除颤器终止心律失常成功率更高，同样，在治疗房性和室性心律失常时，双相波优选于单相波（Ⅱa级）。③对于终止心室颤动，使用厂商推荐的能量做首次除颤是合理的（Ⅱb级）。④如不知厂商推荐能量，则用最大剂量是合理的（Ⅱb级）。

（二）继续除颤能量

关于治疗心室颤动或无脉搏室性心动过速，2010年AHA指南推荐，如首次除颤未终止心室颤动或无脉搏室性心动过速，则第2次或随后除颤可考虑应用相同或较大的能量。2015年AHA指南就治疗心室颤动或无脉搏室性心动过速继续除颤能量提出如下更新推荐意见：根据厂商制造的除颤器选择固定或递增的能量用于随后除颤是合理的（Ⅱa级）。若使用递增型手动除颤器，则可考虑选择较高能量进行第2次和随后除颤（Ⅱb级）。

（三）单次与叠加除颤

2010年AHA指南推荐每次除颤后行2分钟CPR。2015年AHA指南提出如下更新意见：对于除颤，单次电击策略（相对于叠加电击）是合理的（Ⅱa级）。2020年AHA指南首次提出对顽固性可除颤心律使用双重连续电除颤的观点，但目前研究证据较弱，尚不支持使用双重连续电除颤（推荐级别2b）。鉴于缺乏强有力的证据，2020年AHA指南暂不支持和推荐临床使用双重连续电除颤救治顽固性可除颤心律患者。

（四）肾上腺使用

2020年AHA指南推荐，对于初始心律为非可除颤心律的患者，建议尽早使用肾上腺素（推荐级别2a级）；对于初始心律为可除颤心律的患者，建议尽快进行电除颤，若除颤后转律失败，建议尽早使用肾上腺素（推荐级别2b级；证据级别C-LD）。

三、电极板放置位置及使用方法

（一）电极板放置位置

除颤仪均配有电极板，一般有大小两对，大的适用于成年人，小的适用于儿童。电极板位置可直接影响除颤的成功与否。两个电极必须使心脏位于电流的路径中心，以确保电流能穿过整个心脏。体外电复律时有四种电极板位置。①前侧位（前尖位或标准位）：一个电极板放在右前壁锁骨下，靠近但不与胸骨重叠，注意，无论如何也不要将电极板放在胸骨上，以免明显减弱除颤时放电的能量；另一个电极板放在心尖部（左乳头左侧，其中心位于腋中线上），两块电极板之间的距离不应＜10cm，这种方式迅速且便利，适用于紧急电击除颤。②前-左肩胛位：一个电极板放在患者右前壁锁骨下，另一个电极板放在患者背部左肩胛下。③前-右肩胛位（尖后位）：一个电极板放在患者心尖部，另一个电极板放在患者背后右肩胛角，注意避开脊柱。④前后位：一个电极板放在患者左肩胛下区，另一个电极板放在患者胸骨左缘第 4 肋间水平。2015 年 AHA 指南新建议，前侧电极位置是合适的默认电极片位置；可以根据个别患者的特征，考虑使用任意三个替代电极板位置（前后位、前-左肩胛位以及前-右肩胛位）。

（二）电除颤仪器的操作流程（见图 42-1）

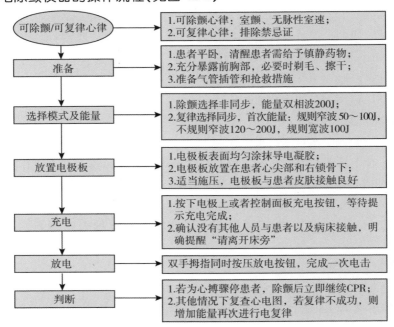

图 42-1　电除颤仪器的操作流程

四、电复律及电除颤可能出现的并发症

1.电复律后，原来心律失常再次出现或者出现更为严重的恶性心律失常。

2.出现房室传导阻滞、窦房传导阻滞或者窦性停搏。诱发各种心律失常出现急性肺水肿、低血压、体循环栓塞、肺动脉栓塞、血清心肌酶增高以及皮肤烧伤等。

3.房扑可以转为房颤，房颤也可能转为房扑。电击可能恰在心房的易损期。可以观察片刻后加大能量再次电击。

4.低血压、心肌损伤、呼吸抑制、肺及周围血管栓塞、急性肺水肿、心脏扩大。

5.局部皮肤烧伤。

参考文献

［1］李宗浩.现代心肺复苏急救学.长沙:湖南科学技术出版社,2020.

［2］2015 美国心脏协会心肺复苏和心血管急救指南更新.

（第一版:沈　晔　张美齐）

（第二版:沈　晔　张美齐　吴依娜）

心脏电复律及电除颤

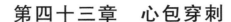

心
包
穿
刺

第四十三章　心包穿刺

心包穿刺术是指借助穿刺针直接刺入心包腔的诊疗技术。

一、需要行心包穿刺术的临床表现

1. 大量心包积液患者会出现特征性的体征,包括颈静脉怒张、心音遥远、血压降低以及奇脉。

2. 心电图可能出现低电压、电交替的现象,胸片提示心影增大;心脏超声检查可以发现心包内积液,帮助评估心包积液量及对心脏功能的影响。

3. 心包穿刺是一种有创操作,要严格掌握急诊心包穿刺的适应证;对病情稳定的患者,可以动态观察。

二、心包穿刺适应证

1. 大量心包积液出现心脏压塞症状者,可穿刺抽液以解决压迫症状。

2. 抽取心包积液协助诊断,确定病因。

3. 心包腔内给药治疗。

三、心包穿刺禁忌证

1. 相对禁忌证有出血性疾病、严重血小板减少症及正在接受抗凝治疗者等。

2. 拟穿刺部位有感染,或合并菌血症、脓毒症。

3. 患者不能很好地配合手术操作。

四、超声引导下心包穿刺术

心脏超声引导具有绝对优势,目前在临床上应用广泛。根据进针位置不同,分为剑突下途径和胸骨旁途径两种(见图 43-1)。

1. 剑突下途径

常在盲穿时使用。

(1)选择进针位置:剑突左侧,肋缘下 1cm 处进针。

(2)进针方向:朝向左肩关节,与腹壁呈 30°～45°角。

（3）剑突下途径的穿刺路径靠近肝脏左叶，可能造成肝脏左叶、膈神经、膈肌等组织损伤。

2. 胸骨旁途径

（1）进针位置：左侧胸骨旁第 5 肋间，心浊音界内 1～2cm 沿第 6 肋间上缘进针。

（2）进针方向：穿刺针自下而上垂直向脊柱方向缓慢刺入心包腔。

（3）此途径可以避免损伤左肺，也可以避免损伤左侧乳内动脉。

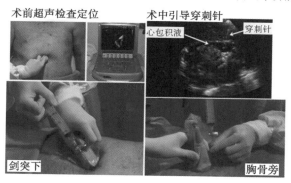

图 43-1 心包穿刺示意

五、心包穿刺流程（见图 43-2）

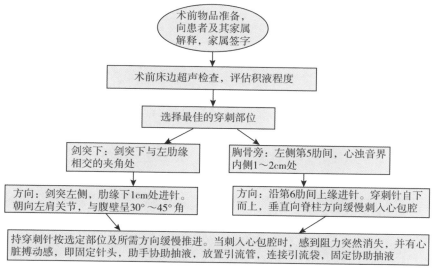

图 43-2 心包穿刺流程

357

六、穿刺术后监测

心包穿刺术后会出现多种并发症,非常必要密切观察、细致监测和完善检查。常规复查心脏超声、胸片。

七、注意事项

1. 术前须进行心脏超声检查,确定液体多少与穿刺部位,选液面深度最大、距体表最近点作为穿刺部位,或在超声指导下进行穿刺抽液更为准确、安全。

2. 麻醉要完善,以免因疼痛引起神经源性休克。

3. 抽液量第 1 次不宜超过 100～200mL,以后再抽渐增到 300～500mL。抽液速度要慢,若过快、过多,大量血回心易导致肺水肿。

4. 若抽出鲜血,应立即停止抽吸,并严密观察有无出现心脏压塞。

5. 术中、术后均需密切观察呼吸、血压、脉搏等变化,若出现迷走神经反射,血压降低、心率减慢,立即使用阿托品等急救药物。

参考文献

[1] Fitch MT, Nicks BA, Pariyadath M, et al. Videos in clinical medicine. Emergency pericardiocentesis. N Engl J Med, 2012,366(12):e17.

[2] 陈玉国,李继福,李贵双,等.超声心动图在床边 Seldinger 技术心包引流术中的应用.中国超声医学杂志,1997,13:345-346.

[3] 唐方明.经皮剑突下心包穿刺置管引流的临床应用.国际心血管杂志,2003,5(2):112-113.

(第一版:翟昌林　张美齐)

(第二版:翟昌林　张美齐　吴依娜)

第四十四章 侧脑室穿刺术

一、适应证

(一)诊断性穿刺

1. 脑室造影。

2. 采集脑脊液标本作化验。

3. 早期或基层无 CT、MRI 等影像学条件下鉴别脑积水的类型(即作脑室和腰椎双室穿刺,用染料测试两者是否相通)。

方法:将染料(对神经组织无损伤的)如 PSP 与靛胭脂注入侧脑室内,如果染料能出现在腰椎穿刺的脑脊液中,表明脑积水属交通性;反之为阻塞性。

(二)治疗性穿刺

1. 暂作脑室引流,暂时缓解颅内压,尤其对于枕大孔疝,这是一种急救性措施。

2. 开颅手术时或手术后用以降低颅内压。

3. 脑室内注入药物以治疗颅内感染(或恶性肿瘤蛛网膜下腔转移,特别是白血病)。

4. 脑室内有瘀血亟须清除者。

5. 作脑脊液分流手术,放置各种分流导管。

二、禁忌证

1. 穿刺部位有明显感染者。

2. 有大脑半球血管畸形或血供丰富的肿瘤时。

3. 脑室穿刺必须十分慎重,蛛网膜下腔出血者由于出血来源不明,为了避免穿刺损伤引起出血和致病菌感染组织,除急救外,一般不作脑室穿刺。

4. 有明显出血倾向者。

5. 广泛性脑水肿,脑室狭小者。

三、操作方法与应用范围

(一)额入法(穿刺侧脑室前角)

额入法为常用方法。

(1)应用范围:常用于脑室造影和急救性引流。

(2)体位:仰卧位。

(3)穿刺点(见图 44-1):发际上、中线旁开 2～2.5cm;或冠状缝前 1cm、中线旁开 2.5cm;或发际内或冠状缝前 2cm,中线旁开 3cm;秃顶患者眉弓上 8～10cm,中线旁开 2.5cm。

(4)深度:5～5.5cm。

(5)方向:与矢状面平行,对准两外耳道连线中点。

(6)优点:侧脑室额角较大,易刺中,无脉络丛,便于作脑室持续外引流术。但该处皮质血管较多,大脑半球肿瘤时额角移位较多,致使穿刺困难。

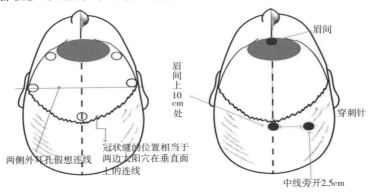

图 44-1　额入法示意

(二)枕入法(穿刺侧脑室的三角区)

(1)应用范围:常用于脑室造影、脑室-枕大部分流术和后颅窝手术及手术后作持续脑脊液引流。

(2)体位:侧卧位。

(3)穿刺点:枕外粗隆上方 4～7cm 中线旁开 3cm。

(4)方向:与矢状面平行,对准眉嵴。

(5)深度:5～6cm。

(6)优点:侧脑室三角区最大,易刺中,发生移位的机会不多或不严重,且该处皮质血管少。但可能伤及脉络丛而引起出血。作脑室持续外引流时,头易将引流管压瘪而致不通畅,伤口易受压。

（三）侧入法（穿刺侧脑室下角或三角区）

（1）应用范围：常用于脑室-心房分流术或脑室-腹腔分流术等。

（2）体位：侧卧位。

（3）穿刺点：在外耳道上、后方各 3～4cm 处。

（4）方向：穿刺针垂直刺入。

（5）深度：5～6cm。

（6）优缺点：侧脑室三角区最大，易刺中，发生移位的机会不多或不严重，且该处皮质血管少。但可能伤及脉络丛而引起出血。

＊右利手者禁经左侧穿刺，因易造成感觉性失语。

（四）经眶穿刺法（侧脑室额角底部）

（1）应用范围：经翼点入路行动脉瘤夹闭术时，帮助提供合适的术野。

（2）方法：翼点入路体位。

➢　潘氏点穿刺法

穿刺点：潘氏点（paine JT）。

方向：前颅窝底内侧眶板上方 2.5cm，侧裂静脉前方 2.5cm。

深度：5cm。

➢　改良潘氏点穿刺法

穿刺点：改良潘氏点（paine JT）。

方向：前颅窝底内侧眶板上方 2.5cm，侧裂静脉前方 4.5cm。

深度：5cm。

（五）经前囟法

（1）应用范围：前囟未闭的婴幼儿。

（2）体位：侧卧位。

（3）穿刺点：前囟两侧角连线上离中点 1.5～2cm。

（4）方向：针头指向同侧外眦。

（5）深度：针头进入约 1.5cm 后，每进 0.5cm 即应抽出针芯，查看有无脑脊液流出，进针深度 2～5cm。

四、注意事项与并发症的防治

1. 引流装置的最高点应高于侧脑室前角水平面 15～20cm 左右，使颅内压维持在稍高于正常范围的水平。

2. 颅内压过高时，脑脊液不可一时引流过多、过快，防止脑组织塌陷，导致颅内或脑室内出血，或后颅凹占位病变引起小脑幕裂孔上疝。

3. 严格无菌操作，防止感染，引流瓶和引流管应隔日消毒或更换。

4.注意引流是否通畅,如引流管阻塞,应找出原因和及时处理,否则可迅速出现高颅内压意外,如引流管被血块或脑组织堵塞,可试用少量生理盐水轻轻冲洗;若不能解除,应及时更换引流管。

5.引流持续时间一般为 1 周左右,不超过 15 天。故应抓紧时机及早进一步进行检查和处理。

6.拔除引流管前应先试行夹管 1～2 天,观察患者能否适应,拔管后应防止脑脊液漏以避免感染的发生。

脑室出血铸型

治疗原则

1.及时引流脑室内积血、积液,降低颅内压。

2.尽快以较频繁的冲洗、粉碎、液化血肿的方法清除脑室积聚的血凝块,使脑脊液循环恢复通畅。

3.治疗过程中,注意防止出现双侧脑室压力不均衡现象。对门氏孔不通畅者,应行双侧脑室引流。

4.对严重铸型积血患者,采用多针穿刺、行对口冲洗可取得良好效果。

处理方法(见图 44-2)

1.对单侧脑室积血,采用单针行侧脑室额角或三角区穿刺。

2.对双侧脑室积血,视病情选择双侧脑室穿刺。

3.穿刺成功后,可用振荡手法在脑室血肿中心破碎血肿,使其溶融成一空洞。脑室内仅注入单一尿激酶作液化剂,每 4～6 小时一次。

4.根据病情可另行腰椎穿刺放出出血性脑脊液等方法,以加快清除积血。

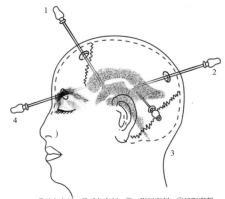

①前角穿刺。②后角穿刺。③三脚区穿刺。④经眶穿刺。

图 44-2　侧脑室各穿刺部位

(第一版:麻育源)

[第二版:康　德　陈立群(绘图)]

第四十五章 脉搏指示持续心排血量测定及动脉置管术

一、脉搏指示持续心排血量

脉搏指示持续心排血量(pulse indicator continuous cardiac output,PiCCO)测定是对重症患者主要血流动力学参数进行简便、微创检测的一种技术。PiCCO 测定采用热稀释法测量单次的心排血量(cardiac output,CO),通过动脉压力波形曲线下面积来获得连续的心排血量(continuous cardiac output,CCO);同时还可测量胸内血容量(intravascular blood volume,ITBV)和血管外肺水(extravascular lung water,EVLW),更好地反映心脏前负荷,协助临床医师判定休克类型,指导液体复苏及血管活性药物的使用,并调整心脏前负荷与肺水之间的平衡。

(一)适应证

临床上常用于需要进行心血管功能和容量状态评估、存在血管外肺水增加及可能引起肺水增加的患者,包括各种原因的休克、急性呼吸窘迫综合征、心功能不全、严重感染、重症胰腺炎等。

(二)禁忌证

无绝对禁忌证。

相对禁忌证:①穿刺局部有感染;②严重出血性疾病;③动脉穿刺禁忌。

(三)操作步骤

1.经颈内静脉或锁骨下静脉留置中心静脉导管。

2.经大动脉内(例如股动脉)置入 PiCCO 导管。

3.连接温度探头至中心静脉导管,并与温度探头固定舱连接。

4.动脉压电缆与监护仪相连接后,与压力换能器及 PiCCO 导管互相连接。

5.置于患者腋中线第 4 肋间调零后,输入患者参数(身高、体重等)。

6.在测量界面经中心静脉导管快速推注冰生理盐水(7 秒内),完成 3 次温度稀释测定心排血量,平均后记录心排血量、EVLW、ITBV 等参数(见表 45-1 和图 45-1)。

表 45-1　常用参数正常值范围

参数	范围	单位
CI	3.0～5.0	L/(min・m²)
SVI	40～60	mL/m²
GEDI	680～800	mL/m²
ITBI	850～1000	mL/m²
ELWI	3.0～7.0	mL/kg
PVPI	1.0～3.0	
SVV	<10	%
PPV	<10	%
GEF	25～35	%
CFI	4.5～6.5	L/min
MAP	70～90	mmHg
SVRI	1700～2400	dyn・s・m²/cm⁵

注:CI,cardiac index,心指数;SVI,stroke volume index,每搏量指数;GEDI,global end-diastolic volume,全心舒张末期容积;ITBI,intrathoracic blood volume index,胸腔内血容积指数。

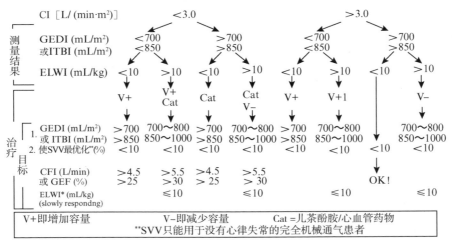

图 45-1　临床血流动力学及容量管理决策树

注:ELWI,extravascular lung water,血管外肺水;PVPI,pulmonary vascular permeability index,肺血管通透性指数;SVV,stroke volume variation,每搏量变异;PPV,pulse pressure variation,脉压变异;GEF,global ejection fraction,全心射血分数;CFI,cardiac function index,心功能指数;MAP,mean arterial pressure,平均动脉压;SVRI,systemic vascular resistance index,全身血管阻力指数。

（四）注意事项

1.PiCCO 导管置管时需注意无菌操作,留置过程中注意有无局部感染及缺血。

2.测量过程中,患者需处于相对稳定状态,避免经中心静脉腔快速输液。

3.ITBV 等参数依赖单一温度稀释法测得,易受外源性液体、心内分流、温度额外丢失、体温变化过大、主动脉关闭不全等因素影响,需结合 CVP、SVV 等参数综合判断容量状态。

4.需正确解读监测参数,当与临床实际情况不符时,需结合心脏彩超、下腔静脉变异度等指标进行综合评估。

二、动脉置管术

重症患者往往需要频繁测量血压及抽血化验(例如血气分析),动脉置管术可实现连续血压监测及便于抽血,减少反复穿刺造成的损伤及疼痛。

（一）适应证

适应证有:①血流动力学不稳定;②不易控制的高血压;③大手术的术中、术后血压监测;④需低温或控制性降压;⑤无法用无创袖带进行血压测量者;⑥需反复抽血化验的情况(如血气分析、ACT 等)。

（二）禁忌证

禁忌证有:①穿刺部位感染;②穿刺部位血管病变,为单一血供,或侧支循环血供不足;③有严重出血倾向或在溶栓治疗期间(并非绝对禁忌)。

（三）操作步骤

最常用的部位为桡动脉,亦可选用股动脉和足背动脉,新生儿常用脐动脉。桡动脉解剖部位表浅,手掌有尺桡动脉双重血供,另便于护理,是临床最常用部位之一。足背动脉与桡动脉类似。股动脉位置是全身最大的浅静脉,有时在休克时也能扪及,紧急情况下可使用。

下面以桡动脉为例。

1.物品准备

套管针(一般成人用 20G,小儿用 22G),固定前臂用的短夹板及垫高腕部的垫子,冲洗装置(包括换能器、三通、延长管、输液器、加压袋及浓度为 $2\sim6U/mL$ 的肝素生理盐水)。

2.步骤

(1)固定手与前臂,腕部放垫子,背曲或抬高 $60°$。

(2)消毒,铺巾,利多卡因局部麻醉。

(3)套管针与皮肤呈 30°角,在动脉搏动最强处进针。

(4)将穿刺针缓慢地向前推进,见到鲜红色血后退出金属内芯,同时将套管向前推进。

(5)血外流通常提示穿刺成功,与冲洗装置连接并固定。

(6)加压袋内压力维持在 300mmHg,用肝素生理盐水持续冲洗防止套管堵塞,调零后即可持续监测血压。

3.临床意义

(1)持续、实时地监测血压,及时反映病情变化。

(2)波形分析:①正常动脉压波形分为升支、降支和重搏波。心脏快速射血进入主动脉,动脉压力快速上升至峰值,称为收缩压;血液经大动脉到周围动脉,压力波下降至最低值,称为舒张压;下降支出现的切迹为重搏波。不同部位动脉压力波形存在差异,从主动脉至外周动脉,收缩压逐渐升高,舒张压逐渐降低,重搏波切迹不明显,平均动脉压变化不大(见图 45-2)。②异常波形:上升和下降支缓慢,波峰圆钝,切迹不明显,提示心脏收缩功能低下或容量不足;不规则波常见于心律失常患者;从波形上亦可区分休克类型(见图 45-3)。

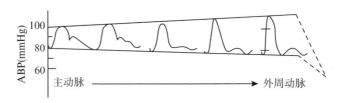

图 45-2　主动脉至外周动脉波形变化

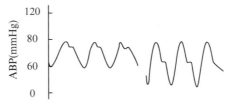

图 45-3　不同休克类型的动脉波形。左侧为低心排休克的动脉波形,
右侧为高心排休克的动脉波形

(四)注意事项

1.桡动脉穿刺置管前需做 Allen 试验判断掌浅弓血流是否足够。Allen 试验:术者用双手同时按压桡动脉和尺动脉;清醒患者嘱其反复用力握拳和张开手指 5～7 次至手掌变白;松开对尺动脉的压迫,继续保持压迫桡动脉,观察手掌颜色变化。若手掌颜色在 5 秒之内迅速变红或恢复正常,即为 Allen 试验阴性,表明尺动脉与

桡动脉间存在良好的侧支循环;相反,若手掌颜色在 5 秒之内仍为苍白,即为 Allen 试验阳性,表明手掌侧支循环不良。昏迷患者使用改良 Allen 试验,即利用监护仪屏幕显示出的血氧饱和度波形与数字进行判断。具体方法:高举穿刺侧手臂,双手同时按压尺、桡动脉显示直线和数字消失,放低手,松开尺动脉,屏幕上显示波形和数字,即为正常,表明尺动脉供血良好,如不显示即为异常,需用对侧手用同样方法试验或改用足背动脉穿刺监测。

2.穿刺时注意无菌操作,避免反复穿刺造成血管损伤,要妥善固定,避免移动。

3.留置过程中密切监测有无血栓形成及远端肢体缺血,一旦发现,及时拔除,必要时手术取栓。

4.若存在局部渗血、血肿,予以适当加压处理。

(第一版:吴爱萍)

(第二版:吴爱萍　陈咏怡)

脉搏指示持续心排血量测定及动脉置管术

第四十六章 血液净化技术

一、血液净化技术的原理

不同的血液净化技术利用不同的溶质清除方式来清除致病因子。常见的溶质清除方式包括弥散、对流和吸附,也有的血液净化技术同时利用几种原理来清除溶质。

(一)弥 散

弥散的动力来自半透膜两侧的溶质浓度差,可以透过半透膜的溶质从浓度高的一侧向浓度低的一侧移动,最终使两侧浓度逐渐达到相等。血液透析主要通过弥散清除溶质(见图46-1)。

(二)对 流

当半透膜两侧的液体存在压力差时,液体就会从压力高的一侧流向压力低的一侧,液体中的溶质也会随之穿过半透膜,这种溶质清除机制即为对流。半透膜两侧的压力差称为跨膜压,是对流的原动力。血液滤过清除溶质主要凭借对流机制(见图46-2)。

(三)吸 附

溶质分子可以通过正负电荷的相互作用或范德华力同半透膜发生吸附作用,此为部分中分子物质清除的重要途径之一。吸附作用与溶质分子的化学特性及半透膜表面积有关,而与溶质分子浓度无关。炎症介质、内毒素、部分药物和毒物可能通过滤膜的滤过和吸附两种机制清除。在吸附作用达到饱和后,清除效率也会随之下降。吸附作用达饱和的时间可能与溶质分子的特性和滤膜表面积有关。

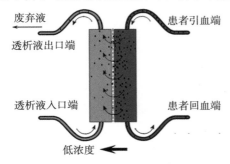

图 46-1 血液透析主要通过弥散清除溶质

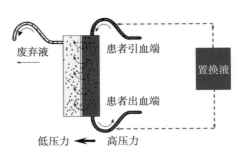

图 46-2 血液滤过清除溶质主要凭借对流机制

二、基本血液净化技术

(一)血液透析

血液透析(hemodialysis,HD)时,血液与透析液间的物质交换主要在滤过膜的两侧完成,弥散作用是溶质转运的主要机制。由于常规的血液透析是间歇进行的,每周数次,每次 3～4 小时,故又称间歇性血液透析(intermittent hemodialysis,IHD)。血液透析模式的特点是对小分子物质(包括尿素氮、肌酐、钾、钠等)清除效率高,但对炎症介质等中分子物质清除能力较差。

(二)血液滤过

血液滤过(hemofiltration,HF)是利用高通量滤过膜两侧的压力差,通过对流机制清除水和溶质,同时用与血浆晶体成分相似的置换液进行容量补充。最常用的血液滤过模式为连续性静脉-静脉血液滤过(continuous veno-venous hemofiltration,CVVH)。

(三)血液滤过透析

血液滤过透析(hemodiafiltration,HDF)是在血液滤过的基础上发展来的,其溶质转运机制在对流的基础上增加了弥散作用,既能有效清除中分子溶质,又弥补了血液滤过对小分子溶质清除效率低的不足。

(四)血液灌流

血液灌流(hemoperfusion,HP)是指将患者的血液从体内引出,经灌流器将毒物、药物或代谢产物吸附清除的一种血液净化治疗方法。常用于各种中毒的抢救。

(五)血浆置换

血浆置换(plasma exchange,PE)以血浆分离器分离出血浆,将含有毒物或致病因子的血浆弃去,以达到治疗目的。血浆置换可用于肝功能衰竭、药物过量或中毒、血小板减少性紫癜、格林-巴利综合征和重症肌肉无力等自身免疫性疾病的治疗。

三、重症血液净化技术

重症血液净化(blood purification in critical care)是指将血液净化技术与重症医学的救治理念和监测技术有机结合起来,表现出与传统血液净化不同的特点。目前,重症患者最常用的血液净化方式是连续性肾脏替代治疗(continuous renal replacement therapy,CRRT),主要包括连续性静脉-静脉血液滤过(continuous veno-venous hemofiltration,CVVH)、连续性静脉-静脉血液滤过透析(continuous veno-venous hemodiafiltration,CVVHDF)、连续性静脉-静脉血液透析(continuous veno-venous hemodialysis,CVVHD)、高容量血液滤过(high volume hemofiltration,HVHF)等技术,可以说 CRRT 是重症血液净化的基石。

鉴于重症疾病的复杂性和多因性,单纯使用一种血液净化方式或技术有时难以达到治疗效果,需要集合多种血液净化技术进行肝肾等脏器功能支持,这种将不同原理、不同方式的血液净化技术组合或有机集合起来的技术统称为 Hybrid 血液净化技术,也是重症血液净化技术今后发展的趋势和方向。在临床上,Hybrid 血液净化技术通常指延长间歇性肾脏替代治疗(prolonged intermittent renal replacement therapy,PIRRT),这是介于 CRRT 与 IHD 之间的肾脏替代治疗方式(见表 46-1)。PIRRT 在维持患者血流动力学稳定性方面已被证实与 CRRT 相当,但其治疗费用较 CRRT 低、治疗时间具有弹性且能克服 CRRT 为维持滤器寿命所需面临的抗凝血问题,因此临床应用越来越广。PIRRT 主要包括持续缓慢低效透析(sustained low-efficiency dialysis,SLED)、持续缓慢低效透析滤过(sustained low-efficiency diafiltration,SLED-f)、每日延长透析(extended daily dialysis,EDD)等模式。

表 46-1　IHD、CRRT 和 PIRRT 治疗特点比较

治疗特点	IHD	CRRT	PIRRT
原理	弥散、对流	弥散、对流	弥散、对流
治疗模式	IHD/IHDF/IHF	CVVH/CVVHD/CVVHDF	SLED/SLED-f/EDD
治疗时间	4 小时	持续 24 小时	6～18 小时
原理	弥散、对流	弥散、对流	弥散、对流
透析/置换液	普通透析液为主	置换液	普通透析液为主
透析液流量(mL/min)	500～800	25～50	100～300
置换液流量(mL/min)	50～100	33～50	50～100
血流量(mL/min)	200～300	100～200	100～200
操作要求	相对简单	相对复杂	相对简单
血流动力学	不稳定	稳定	相对稳定
治疗费用	低廉	昂贵	较低

四、CRRT 适应证(见图 46-3)

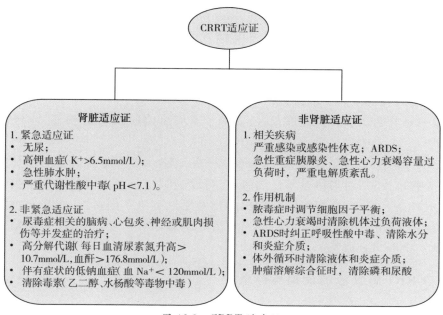

图 46-3 CRRT 适应证

五、CRRT 剂量选择

CRRT 治疗剂量是指 CRRT 过程中净化血液的总量,但在实际应用中无法计量。由于临床上 CRRT 清除液体主要通过超滤作用,所以目前常用超滤率(UFR)来评价 CRRT 治疗剂量(透析除外),即单位时间内通过超滤作用清除血浆中的溶质量,单位为 mL/(kg·h)。CRRT 的作用主要通过对溶质及溶剂的调节而实现。理论上说,治疗剂量对治疗效果会产生直接影响,但目前循证医学证据关于肾脏替代治疗的确切剂量仍有争议。

目前指南不推荐对 AKI 患者常规采用高治疗剂量 CRRT,推荐的常规剂量为 20～25mL/(kg·h)。每一次 CRRT 前,提前制定好治疗剂量方案,并根据患者病情变化调整治疗剂量处方。当重症患者合并 AKI 时,CVVH 的治疗剂量不应低于 25mL/(kg·h);HVHF 用于感染性休克的辅助治疗时,建议治疗剂量不低于 35mL/(kg·h);重症急性胰腺炎患者早期辅助治疗时,可采用高治疗剂量。

六、CRRT 参数设置

(1)血流速:一般设置为 $100\sim250mL/min$;对血流动力学不稳定的患者,可将血流速设置在 $100mL/min$ 以下;对血流动力学稳定的患者,可以将血流速设置在 $200mL/min$ 左右。

(2)置换液输入途径:前后置换液输入比例可按 1:(1~3)设定,具体可根据患者对溶质清除和抗凝的要求设置。

(3)滤过分数(FF):控制在 25% 以下(FF=单位时间内滤出量/流经滤器的流量)。

(4)每小时净超滤率:设置范围为 $0\sim500mL/h$,主要根据患者全身液体平衡需求及耐受程度设置;对液体量不足的患者,可设为零平衡。设置后必须根据前负荷变化随时调整。对于确定每日超滤量,需要考虑以下三个因素:①患者当前的液体平衡情况是水钠潴留还是负平衡;②当日治疗所需的液体量,包括营养所需的液体量;③预期患者当日尿量。

七、CRRT 置换液的配制与补充

原则上,置换液的成分应当尽可能接近人的细胞外液。可应用的碱基主要有乳酸盐、柠檬酸盐、醋酸盐及碳酸氢盐。由于前三者需要在肝脏中代谢生成碳酸氢盐,所以在肝功能不全或乳酸性酸中毒患者中的应用受到限制。在重症医学领域,碳酸氢盐作为置换液碱基的应用最为广泛。置换液有商品化的制剂,如改良 Port 配方(见表 46-2)和 Kaplan 配方等。

表 46-2   改良 Port 配方

配方	含量(mL)	成分	浓度(mmol/L)
NS	3000	Na^+	143.6
5%GS	1000	Cl^-	116
10%$CaCl_2$	10	Ca^{2+}	2.07
25%$MgSO_4$	3.2	Mg^{2+}	1.56
10%KCl	5~12	HCO_3^-	34.9
5%$NaHCO_3$	250	葡萄糖	65.4
总液体量	4270		

八、CRRT 抗凝

目前,CRRT 所采用的抗凝策略有三种,包括全身抗凝、局部抗凝和无抗凝。①对无出血风险的重症患者,可采用全身抗凝。全身抗凝一般采用普通肝素或低分子量肝素持续给药。②对有出血风险的患者,可采用局部抗凝。局部抗凝可采用肝素/鱼精蛋白法或枸橼酸抗凝。③对有高出血风险的患者,血液净化时可不使用抗凝剂,即无抗凝策略。无抗凝技术可采用以下措施减少管路内凝血:①预冲液中加 5000~20000U 肝素,延长预充时间,预充后应用不含肝素的生理盐水将管路和滤器中的肝素预充液排出弃掉;②治疗过程中,以生理盐水预冲管路,每小时一次,每次 100~200mL,但应在超滤中多负平衡 100~200mL/h;③适当提高血流速度,保证充足的血流量,但应避免抽吸现象的发生;④CVVH 时尽可能采用前稀释模式,或采用 CVVHD 和 CVVHDF 模式。重症患者 RRT 抗凝流程见图 46-4。

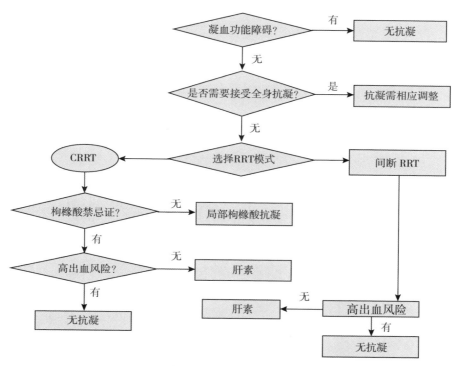

图 46-4　RRT 抗凝流程

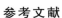

血液净化技术

参考文献

［1］孙仁华,黄东胜. 重症血液净化学. 杭州:浙江大学出版社,2015.

［2］杨荣利,陈秀凯,王小亭,等. 重症血液净化:从连续肾脏替代治疗到集成技术. 中华医学杂志,2013,93(35):2769-2771.

［3］Joannes-Boyau O，Honoré PM，Perez P，et al. High-volume versus standard-volume haemofiltration for septic shock patients with acute kidney injury（IVOIRE study）：a multicentre randomized controlled trial. Intensive Care Med，2013，39(9):1535-1546.

［4］KDIGO. Clinical practice guidelines for acute kidney injury. Kidney International Supplements，2012,2:1-138.

［5］Suzuki H，Hirasawa H. Current progresses in methodology in blood purification in critical care medicine. Contrib Nephrol, 2010 (166)：100-111.

（第一版:呼邦传）

（第二版:陈德生）

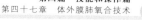

第四十七章 体外膜肺氧合技术

一、ECMO 概念和原理

体外膜肺氧合（extracorporeal membrane oxygenation，ECMO）是将血液从体内引到体外，经膜肺氧合器氧合后，再用驱动泵将充分氧合血液回输体内的一种辅助治疗手段。临床上主要用于心肺可逆性病变或创伤导致的呼吸或循环衰竭患者，在常规治疗手段无法维持生命的情况下，进行较长时间（1～30 天）有效呼吸循环支持，使心肺得以充分休息，是为心肺功能的恢复或下一步治疗手段的实施赢得宝贵时间的一种生命支持技术。按照引血和回血的插管类型，ECMO 可分为两种经典模式：静脉-静脉 ECMO（V-V ECMO）和静脉-动脉 ECMO（V-A ECMO）模式。V-V ECMO 是指静脉插管引血充分氧合后再回输至静脉插管内，其主要作用是替代肺给予呼吸支持，增加 O_2 供给和促进 CO_2 排出，从而降低呼吸机 O_2 浓度和平台压，减少呼吸机相关性损伤（ventilator associated lung injury，VILI）。V-A ECMO 是指静脉插管引血充分氧合后再回输至动脉插管内，其主要作用是同时心肺支持，减少严重循环衰竭患者血管活性药物使用和心脏做功（见图 47-1）。

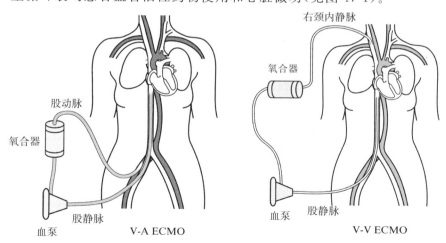

图 47-1 ECMO 模式示意

二、ECMO 适应证和禁忌证

(一)适应证

目前,ECMO 适应证主要包括:①各种原因引起的严重心源性休克,如重症心肌炎、急性心肌梗死、心脏外科术后合并低心排综合征、心搏骤停、心脏移植过渡期;②各种原因引起的严重呼吸衰竭,如严重 ARDS、哮喘持续状态、大面积肺栓塞、严重支气管胸膜瘘、肺移植过渡期、肺动脉高压危象等;③各种原因引起的循环衰竭,如感染中毒性休克、大面积重度烧伤、溺水、药物中毒、严重创伤等。

(二)禁忌证

ECMO 并无绝对禁忌证。

其相对禁忌证主要包括:①高呼吸机条件[吸入氧浓度(FiO_2)＞90％,平台压(P_{plat})＞30cmH_2O]持续 7 天以上;②近期颅内出血或正在进展;③不可逆性中枢神经损害或恶性肿瘤晚期;④药物性免疫抑制(绝对中性粒细胞计数＜400/mm^3);⑤年龄不是特异性禁忌证,但年龄越大,风险越大。

三、ECMO 模式选择

心脏功能支持通常选择 V-A ECMO 模式,需要保证支持血流达到 3L/min[成年人:60mL/(kg·min);儿童 80mL/(kg·min)]。全身灌注满足标准是静脉氧饱和度达到 70％。预期流量与插管部位选择、管路阻力以及血泵功能等相关。

呼吸功能支持可以选择 V-V ECMO 模式或 V-A ECMO 模式,氧合器需要提供足够的氧供和清除 CO_2。为了满足正常成年人 3mL/(kg·min)氧输送要求,V-V ECMO 流量需要达到 60～80mL/(kg·min)。氧输送能力由血红蛋白含量、膜前氧饱和度以及膜肺氧合功能决定。如仅需要进行 CO_2 清除,可用 V-A、V-V 或者 A-V ECMO 模式,流量通常为预估心排血量的 25％,这就足够完全清除机体代谢产生的所有 CO_2[3～6mL/(kg·min)]。CO_2 清除效率取决于血流量和气流量、膜前 $PaCO_2$ 水平和膜肺氧合器效能。

四、ECMO 插管选择

插管内径和长度决定了 ECMO 血流的阻力,也就是说能否达到目标血流。管路选择的核心在于保证静脉回流通畅,避免血流回输血端阻力过高,引起血细胞破坏和溶血。V-A ECMO 模式下,通常成年人动脉插管选择 18～20F,静脉插管 22～24F;V-V ECMO 模式下,通常引血端静脉插管选择 20～24F,回血端静脉插管 17～21F。

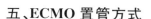

五、ECMO 置管方式

ECMO 置管方式主要有四种：直接血管切开法、常规 Seldinger 穿刺法、切开与 Seldinger 结合法和开胸直接右心房或主动脉插管法。婴儿和儿童颈部置管通常采用切开方法；成年人动静脉置管可选择 Seldinger 穿刺法或切开与 Seldinger 结合法。V-V ECMO 模式可以采用两根单腔置管或 1 根双腔置管，不同置管方式可根据不同适用人群以及优缺点选择。

六、ECMO 期间管理

(一)血流量确定

ECMO 循环建立后，启动 ECMO，先逐渐增加流量达到最大流量，后者根据患者病情需要和管路阻力共同决定。在确定好最大流量后，应将血流量降至能维持呼吸循环支持的最低流量。即在机械通气条件极低的条件下，SaO_2 在 V-A ECMO 模式下＞95%，或在 V-V ECMO 模式下＞80%，ECMO 提供的总氧供（DO_2）以满足全身氧耗（VO_2）。

(二)CO_2 清除率

CO_2 清除主要由气流量决定。由于 CO_2 清除比 O_2 提供速度快，所以气血流比通常为 1:1。如果在氧合足够的情况下，出现 CO_2 清除减少，一般提示气相中有积水。如果 $PaCO_2$＞70mmHg，不应过快清除 CO_2，应以降低脑实质中 CO_2 浓度为目的和避免 pH 急剧变化。

(三)ECMO 抗凝

ECMO 一般采用普通肝素抗凝。对无出血倾向的患者，置管前肝素负荷剂量为 100U/kg；维持剂量予以 20～70U/kg。ELSO 指南推荐采用活化凝血时间（ACT）监测，抗凝目标 ACT 维持在 180～220 秒，每 4 小时监测 1 次；活化部分凝血酶时间（APTT）维持在 60～80 秒，是正常值的 1.5～2 倍。对于合并有血小板减少的患者，应输注血小板，使血小板维持在 $80×10^9$/L 以上。如患者有严重出血倾向，可换用其他抗凝药物（如阿曲库班）或采用无抗凝方案。

(四)其 他

其他方面包括：ECMO 期间每日评估患者心肺功能；ECMO 支持下呼吸机设置；超声心脏功能及容量评估；ECMO 支持下镇痛镇静、肾脏和营养管理、感染控制和抗生素选择等。

七、ECMO 撤机

ECMO 撤机时机是关键，但仍缺乏标准。目前，ECMO 撤机指征主要来自

体外膜肺氧合技术

ELSO 指南、不同 ECMO 中心方案和个人经验。随着患者心肺功能的恢复,通常逐步降低 ECMO 的支持力度到一定水平,然后进入撤机流程。

V-A ECMO 模式撤机条件一般如下:①患者心肺功能恢复;②超声提示心脏收缩和舒张功能基本恢复正常;③血管活性药物撤离;④估计血流量小于心排血量的 $10\%\sim20\%$,一般降至 1L/min 以下。

V-V ECMO 模式撤机条件一般如下:①肺部影像学提示肺部病变基本恢复正常,肺顺应性改善,自身肺承担 $70\%\sim80\%$ 的气体交换;②血流量降低一定水平,关闭气流后氧合和 CO_2 无明显变化,可考虑撤机。

八、ECMO 并发症

ECMO 常见并发症包括:①出血、血栓形成和栓塞、溶血;②插管侧肢体循环障碍;③感染;④动脉瘤和动静脉瘘;⑤ECMO 器械故障,如氧合器渗血、空气栓塞等。

参考文献

[1] 龙村. ECMO——体外膜肺氧合. 北京:人民卫生出版社,2010.

[2] Brodie D,Bacchetta M. Extracorporeal membrane oxygenation for ARDS in adults. N Engl J Med,2011,365:1905-1914.

[3] ELSO Guidelines General Guidelines for all ECLS Cases. Version 1. 1 April 2009.

[4] Krisa Van Meurs. ECMO:危重病体外心肺支持. 3 版. 李欣,王伟,主译. 北京:中国环境科学出版社,2011.

(第一版:呼邦传)

(第二版:呼邦传　李　涛)

第四十八章　胸腔闭式引流术

一、适应证

可能导致患者呼吸不稳定甚至呼吸衰竭的情况均为胸腔闭式引流术的适应证。

1. 中、大量气胸,开放性气胸,张力性气胸。

2. 外伤性中等量血胸,开胸手术后。

3. 需机械通气的气胸或血气胸。

4. 脓胸、支气管胸膜瘘。

二、禁忌证

紧急情况下无绝对禁忌证。相对禁忌证有:

1. 抗凝治疗,凝血功能障碍或有出血倾向者。

2. 恶性胸腔积液或肝衰竭引起,持续引流可导致大量蛋白质和电解质丢失,在未引起呼吸不稳定时一般不采用胸腔闭式引流。

3. 对长期肺部、胸膜感染,既往胸膜固定术后或明确胸膜粘连者,建议在超声或 CT 引导下操作。

三、操作方法及程序

(一)术前准备

1. 熟知病史,根据影像学资料和查体确定穿刺位置,必要时通过超声检查协助定位,尤其是局限性或包裹性积液的引流。

2. 准备好直径合适的引流管,外接水封瓶。对单纯气胸,可选用直径较细的引流管;对脓性胸腔积液,可选用直径较粗的引流管。

3. 预防性应用抗生素。在对穿透性创伤特别是穿通伤患者放置胸腔闭式引流管时,需要预防性应用抗生素治疗;对其他非外伤性指征患者行胸腔闭式引流时,不需要预防性应用抗生素治疗。

4. 向患者及其家属详细说明穿刺的必要性和相关风险,取得患者的配合和家属的理解并签署知情同意书。

(二)物品准备

1.局部麻醉用药,生理盐水。

2.消毒物品,如碘附或氯己定、消毒弯盘、消毒棉球。

3.胸腔穿刺包(带钢针穿刺胸腔闭式引流管)、无菌洞巾、5mL注射器、利多卡因注射液。

4.缝合包、手术刀、止血钳、凡士林纱布、水封瓶、负压装置。

(三)体位与穿刺点选择

1.体位选择

在保证操作环境相对平稳的情况下,患者取坐位、半坐位或平卧位均可,体位选择以利于操作和置管后引流为目标。

2.穿刺点选择

条件允许时,可经超声或CT定位穿刺点。常见穿刺点有:锁骨中线第2肋间(气胸最常用穿刺点),腋中后线第6~8肋间。

四、手术步骤

1.用碘附或氯己定,以穿刺点为中心,在15~20cm直径范围从内到外消毒,消毒后铺无菌洞巾。

2.用1‰~2‰利多卡因局部浸润麻醉(边回抽边进针),包括皮肤、皮下、肌层以及肋骨骨膜,麻醉至壁层胸膜(穿透胸膜后应加强穿刺点周围胸膜局部麻醉),再带负压稍进针,待抽出液体或气体后即可确诊。

3.沿肋间做1.5~2cm的切口,用止血钳钝性分离胸壁肌层,于肋骨上缘穿破壁胸膜进入胸腔。此时有明显的突破感,同时切口中有液体溢出或气体喷出。

4.在手指沿皮下隧道将脏层胸膜与壁层胸膜轻轻游离后,用带钢针胸腔闭式引流管沿皮下隧道置入胸腔,突破胸膜后再置入约1cm,一手固定胸腔闭式引流管,缓慢地将钢针从胸腔闭式引流管中退出;在钢针将要退出胸腔闭式引流管时,钳夹胸腔闭式引流管,防止空气进入胸腔,彻底将钢针退出,缓慢置入胸腔闭式引流管确保胸腔闭式引流管侧孔完全置入胸膜腔内(其侧孔应进入胸腔内2~3cm)。

5.引流管远端接水封瓶,观察水柱波动是否良好,必要时调整引流管的位置。引流管外接闭式引流装置,保证胸腔内气、液体能克服3~4cmH$_2$O的压力,通畅引流出胸腔,而外界空气、液体不会吸入胸腔。

6.置管后可嘱患者做咳嗽动作或Valsalva动作,以助于气胸患者气体排出,判断非气胸患者是否出现漏气。缝合皮肤,固定引流管。对负压装置吸引患者,应将负压范围调节为－10~－20cmH$_2$O,并根据患者情况决定是否撤离负压装置。

7. 术后经常挤压引流管，以保持管腔通畅，定时记录引流液量。在满足以下情况时，可考虑拔出引流管：①患者无呼吸困难或气促；②闭式引流术后48～72小时，每日引流量<50mL，无气体逸出；③影像学无气胸或液胸征象。

四、并发症及处理

(一)复张性肺水肿

如出现胸腔闭式引流管置入后咳嗽、胸痛、呼吸急促或氧饱和度下降，应警惕复张性肺水肿的发生(最常见于胸腔积液引流后)。因此，首次引流即使没有不适症状，也应该将引流量限制在1.5L以内，然后夹闭胸腔闭式引流管暂停引流，等待至少1小时后再继续引流。需要注意的是，复张性肺水肿的发生不仅与引流量绝对值相关，而且与引流速度相关。因此，只要患者出现相关症状，我们就应该夹闭引流管，等待症状缓解后再恢复引流。

(二)出 血

胸腔闭式引流管一般较粗，皮下、胸壁或胸膜的少量出血可因胸腔闭式引流管压迫而达到止血效果。如置管后引流血液量达20mL/kg或累计超过3mL/(kg·h)，表明出血量大，需要外科干预止血。若在转运途中无法干预，则可迅速予以补液，维持循环稳定；在呼吸稳定的前提下，可考虑夹闭胸腔闭式引流管使胸腔压力逐渐上升，达到压迫止血的效果，同时可予以氨甲环酸等止血药物治疗。

(三)引流装置断开或引流管脱落

任何情况下引流装置断开应立即夹闭胸腔闭式引流管，避免空气进入胸腔引发气胸甚至张力性气胸，之后在再次确定胸腔闭式引流管位置后连接引流装置。如果出现胸腔闭式引流管脱落，则应立即封堵穿刺点，之后再次于同一穿刺点行胸腔闭式引流术，穿刺置管。操作过程应尽量避免穿刺点进入空气，快速进行，谨防张力性气胸的发生。

(四)肺部组织损伤

操作过程中如出现肺部组织损伤，应密切观察引流情况；如漏气严重，应予以负压装置负压吸引。

(五)皮下气肿

少量皮下气肿可不予以处理，自行吸收；大量皮下积气影响患者呼吸、循环稳定，可通过调整胸腔闭式引流管位置或另行胸腔闭式引流术予以引流。

(六)引流不畅

可超声检查或查体明确是否为引流不畅，确认后可予以挤压胸腔闭式引流管、加负压装置及调整胸腔闭式引流管位置(在转运过程中，如生命体征稳定，不建议

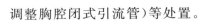

调整胸腔闭式引流管)等处置。

（七）胸腔感染

胸腔感染多由长时间留置引流管、引流不充分或切口处污染引起，需要及时评估。情况允许时，尽早拔出引流管，经验性应用抗生素并根据病原学结果调整抗生素。

（第一版：韩楠楠　张美齐）

（第二版：韩楠楠　张美齐　梁杰佳）

第四十九章　主动脉内球囊反搏术

主动脉内球囊反搏（intraaortic balloon pump counterpulsation，IABP）是目前临床应用较广泛且有效的机械性辅助循环装置。其由动脉系统植入一根带气囊的导管至降主动脉内左锁骨下动脉开口远端，进行与心动周期相应的充盈扩张和排空，使血液在主动脉内发生时相性变化，从而起到机械辅助循环作用的一种心导管治疗方法。其可降低主动脉阻抗，增加主动脉舒张压，而降低心肌耗氧，增加氧供，达到改善心功能的目的。

一、适应证

主动脉球囊反搏的适应证包括：急性心肌梗死所致的心源性休克；心肌梗死的机械并发症；顽固性心绞痛；冠脉搭桥术后低心排综合征；高危患者 PCI 术前；左主支冠脉严重狭窄等待搭桥；难治性心绞痛、难治性心力衰竭以及难治性室性心律失常等待其他有创治疗等。

二、操作步骤

（一）术前准备及术中配合

1. 备好球囊导管和反搏主机。

2. 准备静脉用肝素生理盐水，冲洗导管的肝素生理盐水（生理盐水 500mL＋肝素 50mg），手术扩创包（无菌巾），1％利多卡因以及除颤器。

3. 协助医生进行右侧腹股沟处备皮，消毒，局部麻醉后穿刺置入动脉鞘管，再将球囊导管引入，到达位置后，固定好外固定器。

4. 外固定器与主动脉鞘管相接，球囊反搏导管与主机连接，调整反搏间隔及频率。

5. 股动脉穿刺点局部予以无菌敷料固定，建议用宽 5cm、长 20～30cm 的低过敏胶布沿大腿纵后方固定于大腿上，防止管路沿大腿皮肤被意外拉出。

（二）观察反搏效果

反搏有效的征兆包括循环改善（皮肤、面色可见红润，鼻尖、额头及肢体末端转暖），中心静脉压、肺动脉压下降，尿量增多，以及心泵有力。因此，要准确观察动脉收缩压、舒张压、平均压、反搏压与波形。具体指标包括：收缩压下降 20％；舒张压上升 30%;平均动脉压增加,尤其在急性心肌梗死机械并发症(如室间隔缺损和乳头肌断裂二尖瓣反流)的患者,平均动脉压增加会明显改善全心灌注;心率下降 20%;肺毛细血管充盈压下降 20%;心排血量增加 20%。

(三)监测生命体征

动态监测有创动脉血压、呼吸、中心静脉压及心电图,每 30 分钟记录一次,及时观察动脉压力曲线情况,并根据压力波形调整气囊充盈与排空的时间;及时观察心电图,采用药物等将心率控制在 90~110 次/分钟。

(四)抗凝治疗的监测

在应用肝素抗凝过程中,2~4 小时监测出血凝血时间,肝素生理盐水用微量泵匀速缓慢推注,速度为 2~4mL/h。除维持凝血指标外,应密切关注临床出血征象。

(五)足背动脉监测

确定足背动脉搏动处,并在皮肤上做氧合度监测,及早发现下肢缺血情况,一旦发现,应及时报告医生处理。

(六)体位的护理

应用主动脉球囊反搏治疗的患者要绝对卧床,取平卧位或半卧位(小于 45°),穿刺侧下肢伸直,避免屈膝、屈髋,踝关节处用约束带固定,避免导管打折,肩下垫软枕,骶尾部、肘部和足跟部 1 小时按摩一次,预防压疮发生。

(七)常规护理

导管置入后即刻以及每日复查胸片,明确导管是否位于隆突水平,过高或过低均需要及时调整,避免出现相应器官缺血等并发症以及影响反搏效果;每日需监测血小板、血细胞比容以及血肌酐等指标,做到及时发现相关并发症。

(八)拔管的护理

反搏主循环稳定后可拔除导管。经股动脉拔除主动脉球囊反搏气囊导管及鞘管后用手指按住穿刺点上方 1cm 处 1 小时,再用纱布、弹力绷带包扎。穿刺点处放置 1kg 盐袋压迫 6 小时;制动体位,15 小时后撤除。拔管后局部无出血、红肿,足背动脉搏动良好,皮肤温度、颜色正常,血流动力学稳定,说明拔管成功。

三、注意事项

(一)常见并发症

(1)血管并发症,包括肢体缺血、穿刺部位血肿和出血。

(2)感染,包括穿刺部位感染、导管感染或菌血症。

(3)球囊破裂。

主动脉内球囊反搏术

（二）绝对禁忌证

绝对禁忌证包括主动脉瓣关闭不全、主动脉夹层动脉瘤、未控制的脓毒症、未控制的严重出血，以及严重的外周动脉疾病（无法进行穿刺及置管）。

（三）撤除标准

将辅助频率从 1∶1 逐次减至 2∶1，4∶1，8∶1，每种模式可维持 1～4 小时。撤除时间据血流动力学状态而定。

当出现下列情况时，可终止主动脉球囊反搏：①低灌注现象消失，尿量＞30mL/h；②小剂量正性肌力药下心血管系统持续稳定，心率＜100 次/分钟；③室性早搏＜6 次/分，非成对或单一起源；④CI≥2.1L/（min·m²），LVEDP（PAWP、PADP）在主动脉球囊反搏撤除后比撤除前增加程度＜20％。

参考文献

[1] Santa-Cruz RA，Cohen MG，Ohman EM．Aortic counterpulsation：a review of the hemodynamic effects and indications for use．Catheter Cardiovasc Interv，2006，67(1)：68-77．

[2] Ferguson JJ 3rd，Cohen M，Freedman RJ Jr，et al．The current practice of intra-aortic balloon counterpulsation：results from the Benchmark Registry．J Am Coll Cardiol，2001，38：1456-1462．

[3] Ishihara M，Sato H，Tateishi H，et al．Intraaortic balloon pumping as the postangioplasty strategy in acute myocardial infarction．Am Heart J，1991，122：385-389．

[4] Lincoff AM，Popma JJ，Ellis SG，et al．Percutaneous support devices for high risk or complicated coronary angioplasty．J Am Coll Cardiol，1991，17：770-780．

[5] Rajai HR，Hartman CW，Innes BJ，et al．Prophylactic use of intra-aortic ballon pump in aortocoronary bypass for patients with left main coronary artery disease．Ann Surg，1978，187：118．

[6] 徐宏耀，吴信．心脏外科监护．北京：人民军医出版社，2007．

[7] 魏峥，李瑜辉，富蓉，等．主动脉球囊反搏治疗经皮冠状动脉介入术后心功能低下．中西医结合心脑血管病杂志，2006，4(8)：673-674．

（第一版：翟昌林　张美齐）

（第二版：翟昌林　张美齐　翟姗姗）

第五十章　支气管镜检查操作流程

从 1897 年,德国 Gustav Killian 首先用食管镜从气管内取出异物开始,支气管内窥镜从硬质支气管镜、纤维支气管镜,发展到电子气管镜(见图 50-1),至今已有 120 多年历史。支气管镜检查术是呼吸系统疾病临床诊断和治疗的重要手段,临床应用广泛。

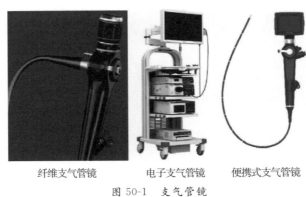

纤维支气管镜　　　　电子支气管镜　　　便携式支气管镜

图 50-1　支气管镜

一、支气管镜操作前准备(图 50-2)

(一)适应证

1.危重症患者支气管-肺部疾病的诊断及鉴别诊断。

2.明确重症肺炎的病原学。

3.明确支气管-肺部疾病的病因、发病机制等需要获取标本者。

4.下呼吸道疾病的内镜治疗(气道阻塞、黏痰或痰栓的清除等)。

(二)禁忌证

危重症患者接受支气管镜下肺泡灌洗无绝对禁忌证。

相对禁忌证如下。

1.严重的低氧血症,包括鼻导管吸氧、面罩吸氧、经鼻高流量氧疗及无创呼吸机的患者,吸氧浓度(FiO_2)为 0.9～1.0,不能维持脉搏氧饱和度＞90%;经气管插管机械通气患者,呼气末正压＞15cmH_2O;气道峰压＞35cmH_2O 或 PaO_2/FiO_2＜80mmHg,气管插管内径过小(内径＜7mm)。

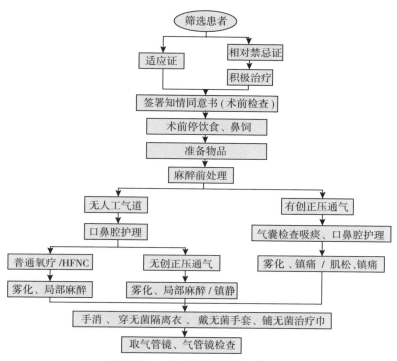

图 50-2 支气管镜操作前准备流程

2.心血管病急重症,包括 4 周内急性冠脉综合征、恶性心律失常、急性心力衰竭、血流动力学不稳定[尽管应用血管活性药物,但仍表现为平均动脉压<55mmHg;和(或)去甲肾上腺素>0.15μg/(kg·min)或多巴酚丁胺>5μg/(kg·min)]。

3.凝血功能紊乱,包括血小板计数<20×10^9/L 或国际标准化比值(INR)>3,凝血酶原时间(PT)或活化部分凝血活酶时间(APTT)大于 1.5 倍的正常值。

4.颅内高压>20mmHg、癫痫、颈椎不稳、气道痉挛、上腔静脉阻塞综合征、主动脉瘤等,应选择深度镇静或全身麻醉下操作。

5.近期大咯血者若未行支气管动脉栓塞,有再次大咯血的风险。

(三)物品准备

1.常规物品准备,包括:无菌隔离衣、无菌手套、无菌治疗巾;无菌液状石蜡、灭菌注射用水(500mL)、酶洗液;注射用盐酸丁卡因(50mg)、2％盐酸利多卡因或 2％盐酸利多卡因凝胶、雾化器、麻醉喷壶、常用镇静药物(如右美托咪定、丙泊酚等);10mL 及 20mL 注射器、负压吸引器、一次性无菌集痰器、一次性使用牙垫等。

2.抢救物品,包括监护室急救物品车(配备常规抢救用药物、器械等)。

二、支气管镜的操作流程

经支气管镜无菌操作(见图 50-3)吸取的分泌物、保护性毛刷刷检物(见图 50-4)及肺泡灌洗液(见图 50-5)的细菌学培养敏感度高、特异度好,对抗感染药物的临床应用有较强的指导作用。

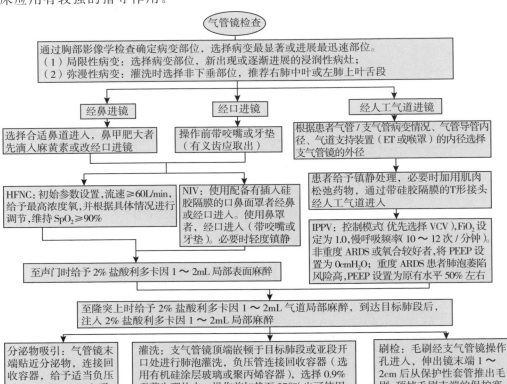

图 50-3　支气管镜检查操作流程

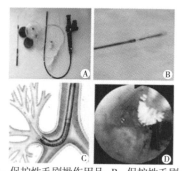

A：保护性毛刷操作用品；B：保护性毛刷；
C：毛刷取样示意；D：毛刷取样内窥镜图管

图 50-4　保护性毛刷的操作

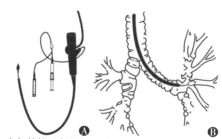

支气管镜及保护性远端导管。A：支气管镜前
端在目标肺段；B：带气囊的导管楔入灌洗肺段

图 50-5　肺泡灌洗操作

参考文献

［1］王广发，黄珺君，章巍. 成人诊断性可弯曲支气管镜检查术应用指南（2019 年版）. 中华结核和呼吸杂志，2019（8）：573-590.

［2］邓小明，王月兰，冯艺，等.（支）气管镜诊疗镇静/麻醉专家共识（2020 版）. 国际麻醉学与复苏杂志，2021，42（8）：10.

［3］中华医学会呼吸病学分会呼吸危重症医学学组，中国医师协会呼吸医师分会危重症医学工作委员会. ICU 患者支气管肺泡灌洗液采集，送检，检测及结果解读规范. 中华结核和呼吸杂志，2020，43（9）：13.

［4］支气管镜在急危重症临床应用专家共识组. 支气管镜在急危重症临床应用的专家共识. 中华急诊医学杂志，2016（25）：568-572.

［5］王洪武. 电子支气管镜的临床应用. 北京：中国医药科技出版社，2009.

（第二版：孙晓丛　段　军）

第五十一章　重症超声

第一节　重症超声的血流动力学评估六步法

重症患者病情瞬息变化,需要实时评价。在临床工作中,重症超声可以全方位地评价心脏,从结构到功能,从收缩功能到舒张功能,从左心到右心,从局部到弥漫,从整体到心肌本身。其对容量状态及容量反应性的评估也是全面且准确的。较多的研究提示:在机械通气患者,下腔静脉和经胸的主动脉流速呼吸变化及 PLR 引起的变化等指标均可强有力地诊断和评估容量反应性;同时还能间接地对外周血管张力、灌注靶器官脑、肾脏和左右心之间的肺进行评估。另外,通过重症超声检查还可以实时评价治疗效果,无论是容量状态的改变还是心脏功能的改变,都可及时评估,进而动态连续地指导和管理重症患者。

在临床实践中,已经开始应用重症超声结合临床救治的流程方案。北京协和医院重症医学科结合多年的临床操作经验及反复实践,制定了重症超声的血流动力学评估六步法流程管理方案,包括心脏基础状态评估、容量状态评估及容量反应性评估、右心功能评估、左心功能评估、外周血管阻力评估、终末器官灌注评估和左右心之间的肺部评估,能够快速和全面系统地对患者血流动力学状态进行初步判断,并且在治疗过程中监测其变化,评价治疗效果。

若患者有包括休克在内的非致命的血流动力学紊乱,则可以快速启动重症超声引导的血流动力学评估六步法。

一、心脏基础状态评估

首先,利用肉眼第一步判断心脏结构有无大体异常,评估患者心脏是否存在慢性基础疾病,其中基本原则是:①心室或心房增大一般有慢性疾病的可能,但右心室是可以急性增大的;②心肌肥厚均是慢性疾病过程,并且与后负荷增加相关。再次观察有无其他结构异常,如:大量心包积液,心室或心房血栓或占位,非常显著的瓣膜异常或急性的未知的心脏等。

了解患者心脏的基础情况对血流动力学评估有重要作用,如为急性肺源性心脏病表现,对临床诊断考虑大面积肺栓塞等疾病的意义较大;如为慢性肺源性心脏病表现,需要进一步评价对血流动力学的影响。若发现临床急性出现的不明原因的血流动力学不稳定,需考虑心脏基础情况。

二、容量状态评估及容量反应性评估

通过心脏超声检查能够评估患者的容量状态。心脏超声检查是传统有创血流动力学监测评估的有益补充,更有可能比之更加可信可靠。心脏超声对容量状态的评估一般给予静态指标和动态指标。静态指标即单一地测量心脏内径大小和流量快慢;动态指标用来判断液体反应性,包括流量和内径大小对于动态手段的变化[自主或机械通气时,呼吸负荷的变化;被动抬腿试验(PLR);容量负荷试验等]。

三、右心功能评估

右心在血流动力学治疗的过程中起着重要的作用,是容量回流的终点,是为左心呈递容量的动力,为肺血管床提供灌注,需要克服肺动脉压力做功。同时,右心功能必须与左心相匹配,心脏才能较好地工作。

右心功能的评估分定性评估和定量评估。心脏超声评估右心大多是定性的。定量困难的原因主要是右心室缺乏特殊的形态。因此,在正常和疾病状态下,右心室形态大小与功能缺乏定量的数据。

在进行初步评估时,主要应用定性评估,包括:①是否存在右心的慢性基础疾病,判断指标为有无室壁增厚或右心房扩张;②是否存在室间隔的左向偏移及矛盾运动;③右心室有无明显增大,右心室与左心室的比例>0.6提示右心中度扩大,>1.0提示重度扩大。

四、左心功能评估

左心是血液循环的动力核心,也是血流动力学评估的重要环节。

收缩功能评估主要分为定性评估和定量评估。定性评估是肉眼快速判断患者心功能,将左心室收缩功能分为严重减低、轻度减低、正常、增强(高动力),见图51-1。

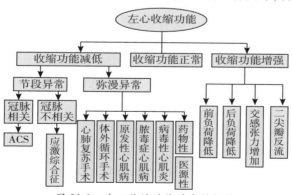

图 51-1 左心收缩功能的定性评估

在进行初步定性评估后,重症医生也可进一步进行左心室收缩功能定量评估。定量测量指标有射血分数(EF)、缩短分数(FS)、面积变化分数(FAC)、左心室功能评估的 Simpson 法、二尖瓣环收缩期运动幅度(MAPSE)、用二尖瓣反流束计算 dP/dt、心排血量血流速度时间积分(VTI)测定等,见图 51-2。

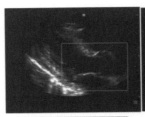 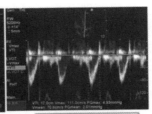

测量左室流出道直径(D) 　测量左室流出道血流速度 　测量左室流出道血流速度时间积分(VTI)

- 适用于需要精确CO进行血流动力学分析时;
- 胸骨旁左室长轴切面,测量左室流出道直径(D)以计算横截面面积(CSA);
- 心尖五腔心切面,多普勒测量左室流出道血流速度时间积分(VTI)

$$SV=\pi \cdot (D/2)^2 \cdot VTI;\ CO=SV\times HR;\ CI=CO/BSA$$

图 51-2　SV 的测量

左心室舒张功能的快速定性评估:①当存在收缩功能不全时,均存在舒张功能不全;②当心室壁增厚时,均会出现舒张功能障碍。

左心室舒张功能的快速定量评估:联合应用跨二尖瓣充盈压(E/A)、肺静脉血流模式和二尖瓣环侧壁心肌速度 E/E'等,来发现和评估舒张功能障碍的程度。

五、外周血管阻力评估

通过心脏超声多普勒,可以直接测量外周血管阻力,但操作不便。因此在临床工作中,经常根据临床的和心脏超声的检查结果进行除外诊断。若患者存在低血压,但评价右心功能正常、左心功能正常、无前负荷不足表现,则要考虑低外周血管阻力。此时,在超声心动图表现为增强的左室收缩功能,患者左心舒张期末容积基本正常,但收缩期末容积明显减少。

六、终末器官灌注评估和左右心之间的肺部评估

肾脏是休克时最易受损或最早受损的器官之一,发现和评估甚至预测急性肾损伤是非常重要的。重症肾脏超声检查既能够在床旁及时无创地监测肾脏改变,又能够同时关注和监测肾脏大循环与微循环情况,为休克循环监测支持提供新的

重要思路。近年来,应用超声监测多普勒技术的肾脏阻力指数(RI)成为评估肾脏灌注的重要工具。在 ICU,由于其无创、简单、可重复性强,成为首选的监测 AKI 发生发展的指标,其尤其有益于调整休克的血流动力学策略。

另外,超声造影应用微气泡造影剂,可以使血管结构显影,同时利用特殊的影像模式或软件可以监测毛细血管水平的微循环情况,即可以涵盖微血管及微循环水平,定量分析肾脏、心肌、肝脏等器官的血流情况。

经颅多普勒检查对于监测颅内血管应对全身情况改变的相关性,非常有助于调节全身循环与颅内情况。

➢ 重症超声血流动力学评估流程管理的作用

重症超声血流动力学流程能够在第一时间快速定性和半定量评估血流动力学状态,可连续监测,根据患者对治疗的反应动态调整(见图 51-3)。应用该流程可以达到 2 个目的。

1. 排除致命的导致休克的原因,如未发现的心脏压塞、严重瓣膜缺陷、室间隔异常、严重低血容量和心脏收缩重度抑制等。

2. 帮助重症医生回答与血流动力学管理有关的几个关键问题。

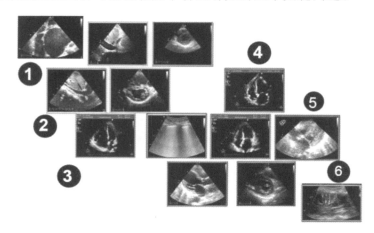

图 51-3 血流动力学评估六步法

(1)患者有无基础心脏问题,本次出现的是否为新的问题?第一时间了解患者是否存在慢性基础心脏问题,避免治疗方向错误。对一些长期肺动脉高压患者,即使看到有明确的右心室高负荷表现,也不能判定休克是由右心梗阻引起的,要进一步分析其基础状态才能正确地指导治疗方向。

(2)患者能否从进一步容量复苏中获益?IVC 直径小或左室高动力,收缩末室腔消失,提示需要进一步容量复苏。如果患者应用呼吸机辅助呼吸且没有自主呼吸,出现显著的 IVC 直径呼吸变异,提示需要继续容量复苏;而未出现则说明不需要容易复苏。对于有自主呼吸的患者,拥有高级超声心动图技能的重症医生可以通过测量 PLR 回答该问题。此外,如果机械通气患者无自主呼吸且为窦性心律,有显著的 SV 呼吸变异(通过超声心动图测量),提示需要继续液体复苏;而不出现说明不需要。决定是否继续容量复苏非常重要,因为不适当的容量复苏可对重症患者造成损害。

(3)患者是否需要强心药物支持?超声心动图可以帮助评价左心功能。左室收缩功能下降在血流动力学不稳定患者中常见。但这不说明一定要使用肌力药物。直接测量 SV 和心排血量对此有帮助。如果 SV 和心排血量在正常范围,没有必要使用强心药物支持。如果 SV 和心排血量很低以至于供氧减少,就有使用正性肌力药物的指征。如果量化 SV 和心排血量测量无法完成,重症医师可能需要根据临床指征来决定是否使用正性肌力药物。总的来说,发现左室收缩障碍不能作为使用正性肌力药物的指征。测量 SV 和心排血量可以帮助医生做出决策,因为这是通过仔细评估患者临床状态而获得的信息。

(4)有无急性肺源性心脏病?急性肺源性心脏病可以是多因素的。导致血流动力学不稳定的各种诱因可对右心室功能产生直接影响,但继发因素,如给伴随 ALI/ARDS 的患者上呼吸机,也可能导致急性肺源性心脏病。识别急性肺源性心脏病使重症医生能及时采取措施减小右心室后负荷。

(5)有没有肺动脉闭塞压升高和肺水肿的迹象?评价肺部情况,了解心肺之间的相互影响,避免治疗相关负损伤。

(6)有没有器官灌注不佳表现?拥有高级超声心动图技能的重症医生可以通过肾脏血流半定量评估和肾脏阻力指数(RI)来评价肾脏灌注情况。并且,随着血流动力学调整,可以动态监测其变化,评价肾脏灌注情况。

(第二版:段　军)

第二节　左心功能评估流程

在左心室收缩功能评估中,定性评估是重要的评估方式,定性评估的结果可协助判断可能的病因。必要时进行定量评估,以予以精准的心脏功能支持及对因治疗。左心室收缩功能评估见图 51-4。通过收缩功能的定性评估,窄化诊断,并协助临床判断可能的病因。

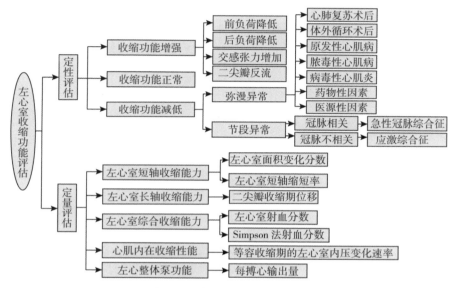

图 51-4　左心室收缩功能评估

关于左心室舒张功能异常,定性评估是主要的评估方式,其简单易行,可快速判断舒张功能不全,但不能精确地评估舒张功能不全的程度。如需评估舒张功能不全的程度,首先应判断基础疾病、LVEF 正常或减低,然后根据二尖瓣环运动速度、二尖瓣口前向血流速度、三尖瓣反流速度及左房容积指数进行分级。左心室舒张功能评估见图 51-5。

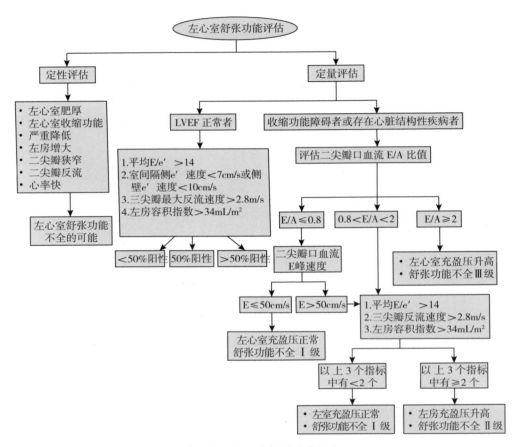

图 51-5　左心室舒张功能评估

(第二版:马军宇)

第三节 右心功能评估流程

右心室的解剖和生理特点是壁薄,压力耐受性差,受室间隔影响大。压力负荷的增高更易引起右心形态大小变化,影响右心室收缩及舒张功能,并通过室间隔影响左心室舒张及收缩功能。右心功能评估流程见图 51-6。

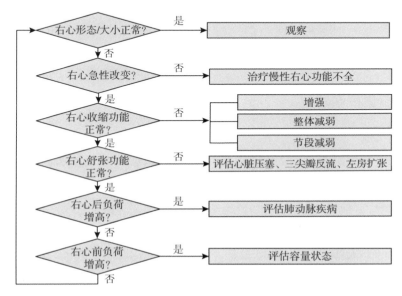

图 51-6 右心功能评估流程

一、右心室大小和形态,室间隔运动

1.切面:心尖四腔心切面、胸骨旁短轴切面。

2.形态:①心尖四腔心切面,右心室呈三角形,右心室舒张末面积小于左心室的 2/3;②胸骨旁短轴切面,右心室呈新月形,室间隔完全凸向右心室,右心室舒张末期面积/左心室舒张末面积<0.6。

二、判断右心慢性功能异常

1.切面:心尖四腔心切面、剑突下四腔心切面。

2.测量:心尖四腔心切面右房内径和面积,剑突下四腔心切面右室游离壁厚度。

三、右心室收缩功能

1. 定性评估

（1）切面：心尖四腔心切面、剑突下四腔心切面。

（2）功能判断：右心室收缩正常，整体运动减弱，阶段运动障碍，整体运动增强。

2. 定量评估

（1）切面：心尖四腔心切面。

（2）测量：三尖瓣环收缩期位移（tricuspid annular plane systolic excursion，TAPSE）、右心室收缩期面积变化分数、三尖瓣环收缩期峰速度。

四、右心室舒张功能

1. 定性评估

（1）切面：心尖四腔心切面、剑突下四腔心切面、胸骨旁短轴切面。

（2）评估：心包积液导致右心室壁受压，左心室明显扩大致室间隔右移，提示右心室舒张功能障碍。

2. 定量评估

（1）切面：心尖四腔心切面。

（2）测量：三尖瓣 E/A、E/E′。

五、右心室后负荷评估

（1）切面：右心室流出道切面、肺动脉长轴切面、心尖四腔心切面。

（2）测量：右心室流出道直径、肺动脉速度-时间积分、肺动脉压力。

六、右心室前负荷评估

（1）切面：下腔静脉长轴切面、下腔静脉短轴切面。

（2）测量下腔静脉直径及变异度。

七、右心功能异常的后果评估

（1）切面：胸骨旁短轴切面、肺动脉长轴切面。

（2）室间隔运动：正常、抖动、左心室舒张期 D 字征、室间隔矛盾运动。

（第二版：李　晨[1]）

第四节　急诊床旁肺部超声

急诊床旁肺部超声(bedside lung ultrasound in emergency,BLUE)是一项基本的床旁肺部超声检查方案。2008年,Daniel Lichtenstein评估了超声对急性呼吸困难患者的潜在价值,简化并规范了肺部超声的检查步骤后,将BLUE作为急性呼吸衰竭的鉴别诊断工具。根据BLUE流程明确低氧血症的原因见图51-7。

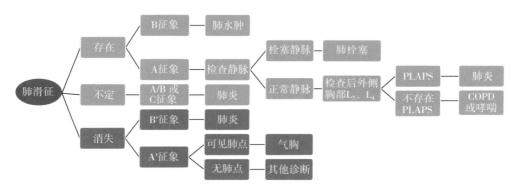

图51-7　根据BLUE流程明确低氧血症的原因

该方案简便快捷,完成检查仅需要3分钟,主要通过分析双侧胸壁上标准的检查点来判断下述征象的有无,确定呼吸衰竭的原因,包括:①肺滑征;②B线或火箭征;③后外侧肺泡和胸膜综合征(posterolateral alveolar and/or pleural syndrome,PLAPS);④深静脉受压后不变形。

一、适应证

该方案用于区分ICU内患者急性呼吸困难的常见原因,包括:①气胸;②肺炎;③急性心源性肺水肿;④肺栓塞;⑤阻塞性肺病(慢性阻塞性肺疾病,哮喘)。

二、检查部位

前胸壁:位于锁骨中线第2~3肋间,重点评估肺滑征和伪影。
侧胸壁:位于双乳头连线上方的侧胸壁,重点评估肺点和伪影。
后胸壁:膈肌上方的腋后线,评估后外侧肺泡和胸膜综合征。

三、操作方法

1.患者取仰卧位。

2.采用 3.5～5.0MHz 凸阵探头,探头垂直于胸壁放置,指示点指向头侧。

3.关闭所有减少伪影的超声机自动功能(技术取决于最大化伪影),如组织谐波成像(tissue harmonic imaging,THI)和多光束成像(multi-beam imaging,MBI)等。

4.检查点的解剖定位以患者手的大小为参照,以右胸壁为例,检查者将双手并排,拇指重叠置于患者的前胸壁,左手小拇指位于锁骨下,手指尖位于前正中线。此时,定义各点名称。

- 上蓝点:左手第三、四掌指关节处。
- 下蓝点:右手掌中心。
- PLAPS 点:下蓝点垂直向后与同侧腋后线的相交点。
- 后蓝点:肩胛下线和脊柱间的区域。

四、术语解释

1.蝙蝠征:为肺部超声的解剖基础,肋骨的皮质和后声影构成蝙蝠的翅膀,高回声的"腹部"为胸膜线。

2.A 线:由胸膜线产生的水平伪影。A 线与胸膜线的间隔等于胸膜线与皮肤之间的距离,A 线的存在提示气体的存在。

3.B 线:与肺间质水肿有关,共有 7 项特征,包括源自胸膜线,彗星尾样,高回声,激光束状,不随距离而衰减,擦除 A 线,随肺滑动征而滑动。

4.肺点:指呼气阶段气胸表现(B 型超声下 A 线伴肺滑动征的消失;M 型超声下的平流层征象)突然变为吸气阶段正常表现(B 型超声下肺滑动征或病态的彗尾征;M 型超声下的沙滩征)的临界点是诊断局灶性气胸的特殊超声征象,B 型和 M 型超声都能检测到。

5.实变征象:包括肝组织样变、支气管充气征、碎片征、皱褶征等,提示肺泡的填充。

6.PLAPS:后外侧肺泡和胸膜综合征,PLAPS 点出现实变征象或胸腔积液的表现。

五、检查步骤

1.观察肺表面,胸膜线与上、下肋的关系。缺乏正常的解剖关系(蝙蝠征)提示可能存在皮下气肿。

2.寻找肺滑征的存在。若缺乏肺滑征,同时存在肺点,提示存在气胸。

3.若存在肺滑征,进一步寻找 A 线(提示气体存在),可以是生理的,也可是病

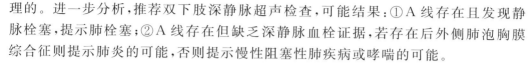

理的。进一步分析,推荐双下肢深静脉超声检查,可能结果:①A 线存在且发现静脉栓塞,提示肺栓塞;②A 线存在但缺乏深静脉血栓证据,若存在后外侧肺泡胸膜综合征则提示肺炎的可能,否则提示慢性阻塞性肺疾病或哮喘的可能。

4.检查 B 线,只要存在 1 条 B 线就可以排除探头部位气胸的诊断。若同时存在 B 线和其他征象,则需要进一步分析。有弥漫的双侧 B 线(至少胸前区 4 个点出现)提示可能有心源性或非心源性肺水肿。对这种情况应进一步行超声心动检查;局灶的 B 线提示间质综合征的可能。

5.寻找上下蓝点的实变征象,包括胸膜线的不规则、增厚、断裂和胸膜下的实变。

六、结果解读

不同超声表现的临床描述见表 51-1。A 征象提示需要检查是否存在静脉血栓形成,如果存在,则考虑肺栓塞。B、A/B 和 C 征象提示肺炎。如果不存在,则检查是否存在 PLAPS——它的存在(A 型征象加 PLAPS)提示肺炎;不存在,则说明慢性阻塞性肺疾病/哮喘的可能性。

表 51-1　不同超声表现的临床描述

	双侧 A 线为主				双侧 B+线为主				肺泡实变				一侧 A 线,一侧 B+线			
肺滑征	是	是	否	否	是	是	否	否	是	是	否	否	是	是	否	否
PLAPS	是	否	是	否	是	否	是	否	是	否	是	否	是	否	是	否
综合描述	A 征象		A′征象		B 征象		B′征象		C 征象				A/B 征象			

(第二版:王书鹏)

第五节　急会诊超声检查(CCUE)方案和进阶急会诊超声检查方案(Advanced-CCUE)

一、CCUE 方案

CCUE 方案是由王小亭教授等在 2013 年建立的,是重症医生临床急会诊的超声评估方案。CCUE 方案主要针对重症医生在会诊中需要同时评价心脏、肺部、容量状态等多方面指标,而整合心肺超声可以在会诊中缩短确定诊断的时间和初始正确治疗的时间,提高初步诊断准确率。当然,CCUE 流程不仅限于会诊过程中,也是 ICU 内目前最常用的超声方案,其能够及时鉴别患者的低氧血症和各种类型的休克。

CCUE 超声方案,即结合 eFATE 与 BLUE-plus 的简化方案实施(见图 51-8)。

心脏超声:①剑突下四腔心切面和剑突下评估下腔静脉的宽度和随呼吸变化的情况;②心尖四腔心切面;③胸骨旁长轴和短轴切面。

肺部超声:①上蓝点:上手的第 3、4 掌指关节处;②下蓝点:下手的掌中心;③膈肌线:下手小指的横线;④ PLAPS 点(posterolateral alveolar and/or pleural syndrome):下蓝点垂直向后与同侧腋后线相交的点;⑤后蓝点:肩胛下线与脊柱围成的区域。

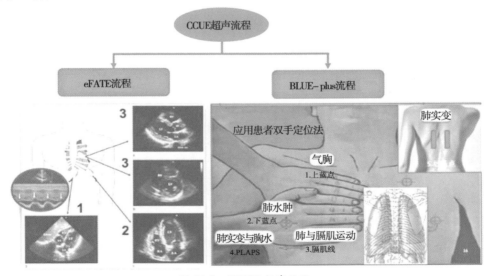

图 51-8　CCUE 超声流程

CCUE 超声流程实施的主要评估重点包括：①除外明显病理状态；②定性评估室壁厚度与腔室内径；③定性评估左心收缩功能；④定性评估容量状态（明显容量不足与容量过负荷）和定性液体反应性可能；⑤评估双侧胸腔及肺脏，了解各部位有无气胸（P1），胸腔积液（P2），正常气化（A），距离 3mm 与 7mm 的 B 线（B3/B7），肺实变与肺不张（C）；⑥把超声信息与临床相联系（见图 51-9）。

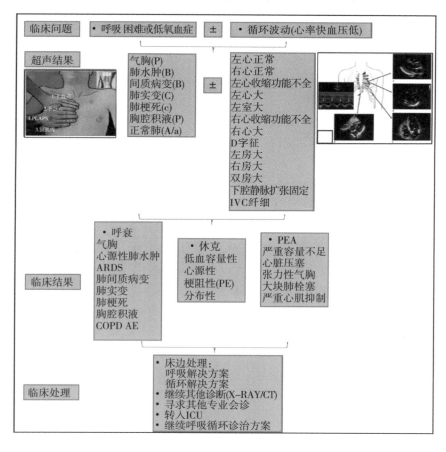

图 51-9　CCUE 方案

首先除外明显的病理状态。临床上可处理的疾病导致的假性无脉电活动，如果能够早期发现并予以处理，可以逆转患者生命。临床常见的假性无脉电活动包括严重容量不足、心脏压塞、大面积肺栓塞、张力性气胸、严重左心功能不全等。在实施 CCUE 流程时，首先要除外是否存在这五种疾病。

> 这五种疾病的超声表现

1.低血容量性休克超声影像表现:①左心舒张期末面积明显减小;②左心收缩增强;③乳头肌"Kiss 征";④下腔静脉纤细,随呼吸变异度大。

2.心脏压塞超声影像表现:①发现心包积液;②右心房收缩期受压,右心室舒张受压表现;③固定增宽的下腔静脉。

3.大面积肺栓塞超声影像表现:①肺部 A 线;②室间隔矛盾运动,D 字征;③右室增大,收缩力下降;④肺动脉内可见血栓。

4.气胸超声影像表现:①胸膜滑动征消失;②B 线消失;③出现肺点。

5.严重左心功能不全超声影像表现:①左心弥漫收缩功能降低;②左心节段性收缩功能减低(如急性心肌梗死、应激性心肌病等)。

> 其他常见疾病的超声表现

1.肺实变和肺不张超声影像表现:①组织样征:肺出现类似于肝样组织结构;②碎片征:块状组织样组织位于胸膜下产生的征象;③支气管充气征。

2.ARDS 超声影像表现:①非匀齐的 B 线分布;②胸膜线异常征象;③前壁的胸膜下实变;④肺滑动征减弱或消失;⑤存在正常的肺实质。

3.急性肺水肿(心源性或单纯容量负荷增加)超声影像表现:①弥漫匀齐的 B 线分布;②固定增宽的下腔静脉;③伴或不伴有左心室射血分数(left ventricular ejection fraction,LVEF)明显下降;④左心室舒张末面积增加。

4.分布性休克超声影像表现:①左心和右心功能正常或增强;②下腔静脉正常或增宽;③左心舒张期末面积正常,收缩期末面积减小。

5.梗阻性休克超声影像表现:①急性大面积肺栓塞表现;②心脏压塞表现;③瓣膜形态上明确毁损,如二尖瓣重度狭窄、主动脉瓣重度狭窄等;④有流出道梗阻表现。

二、Advanced-CCUE 方案

Advanced-CCUE 方案由王小亭教授等在 CCUE 方案的基础上进一步改进,将原有的 BLUE-plus 方案改为 mBLUE 方案,在 eFATE 方案基础上增加下腔静脉短轴、经肝下腔静脉长轴两个切面,并增加下腔静脉直径与形态、左心室射血分数、左心室流出道速度-时间积分三项基础测量,分别用来评估容量状态及容量反应性、左心室收缩功能、左心输出效果。拓展评估可以包括颅脑、肾脏和胃肠三大脏器。该方案能定量反映容量、心脏收缩功能及心排血量,并能评估主要脏器功能,适合在六步法下进行目标导向的血流动力学治疗(见图 51-10)。

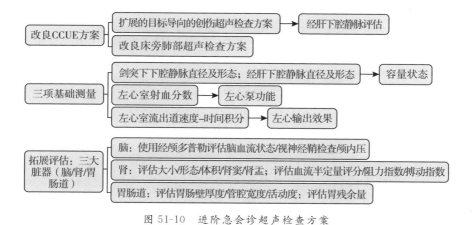

图 51-10 进阶急会诊超声检查方案

（第二版：王　慧）

第六节　外伤患者：FAST 评估流程

一、对血流动力学不稳定的外伤患者

对于血流动力学不稳定的外伤患者，无论是钝挫伤还是贯通伤，都应进行 A（气道）B（呼吸）C（循环）评估。

A（气道）：关于气道的评估，仅在外科气道需要时做超声评估。

B（呼吸）：呼吸评估包括气胸和血胸的评估，如发现气胸/血胸，需做胸腔置管引流；如果超声评估出血量＞1500mL，则需开胸探查。

C（循环）：循环方面的评估包括心包和腹腔出血的探查。如有阳性发现，应尽早手术治疗；如不确定是否为出血，则应行诊断性腹腔灌洗和（或）心包开窗探查；如心包及腹腔无阳性发现，则应考虑是否有其他部位及原因导致的血流动力学不稳定，并给予相应的处理（见图 51-11）。

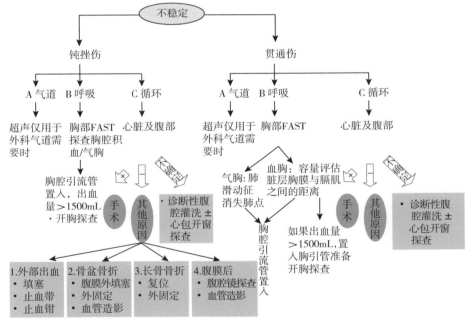

图 51-11　血流动力学不稳定 FAST 流程

二、对血流动力学尚稳定的外伤患者

对血流动力学尚稳定的外伤患者,无论是钝挫伤还是贯通伤,均无须评估 A
(气道),但需要评估 B(呼吸)和 C(循环)。

B(呼吸):对钝挫伤患者,如超声发现血胸,则需做胸腔置管引流;如发现 B 线,
则需考虑肺损伤,应进一步做胸部 CT 检查;如果超声发现气胸征象而胸片正常,应
考虑是否有隐匿性气胸的可能,此时需密切观察或复查胸片;对贯通伤患者,如超
声有血胸/气胸的阳性发现,应放置胸腔引流管;如有膈肌损伤风险,则应考虑检查
膈肌损伤;相反,如超声未发现血胸/气胸的征象,同时胸片及体检正常,则可考虑
尽早出院。

C(循环):对钝挫伤患者,如果心包探查有阳性发现,则应进行稳定性再评估,
并进行正式诊断性超声检查;如果腹部超声有阳性发现,则应进行稳定性再评估及
CT 检查;如腹部超声探查结果不确定,也需进行 CT 检查;如果腹部超声检查结果
为阴性,则评估是否有其他部位的损伤及是否需要进行全面扫查。对于贯通伤的
患者,心脏超声如有阳性发现或不确定,均应行心包开窗探查/胸骨切开术;腹部如
有腹直肌鞘受损,则应进一步行腹部超声检查,如有阳性发现则应开腹探查,如无
阳性发现则由外科决策;如腹直肌鞘未受损可考虑出院(见图 51-12)。

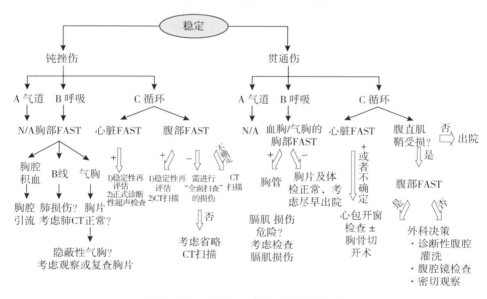

图 51-12　血流动力学稳定 FAST 流程

(第二版:吴筱菁)

第七节　重症经食管心脏超声

重症经食管心脏超声(transesophageal echocardiography for critical care, TEECC)是重症医师根据重症特点将传统的食管心脏超声(transesophageal echocardiography,TEECC)进行拓展和改进,基于重症临床事件与诊治需求实施,推动可视化、精细化、精准化管理的重要手段。而 TEECC 技术是利用安装在内镜尖端的小型超声探头经由食管内探查心脏、大血管解剖结构及血流信息的影像诊断技术。TEECC 从心脏后面观察心脏,可避开造成经胸心脏超声(transthoracic echocardiography,TTE)检查显像困难的因素(如肥胖、肺气肿、胸廓畸形等)的影响,可发现 TTE 不能或不易发现的一些病变,且 TEECC 的探头频率高于 TTE,能提高图像质量和分辨率。因此,在多种疾病的定性和定量诊断中,TEECC 的价值已明显高于 TTE,在危重症患者救治中所发挥的作用也越来越重要。

一、TEECC 的适应证

1. 常规 TTE 检查困难时血流动力学的评估。
2. 不可解释的低血压。
3. 评价前负荷。
4. 不可解释的低氧血症。
5. 主动脉夹层的鉴别。
6. 心搏骤停。
7. 肺栓塞的鉴定。
8. 引导操作。
9. TTE 诊断不充分的情况。

二、TEECC 的禁忌证

(一)绝对禁忌证

绝对禁忌证包括:内脏穿孔;食管狭窄;食管肿瘤;食管穿孔、撕裂;食管憩室;活动性消化道出血。

(二)相对禁忌证

相对禁忌证包括:颈部和纵隔放疗病史;消化道手术史;近期上消化道出血;Barrett's 食管;吞咽困难的病史;颈部活动受限(严重的颈椎关节炎、寰枢椎关节病);症状性食管裂孔疝;食管静脉曲张;凝血病,血小板减少症;活动性食管炎;活动性消化道溃疡。

三、TEECC 的并发症

TEECC 的并发症包括：恶心、呕吐或呛咳；咽部黏膜损伤、血痰；黏膜麻醉剂过敏；严重心律失常，如阵发性室上性心动过速或室性心动过速、心室颤动、心室停搏等；食管穿孔、出血或局部血肿；其他意外，如心肌梗死、急性心力衰竭、休克或大出血等。

四、TEECC 检查标准流程

（一）检查流程

a. 探头置入流程（见图 51-13）

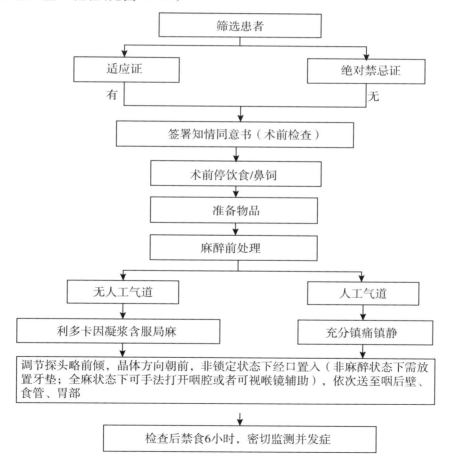

图 51-13　探头置入流程

b. 切面获取流程(见图 51-14)

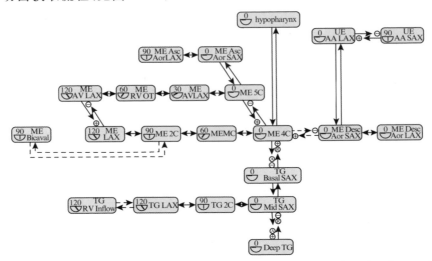

注:2C:two chamber,两腔心切面;4C:four chamber,四腔心切面;5C:five chamber,五腔心切面;AA:aortic arch,主动脉弓切面;AV:aortic valve,主动脉瓣切面;Asc Aor:ascending aortic,升主动脉切面;Desc Aor:descending aortic,降主动脉切面;OT:outflow tract(inflow-outflow),流出道切面(流入流出道切面);LAX:long axis,长轴切面;MC:mitral commissural,二尖瓣联合部切面;ME:mid esophageal,食管中段;RV:right ventricle,右心室切面;SAX:short axis,短轴;TG:transgastric,经胃;UE:upper esophageal,食管上段;hypopharynx,下咽部。

图 51-14　切面获取流程

注意事项

1. 在实施 TEECC 前,通过胸部 CT 纵隔窗可基本了解食管走行,注意重点排查有无食管走行迂曲或者胸腔胃,尽可能避免食管穿孔的发生,同时可利用浅表超声探头快速扫查食管上段位置与气管入口的解剖关系,尤其在遭遇食管探头置入困难时可直视探头是否置入食管内。

2. 建议利用可视喉镜技术置入食管探头,避免盲插导致的会厌损伤、声门水肿及反复置入探头导致的食管损伤。若同时存在鼻胃管及鼻肠管,建议拔除鼻胃管以减少对食管的损伤。

3. 在 TEECC 检查前建议实施 TTE,以初步筛查有无左心房明显增大,后者是 TEECC 检查导致食管损伤的高危因素。

4. TEECC 检查动作需要轻柔,禁止锁住探头,食管内操作以前进或后退为主,适当结合左转或右转,经胃切面可小心结合左/右弯、前/后弯。

5. 建议针对临床高度考虑的疾病,有的放矢地进行 TEECC 检查,不需要每次都要完成所有切面,同时为了最大限度地减少对食管和胃的损伤,建议以食管中段四腔心切面为导航切面,在每次前进或后退时,探头角度需要回归到0°。

6. 建议对高热、金黄色葡萄球菌菌血症患者,尤其合并典型皮疹、高度怀疑急性感染性心内膜炎的患者,尽早完成 TEECC 检查,以降低 TTE 对少见部位的赘生物(如主动脉瓣旁脓肿)或直径较小的赘生物的漏诊率。而且,初次 TEECC 阴性不能排除感染性心内膜炎的存在;如临床高度怀疑,需考虑动态复查 TEECC。

7. 建议对不明原因血流动力学障碍合并心脏听诊区新发病理性杂音的患者,尽早实施 TEECC 检查。

8. 建议对不明原因的脑栓塞或者年轻的脑梗死患者,尽早实施 TEECC 检查。

9. TEECC 逐渐普及,卵圆孔未闭的检出率逐渐上升。

10. TEECC 与 TTE 两项检查可谓优势互补,没有绝对优劣之分。

参考文献

[1] 刘大为,王小亭.重症超声.北京:人民卫生出版社,2017.

[2] 何怡华.经食管超声心动图学.北京:人民卫生出版社,2019.

[3] 尹万红,王小亭,刘大为,等.中国重症经食管超声临床应用专家共识(2019).中华内科杂志,2019,58(12):871-878.

[4] 鞠辉,冯艺.围术期二维经食管超声心动图实用手册.北京:北京大学医学出版社,2020.

[5] 李新立,黄峻,杨杰孚.学习和遵循共识 做好感染性心内膜炎的综合防治.中华心血管病杂志,2014,42(10):804-805.

[6] 重症超声临床应用技术规范.中华内科杂志,2018,57(6):397-417.

[7] 重症右心功能管理专家共识.中华内科杂志,2017,56(12):962-973.

[8] Lichtenstein D, Mezière G. A lung ultrasound sign allowing bedside distinction between pulmonary edema and COPD: the comet-tail artifact. Intensive care medicine, 1998, 24 (12): 1331-1334.

[9] Lichtenstein D, Goldstein I, Mourgeon E, et al. Comparative diagnostic performances of auscultation, chest radiography, and lung ultrasonography in acute respiratory distress syndrome. Anesthesiology,2004,100(1): 9-15.

[10] Connolly JA, Dean AJ, Hoffmann B, et al. Emergency Point-of-care Ultrasound. New Jersey: Wiley Blackwell, 2017.

[11] Lichtenstein DA. BLUE-protocol and FALLS-protocol: two applications of lung ultrasound in the critically ill. Chest, 2015, 147(6): 1659-1670.

[12] Patel CJ, Bhatt HB, Parikh SN, et al. Bedside lung ultrasound in emergency protocol as a diagnostic tool in patients of acute respiratory distress presenting to emergency department. J Emerg Trauma Shock, 2018, 11(2):125-129.

重
症
经
食
管
心
脏
超
声

［13］Chiumello D，Mongodi S，Algieri I，et al．Assessment of lung aeration and recruitment by CT scan and ultrasound in acute respiratory distress syndrome patients．Crit Care Med，2018，46：1761-1768．

［14］Nazerian P，Vanni S，Volpicelli G，et al．Accuracy of point-of-care multiorgan ultrasonography for the diagnosis of pulmonary embolism．Chest，2014，145：950-957．

［15］王小亭,赵华,刘大为,等.重症超声快速管理方案在ICU重症患者急性呼吸困难或血流动力学不稳定病因诊断中的作用.中华内科杂志,2014,53(10):793-798.

［16］王小亭,刘大为,于凯江,等.中国重症超声专家共识.临床荟萃,2017,32(5):369-383.

［17］尹万红,王小亭,刘大为,等.重症超声临床应用技术规范.中华内科杂志,2018,57(6):397-417.

（第二版：程　抗　张美齐）